临床中医医师基本功学习手册

主　审　朱明军

主　编　任献青　李素云

副主编　赵　敏　董新刚　张君君　丁　樱
　　　　翟文生　任丽娅

编　者　（按姓氏笔画排序）
　　　　卜晓红　王　娟　史继鑫　冯　刚
　　　　吕　昆　任　兵　闫永彬　苏　杭
　　　　苏素静　李　媛　杨广华　沈　博
　　　　张　霞　陈文霞　武继涛　宫　廷
　　　　秦进海　徐　进　徐进杰　唐进法
　　　　黄　甡　黄岩杰

中国出版集团

世界图书出版公司

西安　北京　广州　上海

图书在版编目（CIP）数据

临床中医医师基本功学习手册/任献青，李素云主编.
—西安：世界图书出版西安有限公司，2014.8
ISBN 978－7－5100－8346－4

Ⅰ.①临…　Ⅱ.①任…　②李…　Ⅲ.①中医学—临床医学—手册　Ⅳ.①R24－62

中国版本图书馆 CIP 数据核字（2014）第 174515 号

Linchuang Zhongyiyishi Jibengong Xuexi Shouce

临床中医医师基本功学习手册

主　　编　任献青　李素云
责任编辑　王梦华

出版发行　**世界图书出版西安有限公司**
地　　址　西安市北大街 85 号
邮　　编　710003
电　　话　029－87233647（市场营销部）
　　　　　029－87234767（总编室）
传　　真　029－87279675
经　　销　全国各地新华书店
印　　刷　陕西天意印务有限责任公司
开　　本　787 mm×1092 mm　1/16
印　　张　16.25
字　　数　345 千字

版　　次　2014 年 8 月第 1 版
印　　次　2014 年 8 月第 1 次印刷
书　　号　ISBN 978－7－5100－8346－4
定　　价　35.00 元

序

中医是中华民族的瑰宝，是我国各族人民经过几千年的实践与多年临床验证总结归纳出的对抗疾病的医学学科。在历史的长河中，中医对于中华民族的繁衍和文化传承起到了不可替代的作用。《黄帝内经》《伤寒论》《金匮要略》以及《神农本草经》等典籍是历代医学家“勤学古训，博采众方”进行长期临床实践的经验结晶，是构建中医学理论体系的重要支柱，是传承中医药学理论体系与临床经验的重要载体，在中医学发展史上被视为经典著作。中药学和方剂学是临床实践治疗的有效手段，是体现临床辨证施治的重要环节，也是每一位临床中医师必须熟练掌握的基本功。

历代名医和当代著名医学家，无不熟读经典，善于继承，勤于实践，勇于创新，不断推动和促进中医学的学术进步。因此，重视和加强中医经典著作的学习，重视中医基本功训练，对于培养临床思维，提高辨证论治水平，造就优秀临床人才，实现中医药事业的持续、健康发展具有十分重要的意义。

为此，按照国家中医药管理局和河南省中医管理局的有关要求，我们编写了本书，旨在使临床广大中医师能够系统、实用、方便地学习和掌握中医经典理论、中医基本知识和技能，牢固树立专业思想，夯实中医基本功底，为培养基本功扎实的临床中医师提供一个切实可行的方法。希望以此在临床中医系统形成读经典、做临床、勤思考、多参悟的良好氛围，以促进中医药人才的培养和中医诊疗水平的全面提高。

任献青　李素云

2014 年 7 月

说 明

本书引用了大量的中医典籍，为便于读者理解，就文中内容加以说明。

1. 本书中加“•”及“﹏”者为必须掌握的内容，其中“•”为《河南省中医临床医生应掌握的经典条文及方剂》中要求掌握的内容。各条文后括号内数字为原著中条文顺序。

2. 《神农本草经》简称《本经》《本草经》或《本草》。

3. 《名医别录》简称《别录》。

4. 《内经》简称《经》。

5. 《金匮要略》简称《金匮》。

6. 《证治要诀》简称《要诀》。

7. 《千金药方》简称《千金》。

目　　录

第一部分　经典条文

第二部分 中医临床常用中药

第三部分　常用方剂歌诀

第一部分

经典条文

第一章 内 经

1. 上古之人，其知道者，法于阴阳，和于术数，食饮有节，起居有常，不妄作劳，故能形与神俱，而尽终其天年，度百岁乃去。（素问·上古天真论篇第一）

2. 女子七岁，肾气盛，齿更发长。二七而天癸至，任脉通，太冲脉盛，月事以时下，故有子。三七，肾气平均，故真牙生而长极。四七，筋骨坚，发长极，身体盛壮。五七阳明脉衰，面始焦，发始堕。六七，三阳脉衰于上，面皆焦，发始白。七七，任脉虚，太冲脉衰少，天癸竭，地道不通，故形坏而无子也。丈夫八岁，肾气实，发长齿更。二八，肾气盛，天癸至，精气溢泻，阴阳和，故能有子。三八，肾气平均，筋骨劲强，故真牙生而长极。四八，筋骨隆盛，肌肉满壮。五八，肾气衰，发堕齿槁。六八阳气衰竭于上，面焦，发鬓颁❶白。七八，肝气衰，筋不能动，天癸竭，精少，肾藏❷衰，形体皆极。八八则齿发去。（素问·上古天真论篇第一）

3. 夫四时阴阳者，万物之根本也，所以圣人春夏养阳，秋冬养阴，以从其根；故与万物沉浮于生长之门。逆其根，则伐其本，坏其真矣。（素问·四气调神大论第二）

4. 阳气者若天与日，失其所则折寿而不彰，故天运当以日光明。是故阳因而上，卫外者也。因于寒，欲如运枢，起居如惊，神气乃浮。因于暑，汗烦则喘喝，静则多言，体若燔炭，汗出而散。因于湿，首如裹，湿热不攘，大筋緛❸短，小筋弛长，緛短为拘，弛长为痿。因于气，为肿，四维相代，阳气乃竭。（素问·生气通天论篇第三）

5. 阳气者，烦劳则张，精绝，辟积于夏，使人煎厥；目盲不可以视，耳闭不可以听，溃溃乎若坏都，汩汩乎不可止。阳气者，大怒则形气绝而血菀于上，使人薄厥。有伤于筋，纵，其若不容。汗出偏沮，使人偏枯。汗出见湿，乃生痤疿❹。高粱之变，足生大丁，受如持虚。劳汗当风，寒薄为皶，郁乃痤。（素问·生气通天论篇第三）

6. 阳气者，精则养神，柔则养筋。开阖不得，寒气从之，乃生大偻。陷脉为瘘，留连肉腠。俞❺气化薄❻，传为善畏，及为惊骇。营气不从，逆于肉理，乃生痈肿。魄汗未尽，形弱而气烁，穴俞以闭，发为风疟。故风者，百病之始也，清静则肉腠闭拒，虽有大风苛毒，弗之能害，此因时之序也。故病久则传化，上下不并，良医弗为。故阳畜❼积病死，而阳气当隔。隔者当泻，不亟正治，粗乃败之。故阳气者，一日而主外，平旦人气生，日中而阳气隆，日西而阳气已虚，气门乃闭。是故暮而收拒，无扰筋骨，无见雾露，反此三时，形乃困薄。（素问·生气通天论篇第三）

7. 阴者，藏精而起亟❽也，阳者，卫外而为固也。阴不胜其阳，则脉流薄疾，并

---

❶ “颁”通“斑”； ❷ “藏”通“脏”； ❸ “緛”通“软”； ❹ “疿”通“痱”；
❺ “俞”通“腧”； ❻ “薄”通“迫”； ❼ “畜”通“蓄”； ❽ “亟”通“气”

乃狂。阳不胜其阴，则五藏气争，九窍不通。是以圣人陈阴阳，筋脉和同，骨髓坚固，气血皆从。如是则内外调和，邪不能害，耳目聪明，气立如故。（素问·生气通天论篇第三）

8. 夫言人之阴阳，则外为阳，内为阴；言人身之阴阳，则背为阳，腹为阴；言人身之脏腑中阴阳，则脏者为阴，腑者为阳。肝、心、脾、肺、肾，五脏皆为阴，胆、胃、大肠、小肠、膀胱、三焦，六腑皆为阳。所以欲知阴中之阴，阳中之阳者，何也？为冬病在阴，夏病在阳，春病在阴，秋病在阳，皆视其所在，为施针石也。故背为阳，阳中之阳，心也；背为阳，阳中之阴，肺也；腹为阴，阴中之阴，肾也；腹为阴，阴中之阳，肝也；腹为阴，阴中之至阴，脾也。此皆阴阳、表里、内外、雌雄、相输应也，故以应天之阴阳也。（素问·金匮真言论篇第四）

9. 气味辛甘发散为阳，酸苦涌泄❶为阴。阴胜则阳病，阳胜则阴病。阳胜则热，阴胜则寒。重寒则热，重热则寒。寒伤形，热伤气。气伤痛，形伤肿。故先痛而后肿者，气伤形也，先肿而后痛者，形伤气也。风胜则动，热胜则肿，燥胜则干，寒胜则浮，湿胜则濡泻。天有四时五行，以生长收藏，以生寒暑燥湿风。人有五藏化五气，以生喜怒悲忧恐。故喜怒伤气，寒暑伤形。暴怒伤阴，暴喜伤阳。厥气上行，满脉去形。喜怒不节，寒暑过度，生乃不固。故重阴必阳，重阳必阴。故曰：冬伤于寒，春必温病；春伤于风，夏生飧泄；夏伤于暑，秋必痎疟；秋伤于湿，冬生咳嗽。（素问·阴阳应象大论篇第五）

10. 天地者，万物之上下也；阴阳者，血气之男女也；左右者，阴阳之道路也；水火者，阴阳之征兆也；阴阳者，万物之能始也。故曰：阴在内，阳之守也；阳在外，阴之使也。（素问·阴阳应象大论篇第五）

11. 阴阳者，天地之道也，万物之纲纪，变化之父母，生杀之本始，神明之府也。治病必求于本。故积阳为天，积阴为地。阴静阳燥，阳生阴长，阳杀阴藏。阳化气，阴成形。寒极生热，热极生寒。（素问·阴阳应象大论篇第五）

12. 病之始起也，可刺而已；其盛，可待衰而已。故因其轻而扬之，因其重而减之，因其衰而彰之。形不足者，温之以气；精不足者，补之以味。其高者，因而越之；其下者，引而竭之；中满者，泻之于内。其有邪者，渍形以为汗；其在皮者，汗而发之；其慓悍者，按而收之，其实者，散而泻之。审其阴阳，以别柔刚。阳病治阴，阴病治阳，定其血气，各守其乡。血实宜决之，气虚宜掣引之。（素问·阴阳应象大论篇第五）

•13. 心者，君主之官，神明出焉；肺者，相傅之官，治节出焉；肝者，将军之官，谋虑出焉；胆者，中正之官，决断出焉；膻中者，臣使之官，喜乐出焉；脾胃者，仓廪之官，五味出焉；大肠者，传道之官，变化出焉；小肠者，受盛之官，化物出焉；肾者，作强之官，伎❷巧出焉；三焦者，决渎之官，水道出焉；膀胱者，州都之官，津液藏焉，气化则能出矣。（素问·灵兰秘典论篇第八）

14. 心者，生之本，神之变也；其华在面，其充在血脉，为阳中之太阳，通于夏

---

❶ “泄”通“泻”； ❷ “伎”通“技”

气。肺者，气之本，魄之处也；其华在毛，其充在皮，为阳中之太阴，通于秋气。肾者，主蛰，封藏之本，精之处也；其华在发，其充在骨，为阴中之少阴，通于冬气。肝者，罢极之本，魂之居也；其华在爪，其充在筋，以生血气，其味酸，其色苍，此为阳中之少阳，通于春气。脾、胃、大肠、小肠、三焦、膀胱者，仓廪之本，营之居也，名曰器，能化糟粕，转味而入出者也；其华在唇四白，其充在肌，其味甘，其色黄，此至阴之类，通于土气。凡十一脏，取决于胆也。（素问·六节藏象❶论篇第九）

15. 诸脉者皆属于目，诸髓者皆属于脑，诸筋者皆属于节，诸血者皆属于心，诸气者皆属于肺，此四支八溪之朝夕也。故人卧血归于肝，肝受血而能视，足受血而能步，掌受血而能握，指受血而能摄。卧出而风吹之，血凝于肤者为痹，凝于脉者为泣，凝于足者为厥，此三者，血行而不得反其空，故为痹厥也。人有大谷十二分，小溪三百五十四名，少十二俞，此皆卫气之所留止，邪气之所客也，针石缘而去之。（素问·五藏生成篇第十）

16. 所谓五藏者，藏精气而不泻也，故满而不能实。六府❷者，传化物而不藏，故实而不能满也。所以然者，水谷入口，则胃实而肠虚；食下，则肠实而胃虚。故曰实而不满，满而不实也。（素问·五藏别论篇第十一）

17. 胃者水谷之海，六府之大源也。五味入口，藏于胃以养五藏气，气口亦太阴也。是以五藏六府之气味，皆出于胃，变见于气口。故五气入鼻，藏于心肺，心肺有病，而鼻为之不利也。（素问·五藏别论篇第十一）

18. 黄帝问曰：诊要何如？岐伯对曰：正月二月，天气始方，地气始发，人气在肝。三月四月，天气正方，地气定发，人气在脾。五月六月，天气盛，地气高，人气在头。七月八月，阴气始杀，人气在肺。九月十月，阴气始冰，地气始闭，人气在心。十一月十二月，冰复，地气合，人气在肾。（素问·诊要经终论篇第十六）

19. 五脏者，中之守也。中盛脏满，气盛伤恐者，声如从室中言，是中气之湿也。言而微，终日乃复言者，此夺气也。衣被不敛，言语善恶，不避亲疏者，此神明之乱也。仓廪不藏者，是门户不要也，水泉不止者，是膀胱不藏也。得守者生，失守者死。（素问·脉要精微论篇第十七）

20. 夫五脏者，身之强也。头者，精明之腑，头倾视深，精神将夺矣。背者，胸中之腑，背曲肩随，腑将坏矣。腰者，肾之腑，转摇不能，肾将惫矣。膝者，筋之腑，屈伸不能，行则偻附，筋将惫矣。骨者，髓之腑，不能久立，行则振掉，骨将惫矣。得强则生，失强则死。（素问·脉要精微论篇第十七）

21. 胃之大络，名曰虚里。贯鬲络肺，出于左乳下，其动应衣，脉宗气也。盛喘数绝者，则病在中；结而横有积矣；绝不至曰死。乳之下其动应衣，宗气泄也。（素问·平人气象论篇第十八）

22. 五脏者，皆禀气于胃，胃者五脏之本也；脏气者，不能自至于手太阴，必因于胃气，乃至于手太阴也。故五脏各以其时，自为而至于手太刚也。故邪气胜者，精气衰也。故病甚者，胃气不能与之俱至于手太阴，故真脏之气独见。独见者，病胜脏也，

---

❶ “藏象”通“脏象”；　❷ “六府”通“六腑”

故曰死。（素问·玉机真脏论篇第十九）

23. 黄帝曰：余闻虚实以决死生，愿闻其情。岐伯曰：五实死，五虚死。帝曰：愿闻五实五虚。岐伯曰：脉盛、皮热、腹胀、前后不通、闷瞀，此谓五实。脉细、皮寒、气少、泄利前后、饮食不入，此谓五虚。帝曰：其时有生者，何也？岐伯曰：浆粥入胃，泄注止，则虚者活；身汗得后利，则实者活。此其候也。（素问·玉机真脏论篇第十九）

24. 食气入胃，散精于肝，淫气于筋。食气入胃，浊气归心，淫精于脉；脉气流经，经气归于肺；肺朝百脉，输精于皮毛；毛脉合精，行气于腑；腑精神明，留于四脏，气归于权衡；权衡以平，气口成寸，以决死生。饮入于胃，游溢精气，上输于脾；脾气散精，上归于肺；通调水道，下输膀胱；水精四布，五经并行，合于四时五脏阴阳，揆度以为常也。（素问·经脉别论篇第二十一）

25. 五劳所伤：久视伤血，久卧伤气，久坐伤肉，久立伤骨，久行伤筋。是谓五劳所伤。（素问·宣明五气论篇第二十三）

26. 邪气盛则实，精气夺则虚。（素问·通评虚实论篇第二十三）

27. 邪之所凑，其气必虚。阴虚者，阳必凑之，故少气时热而汗出也。（素问·评热病论篇第三十三）

28. 黄帝问曰：余闻善言天者，必有验于人；善言古者，必有合于今；善言人者，必有厌于己。如此，则道不惑而要数极，所谓明也。今余问于夫子，令言而可知，视而可见，扪而可得，令验于己而发蒙解惑，可得而闻乎？岐伯再拜稽首对曰：何道之问也？帝曰：愿闻人之五脏卒痛，何气使然？岐伯对曰：经脉流行不止，环周不休，寒气入经而稽迟，泣而不行，客于脉外则血少，客于脉中则气不通，故卒❶然而痛。（素问·举痛论篇第三十九）

•29. 余知百病生于气也。怒则气上，喜则气缓，悲则气消，恐则气下，寒则气收，炅则气泄，惊则气乱，劳则气耗，思则气结。（素问·举痛论篇第三十九）

30. 黄帝问曰：痹之安生？岐伯对曰：•风寒湿三气杂至，合而为痹也。其风气胜者为行痹，寒气胜者为痛痹，湿气胜者为著痹也。帝曰：其有五者何也？岐伯曰：以冬遇此者为骨痹，以春遇此者为筋痹，以夏遇此者为脉痹，以至阴遇此者为肌痹，以秋遇此者为皮痹。帝曰：内舍五脏六腑，何气使然？岐伯曰：五脏皆有合，病久而不去者，内舍于其合也。故骨痹不已，复感于邪，内舍肾；筋痹不已，复感于邪，内含于肝；脉痹不已，复感于邪，内舍于心；肌痹不已，复感于邪，内舍于脾；皮痹不已，复感于邪，内舍于肺。所谓痹者，各以其时重感于风寒湿之气也。（素问·痹论篇第四十三）

31. 凡痹之客五脏者，肺痹者，烦满喘而呕；心痹者，脉不通，烦则心下鼓，暴上气而喘，嗌干善噫，厥气上则恐；肝痹者，夜卧则惊，多饮数小便，上为引如怀；肾痹者，善胀，尻以代踵，脊以代头；脾痹者，四支❷解❸墯，发咳呕汁，上为大塞；肠痹者，数饮而出不得，中气喘争，时发飧泄；胞痹者，少腹膀胱按之内痛，若沃以汤，

---

❶“卒”通“猝”； ❷“支”通“肢”； ❸“解”通“懈”

涩于小便，上为清涕。（素问·痹论篇第四十三）

32. 帝曰：荣卫之气，亦令人痹乎？岐伯曰：荣者，水谷之精气也，和调于五脏，洒陈于六腑，乃能入于脉也。故循脉上下，贯五脏，络六腑也。卫者，水谷之悍气也，其气慓疾滑利，不能入于脉也，故循皮肤之中，分肉之间，熏于肓膜，散于胸腹。逆其气则病，从其气则愈。不与风寒湿气合，故不为痹。（素问·痹论篇第四十三）

33. 帝曰：如夫子言可矣，论言治痿者独取阳明，何也？岐伯曰：阳明者，五脏六腑之海，主润宗筋，宗筋主束骨而利机关也。冲脉者，经脉之海也，主渗灌溪谷，与阳明合于宗筋，阳明揔宗筋之会，会于气街，而阳明为之长，皆属于带脉，而络于督脉。故阳明虚，则宗筋纵，带脉不引，故足痿不用也。帝曰：治之奈何？岐伯曰：各补其荥，而通其腧，调其虚实，和其逆顺；筋、脉、骨、肉，各以其时受月，则病已矣。（素问·痿论篇第四十四）

34. 阴气盛于上则下虚，下虚则腹胀满；阳气盛于上则下气重上，而邪气逆，逆则阳气乱，阳气乱则不知人也。（素问·厥论篇第四十五）

35. 帝曰：有病口甘者，病名为何？何以得之？岐伯曰：此五气之溢也，名曰脾瘅。夫五味入口，藏于胃，脾为之行其精气，津液在脾，故令人口甘也。此肥美之所发也。此人必数食甘美而多肥也。肥者令人内热，甘者令人中满，故其气上溢，转为消渴。治之以兰，除陈气也。（素问·奇病论篇第四十七）

36. 黄帝问曰：少阴何以主肾？肾何以主水？岐伯对曰：肾者，至阴也，至阴者，盛水也。肺者，太阴也，少阴者，冬脉也。故其本在肾，其末在肺，皆积水也。帝曰：肾何以能聚水而生病？岐伯曰：肾者，胃之关也，关门不利，故聚水而从其类也。上下溢于皮肤，故为胕肿，胕肿者，聚水而生病也。（素问·水热穴论篇第六十一）

37. 夫邪之生也，或生于阴，或生于阳。其生于阳者，得之风雨寒暑；其生于阴者，得之饮食居处，阴阳喜怒。（素问·调经论篇第六十二）

•38. 阳虚则外寒，阴虚则内热，阳盛则外热，阴盛则内寒。（素问·调经论篇第六十二）

39. 出入废则神机化灭，升降息则气立孤危。故非出入，则无以生长壮老已；非升降，则无以生长化收藏。是以升降出入，无器不有。故器者生化之宇，器散则分之，生化息矣。故无不出入，无不升降，化有小大，期有近远，四者之有，而贵常守，反常则灾害至矣。（素问·六微旨大论篇第六十八）

40. 夫百病之生也，皆生于风寒暑湿燥火，以之化之变也。经言盛者泻之，虚者补之，余錫[1]以方士，而方士用之，尚未能十全，余欲令要道必行，桴鼓相应，犹拔刺雪污，工巧神圣，可得闻乎？岐伯曰：审察病机，无失气宜，此之谓也。帝曰：愿闻病机何如？岐伯曰：•诸风掉眩，皆属于肝。诸寒收引，皆属于肾。诸气膹郁，皆属于肺。诸湿肿满，皆属于脾。诸热瞀瘛，皆属于火。诸痛痒疮，皆属于心。诸厥固泄，皆属于下。诸痿喘呕，皆属于上。诸禁鼓慄，如丧神守，皆属于火。诸痉项强，皆属于湿。诸逆冲上，皆属于火。诸胀腹大，皆属于热。诸躁狂越，皆属于火。诸暴强直，

[1] “錫”通“赐”

皆属于风。诸病有声，鼓之如鼓，皆属于热。诸病胕肿，痛酸惊骇，皆属于火。诸转反戾，水液浑浊，皆属于热。诸病水液，澄澈清冷，皆属于寒。诸呕吐酸，暴注下迫，皆属于热。（素问·至真要大论篇第七十四）

41. 寒者热之，热者寒之，微者逆之，甚者从之，坚者削之，客者除之，劳者温之，结者散之，留者政之，燥者濡之，急者缓之，散者收之，损者温之，逸者行之，惊者平之，上之下之，摩之浴之，薄之劫之，开之发之，适事为故。帝曰：何谓逆从？岐伯曰：逆者正治，从者反治，从少从多，观其事也。帝曰：反治何谓？岐伯曰：热因寒用，寒因热用，塞因塞用，通因通用，必伏其所主，而先其所因，其始则同，其终则异，可使破积，可使溃坚，可使气和，可使必已。帝曰：善。气调而得者何如？岐伯曰：逆之从之，逆而从之，从而逆之，疏气令调，则其道也。（素问·至真要大论篇第七十四）

42. 帝曰：论言治寒以热，治热以寒，而方士不能废绳墨而更其道也。有病热者，寒之而热，有病寒者，热之而寒，二者皆在，新病复起，奈何治？岐伯曰：诸寒之而热者取之阴，热之而寒者取之阳，所谓求其属也。（素问·至真要大论篇第七十四）

43. 天之在我者德也，地之在我者气也。德流气薄而生者也。故生之来谓之精；两精相搏谓之神；随神往来者谓之魂；并精而出入者谓之魄；所以任物者谓之心；心有所忆谓之意；意之所存谓之志；因志而存变谓之思；因思而远慕谓之虑；因虑而处物谓之智。故智者之养生也，必顺四时而适寒暑，和喜怒而安居处，节阴阳而调刚柔。如是，则避邪不至，长生久视。（灵枢·本神第八）

44. 肝藏血，血舍魂，肝气虚则恐，实则怒。脾藏营，营舍意，脾气虚则四肢不用，五脏不安，实则腹胀，经溲不利。心藏脉，脉舍神，心气虚则悲，实则笑不休。肺藏气，气舍魄，肺气虚则鼻塞不利少气，实则喘喝，胸盈仰息。肾藏精，精舍志，肾气虚则厥，实则胀，五脏不安。（灵枢·本神第八）

45. 人受气于谷，谷入于胃，以传与肺，五脏六腑皆以受气，其清者为营，浊者为卫，营在脉中，卫在脉外，营周不休，五十而复大会，阴阳相贯，如环无端。卫气行于阴二十五度，行于阳二十五度，分为昼夜，故气至阳而起，至阴而止。（灵枢·营卫生会篇第十八）

46. 壮者之气血盛，其肌肉滑，气道通，营卫之行，不失其常，故昼精而夜瞑；老者之气血衰，其肌肉枯，气道涩，五脏之气相搏，其营气衰少而卫气内伐，故昼不精，夜不瞑。（灵枢·营卫生会篇第十八）

47. 中焦亦并胃中，出上焦之后，此所受气者，泌糟粕，蒸津液，化其精微，上注于肺脉乃化而为血，以奉生身，莫贵于此，故独得行于经隧，命曰营气。营卫者，精气也，血者，神气也，故血之与气，异名同类焉。故夺血者无汗，夺汗者无血，故人生有两死而无两生。（灵枢·营卫生会篇第十八）

48. 人之情，莫不恶死而乐生，告之以其败，语之以其善，导之以其所便，开之以其所苦，虽有无道之人，恶有不听者乎？（灵枢·师传篇第二十九）

49. 黄帝曰：余闻人有精、气、津、液、血、脉，余意以为一气耳，今乃辨为六名，余不知其所以然。岐伯曰：两神相搏，合而成形，常先身生，是谓精。何谓气？

岐伯曰：上焦开发，宣五谷味，熏肤、充身、泽毛，若雾露之溉，是谓气。何谓津？岐伯曰：腠理发泄，汗出溱溱，是谓津。何谓液？岐伯曰：谷入气满，淖泽注于骨，骨属屈伸，泄泽补益脑髓，皮肤润泽，是谓液。何谓血？岐伯曰：中焦受气，取汁变化而赤，是谓血。何谓脉？岐伯曰：壅遏营气，令无所避，是谓脉。（灵枢・决气篇第三十）

50. 胃者，水谷之海，其输上在气街（冲），下至三里；冲脉者，为十二经之海，其输上在于大杼，下出于巨虚之上下廉；膻中者，为气之海，其输上在于柱骨之上下，前在于人迎，脑为髓之海，其输上在于其盖，下在风府。（灵枢・海论篇第三十八）

51. 黄帝曰：脉行之逆顺，奈何？岐伯曰：手之三阴，从脏走手；手之三阳，从手走头；足之三阳，从头走足；足之三阴，从足走腹。（灵枢・逆顺肥瘦第三十八）

52. 人之血气精神者，所以奉生而周于性命者也；经脉者，所以行血气而营阴阳、濡筋骨，利关节者也；卫气者，所以温分肉，充皮肤，肥腠理，司开阖者也；志意者，所以御精神，收魂魄，适寒温，和喜怒者也。是故血和则经脉流行，营复阴阳，筋骨劲强，关节清利矣；卫气和则分肉解利，皮肤调柔，腠理致密矣；志意和则精神专直，魂魄不散，悔怒不起，五脏不受邪矣；寒温和则六腑化谷，风痹不作，经脉通利，肢节得安矣，此人之常平也。五脏者，所以藏精神血气魂魄者也；六腑者，所以化水谷而行津液者也。（灵枢・本藏第四十七）

53. 夫百病之始生也，皆于风雨寒暑，清湿喜怒，喜怒不节则伤脏，风雨则伤上，清湿则伤下。（灵枢・百病始生第六十六）

54. 风雨寒热不得虚，邪不能独伤人。卒然逢疾风暴雨而不病者，盖无虚，故邪不能独伤人。此必因虚邪之风，与其身形，两虚相得，乃客其形。两实相逢，众人肉坚，其中于虚邪也因于天时，与其身形，参以虚实，大病乃成，气有定舍，因处为名，上下中外，分为三员。（灵枢・百病始生第六十六）

55. 阳络伤则血外溢，血外溢则衄血，阴络伤则血内溢，血内溢则后血。（灵枢・百病始生第六十六）

第二章　伤寒论

一、辨太阳病脉证并治

•1. 太阳之为病，脉浮，头项强痛而恶寒。(1)

•2. 太阳病，发热，汗出，恶风，脉缓者，名为中风。(2)

•3. 太阳病，或已发热，或未发热，必恶寒，体痛，呕逆，脉阴阳俱紧者，名为伤寒。(3)

4. 太阳病，发热而渴，不恶寒者，为温病。若发汗已，身灼热者，名风温。风温为病，脉阴阳俱浮，自汗出，身重，多眠睡，鼻息必鼾，语言难出。若被下者，小便不利，直视失溲。若被火者，微发黄色，剧则如惊痫，时瘛疭，若火熏之。一逆尚引日，再逆促命期。(6)

5. 病人身大热，反欲得近衣者，热在皮肤，寒在骨髓也；身大寒，反不欲近衣者，寒在皮肤，热在骨髓也。(11)

6. 太阳中风，阳浮而阴弱，阳浮者，热自发，阴弱者，汗自出，啬啬恶寒，淅淅恶风，翕翕发热，鼻鸣干呕者，桂枝汤主之。(12)

•7. 太阳病，头痛，发热，汗出，恶风，桂枝汤主之。(13)

8. 太阳病，项背强几几，反汗出恶风者，桂枝加葛根汤主之。(14)

9. 太阳病三日，已发汗，若吐，若下，若温针，仍不解者，此为坏病，桂枝不中与也。观其脉证，知犯何逆，随证治之。桂枝本为解肌，若其人脉浮紧，发热汗不出者，不可与之也。常须识此，勿令误也。(16)

10. 太阳病，发汗，遂漏不止，其人恶风，小便难，四肢微急，难以屈伸者，桂枝加附子汤主之。(20)

11. 太阳病，下之后，脉促胸满者，桂枝去芍药汤主之。(21)

12. 若微恶寒者，桂枝去芍药加附子汤主之。(22)

13. 太阳病，得之八九日，如疟状，发热恶寒，热多寒少，其人不呕，清便欲自可，一日二三度发，脉微缓者，为欲愈也。脉微而恶寒者，此阴阳俱虚，不可更发汗、更下、更吐也。面色反有热色者，未欲解也，以其不能得小汗出，身必痒，宜桂枝麻黄各半汤。(23)

14. 太阳病，初服桂枝汤，反烦不解者，先刺风池、风府，却与桂枝汤则愈。(24)

15. 服桂枝汤，大汗出，脉洪大者，与桂枝汤，如前法。若形似疟，一日再发者，汗出必解，宜桂枝二麻黄一汤。(25)

16. 服桂枝汤，大汗出后，大烦渴不解，脉洪大者，白虎加人参汤主之。(26)

17. 太阳病，发热恶寒，热多寒少，脉微弱者，此无阳也，不可更汗，宜桂枝二越婢一汤方。(27)

18. 服桂枝汤，或下之，仍头项强痛，翕翕发热，无汗，心下满，微痛，小便不利者，桂枝去桂加茯苓白术汤主之。(28)

19. 伤寒脉浮，自汗出，小便数，心烦，微恶寒，脚挛急，反与桂枝，欲攻其表，此误也。得之便厥，咽中干，烦躁，吐逆者，作甘草干姜汤与之，以复其阳。若厥愈足温者，更作芍药甘草汤与之，其脚即伸。若胃气不和，谵语者，少与调胃承气汤。若重发汗，复加烧针者，四逆汤主之。(29)

•20. 太阳病，项背强几几，无汗恶风，葛根汤主之。(31)

21. 太阳与阳明合病者，必自下利，葛根汤主之。(32)

22. 太阳与阳明合病，不下利但呕者，葛根加半夏汤主之。(33)

23. 太阳病，桂枝证，医反下之，利遂不止，脉促者，表未解也；喘而汗出者，葛根黄芩黄连汤主之。(34)

•24. 太阳病，头痛，发热，身疼，腰痛，骨节疼痛，恶风，无汗而喘者，麻黄汤主之。(35)

25. 太阳中风，脉浮紧，发热恶寒，身疼痛，不汗出而烦躁者，大青龙汤主之。•若脉微弱，汗出恶风者，不可服之。服之则厥逆，筋惕肉瞤，此为逆也。(38)

•26. 伤寒，表不解，心下有水气，干呕发热而咳，或渴，或利，或噎，或小便不利、少腹满，或喘者，小青龙汤主之。(40)

27. 病常自汗出者，此为荣气和。荣气和者，外不谐，以卫气不共荣气谐和故尔。以荣行脉中，卫行脉外。复发其汗，荣卫和则愈。宜桂枝汤。(53)

28. 下之后，复发汗，昼日烦躁不得眠，夜而安静，不呕，不渴，无表证，脉沉微，身无大热者，干姜附子汤主之。(61)

29. 发汗后，不可更行桂枝汤，汗出而喘，无大热者，可与麻黄杏仁甘草石膏汤。(63)

30. 发汗过多，其人叉手自冒心，心下悸，欲得按者，桂枝甘草汤主之。(64)

31. 伤寒若吐、若下后，心下逆满，气上冲胸，起则头眩，脉沉紧，发汗则动经，身为振振摇者，茯苓桂枝白术甘草汤主之。(67)

32. 太阳病，发汗后，大汗出，胃中干，烦躁不得眠，欲得饮水者，少少与饮之，令胃气和则愈。若脉浮，小便不利，微热消渴者，五苓散主之。(71)

33. 伤寒，汗出而渴者，五苓散主之；不渴者，茯苓甘草汤主之。(73)

34. 中风发热，六七日不解而烦，有表里证，渴欲饮水，水入则吐者，名曰水逆，五苓散主之。(74)

35. 发汗后，水药不得入口为逆，若更发汗，必吐下不止。发汗吐下后，虚烦不得眠，若剧者，必反复颠倒，心中懊憹❶，栀子豉汤主之。若少气者，栀子甘草豉汤主之。若呕者，栀子生姜豉汤主之。(76)

---

❶ “憹”通“侬”

36. 伤寒五六日，大下之后，身热不去，心中结痛者，未欲解也，栀子豉汤主之。(78)

37. 伤寒下后，心烦腹满，卧起不安者，栀子厚朴汤主之。(79)

38. 太阳病发汗，汗出不解，其人仍发热，心下悸，头眩，身瞤[1]动，振振欲擗地者，真武汤主之。(82)

•39. 伤寒五六日中风，往来寒热，胸胁苦满，嘿嘿不欲饮食，心烦喜呕，或胸中烦而不呕，或渴，或腹中痛，或胁下痞硬。或心下悸、小便不利，或不渴、身有微热，或咳者，小柴胡汤主之。(96)

40. 血弱气尽，腠理开，邪气因入，与正气相搏，结于胁下，正邪纷争，往来寒热，休作有时，嘿嘿不欲饮食，藏府相连，其痛必下，邪高痛下，故使呕也。小柴胡汤主之。服柴胡汤已，渴者，属阳明也，以法治之。(97)

41. 伤寒四五日，身热恶风，颈项强，胁下满，手足温而渴者，小柴胡汤主之。(99)

42. 伤寒，阳脉涩，阴脉弦，法当腹中急痛，先与小建中汤；不差者，与小柴胡汤主之。(100)

43. 伤寒中风，有柴胡证，但见一证便是，不必悉具。凡柴胡汤病证而下之，若柴胡证不罢者，复与柴胡汤，必蒸蒸而振，却复发热汗出而解。(101)

44. 太阳病，过经十余日，反二三下之，后四五日，柴胡证仍在者，先与小柴胡。呕不止，心下急，郁郁微烦者，为未解也，与大柴胡汤下之则愈。(103)

45. 太阳病不解，热结膀胱，其人如狂，血自下，下者愈。其外不解者，尚未可攻，当先解其外，外解已，但少腹急结者，乃可攻之，宜桃核承气汤。(106)

46. 伤寒脉浮，医以火迫劫之，亡阳，必惊狂、卧起不安者，桂枝去芍药加蜀漆牡蛎龙骨救逆汤主之。(112)

47. 烧针令其汗，针处被寒，核起而赤者，必发奔豚。气从少腹上冲心者，灸其核上各一壮，与桂枝加桂汤，更加桂二两也。(117)

48. 太阳病六七日，表证仍在，脉微而沉，反不结胸，其人发狂者，以热在下焦，少腹当硬满，小便自利者，下血乃愈。所以然者，以太阳随经，瘀热在里故也。抵当汤主之。(124)

49. 太阳病，身黄、脉沉结、少腹硬、小便不利者，为无血也；小便自利，其人如狂者，血证谛也，抵当汤主之。(125)

50. 问曰：病有结胸、有脏结，其状何如？答曰：按之痛，寸脉浮、关脉沉，名曰结胸也。(128)

51. 何谓脏结？答曰：如结胸状，饮食如故、时时下利，寸脉浮、关脉小细沉紧，名曰脏结。舌上白苔滑者，难治。(129)

52. 病发于阳，而反下之，热入因作结胸；病发于阴，而反下之，（一作汗出）因作痞也。所以成结胸者，以下之太早故也。结胸者，项亦强，如柔痓状，下之则和，

---

[1] “瞤”通“瞤”

宜大陷胸丸。(131)

53. 伤寒六七日，结胸热实，脉沉而紧，心下痛，按之石硬者，大陷胸汤主之。(135)

54. 小结胸病，正在心下，按之则痛，脉浮滑者，小陷胸汤主之。(138)

55. 妇人中风，发热恶寒，经水适来，得之七八日，热除而脉迟、身凉、胸胁下满，如结胸状，谵语者，此为热入血室也，当刺期门，随其实而取之。(143)

56. 妇人中风，七八日续得寒热，发作有时，经水适断者，此为热入血室，其血必结，故使如疟状，发作有时，小柴胡汤主之。(144)

57. 伤寒六七日，发热微恶寒，支节烦疼，微呕，心下支结，外证未去者，柴胡桂枝汤主之。(146)

58. 伤寒五六日，已发汗而复下之，胸胁满微结，小便不利，渴而不呕，但头汗出，往来寒热，心烦者，此为未解也，柴胡桂枝干姜汤主之。(147)

59. 伤寒五六日，呕而发热者，柴胡汤证具，而以他药下之，柴胡证仍在者，复与柴胡汤。此虽已下之，不为逆，必蒸蒸而振，却发热汗出而解。若心下满而硬痛者，此为结胸也，大陷胸汤主之。但满而不痛者，此为痞，柴胡不中与之，宜半夏泻心汤。(149)

•60. 心下痞，按之濡，其脉关上浮者，大黄黄连泻心汤主之。(154)

•61. 心下痞，而复恶寒，汗出者，附子泻心汤主之。(155)

62. 伤寒汗出解之后，胃中不和。心下痞硬，干噫食臭，胁下有水气，腹中雷鸣，下利者，生姜泻心汤主之。(157)

63. 伤寒中风，医反下之，其人下利日数十行，谷不化，腹中雷鸣，心下痞硬而满，干呕心烦不得安。医见心下痞，谓病不尽，复下之，其痞益甚。此非结热，但以胃中虚，客气上逆，故使硬也，甘草泻心汤主之。(158)

64. 伤寒发汗，若吐若下，解后心下痞硬，噫气不除者，旋覆代赭石汤主之。(161)

65. 太阳病，外证未除，而数下之，遂协热而利，利下不止，心下痞硬，表里不解者，桂枝人参汤主之。(163)

66. 伤寒无大热、口燥渴、心烦、背微恶寒者，白虎加人参汤主之。(169)

67. 太阳与少阳合病，自下利者，与黄芩汤，若呕者，黄芩加半夏生姜汤主之。(172)

68. 伤寒胸中有热，胃中有邪气，腹中痛，欲呕吐者，黄连汤主之。(173)

•69. 伤寒脉结代，心动悸，炙甘草汤主之。(177)

二、辨阳明病脉证并治

•70. 阳明之为病，胃家实是也。(180)

71. 阳明病，脉迟，虽汗出不恶寒者，其身必重，短气腹满而喘，有潮热者，此外欲解，可攻里也。手足濈❶然汗出者，此大便已硬也，大承气汤主之；若汗多，微发热

---

❶ 濈：jí，形容汗出的样子

恶寒者，外未解也，其热不潮，未可与承气汤；若腹大满不通者，可与小承气汤，微和胃气，勿令至大泄下。(208)

72. 阳明病，其人多汗，以津液外出，胃中燥，大便必鞕❶，鞕则谵语，小承气汤主之，若一服谵语止者，更莫复服。(213)

73. 阳明病，谵语，有潮热，反不能食者，胃中必有燥屎五六枚也；若能食者，但鞕耳，宜大承气汤下之。(215)

•74. 三阳合病，腹满身重，难以转侧，口不仁面垢，谵语遗尿。发汗则谵语；下之则额上生汗，手足逆冷。若自汗出者，白虎汤主之。(219)

75. 若脉浮发热，渴欲饮水，小便不利者，猪苓汤主之。(223)

76. 病人小便不利，大便乍难乍易，时有微热，喘冒不能卧者，有燥屎也，宜大承气汤。(242)

77. 趺阳脉浮而涩。浮则胃气强，涩则小便数，浮涩相搏，大便则难，其脾为约，麻子仁丸主之。(247)

78. 太阳病三日，发汗不解，蒸蒸发热者，属胃也，调胃承气汤主之。(248)

79. 伤寒吐后，腹胀满者，与调胃承气汤。(249)

80. 伤寒六七日，目中不了了，睛不和，无表里证，大便难，身微热者，此为实也，急下之，宜大承气汤。(252)

81. 伤寒七八日，身黄如橘子色，小便不利，腹微满者，茵陈蒿汤主之。(260)

82. 伤寒身黄发热，栀子柏皮汤主之。(261)

83. 伤寒，瘀热在里，身必黄，麻黄连翘赤小豆汤主之。(262)

三、辨少阳病脉证并治

•84. 少阳之为病，口苦，咽干，目眩也。(263)

85. 伤寒，脉弦细、头痛发热者，属少阳。少阳不可发汗，发汗则谵语。此属胃，胃和则愈；胃不和，烦而悸。(265)

86. 本太阳病不解，转入少阳者，胁下硬满，干呕不能食，往来寒热，尚未吐下，脉沉紧者，与小柴胡汤。(266)

四、辨太阴病脉证并治

•87. 太阴之为病，腹满而吐，食不下，自利益甚，时腹自痛。若下之，必胸下结硬。(273)

88. 太阴病，脉浮者，可发汗，宜桂枝汤。(276)

•89. 自利、不渴者，属太阴，以其脏有寒故也，当温之。宜服四逆辈。(277)

90. 伤寒脉浮而缓，手足自温者，系在太阴。太阴当发身黄；若小便自利者，不能发黄。至七八日，虽暴烦下利，日十余行，必自止。以脾家实，腐秽当去故也。(278)

91. 本太阳病，医反下之，因尔腹满时痛者，属太阴也，桂枝加芍药汤主之；大实

---

❶ 鞕：yìng，同硬

痛者，桂枝加大黄汤主之。(279)

五、辨少阴病脉证并治

•92. 少阴之为病，脉微细，但欲寐也。(281)

93. 少阴病，欲吐不吐，心烦但欲寐，五六日自利而渴者，属少阴也。虚故引水自救；若小便色白者，少阴病形悉具；小便白者，以下焦虚有寒，不能制水，故令色白也。(282)

94. 少阴病，脉细沉数，病为在里，不可发汗。(285)

•95. 少阴病，始得之。反发热，脉沉者，麻黄细辛附子汤主之。(301)

•96. 少阴病，得之二三日以上，心中烦，不得卧，黄连阿胶汤主之。(303)

97. 少阴病，得之一二日，口中和，其背恶寒者，当灸之，附子汤主之。(304)

98. 少阴病，身体痛，手足寒，骨节痛，脉沉者，附子汤主之。(305)

•99. 少阴病，下利便脓血者，桃花汤主之。(306)

100. 少阴病，二三日至四五日，腹痛，小便不利，下利不止，便脓血者，桃花汤主之。(307)

•101. 少阴病，吐利，手足逆冷，烦躁欲死者，吴茱萸汤主之。(309)

102. 少阴病，二三日至四五日，腹痛，小便不利，下利不止，便脓血者，桃花汤主之。(311)

103. 少阴病，下利，白通汤主之。(314)

104. 少阴病，二三日不已，至四五日，腹痛，小便不利，四肢沉重疼痛，自下利者，此为有水气。其人或咳，或小便利，或下利，或呕者，真武汤主之。(316)

105. 少阴病，下利清谷，里寒外热，手足厥逆，脉微欲绝，身反不恶寒，其人面色赤，或腹痛，或干呕，或咽痛，或利止脉不出者，通脉四逆汤主之。(317)

106. 少阴病，四逆，其人或咳，或悸，或小便不利，或腹中痛，或泄利下重者，四逆散主之。(318)

107. 少阴病，得之二三日，口燥咽干者，急下之，宜大承气汤。(320)

108. 少阴病，脉沉者，急温之，宜四逆汤。(323)

109. 少阴病，饮食入口则吐；心中温温欲吐，复不能吐。始得之，手足寒、脉弦迟者，此胸中实，不可下也，当吐之；若膈上有寒饮，干呕者，不可吐也，当温之，宜四逆汤。(324)

六、辨厥阴病脉证并治

•110. 厥阴之为病，消渴，气上撞心，心中疼热，饥而不欲食，食则吐蛔，下之利不止。(326)

111. 凡厥者，阴阳气不相顺接，便为厥。厥者，手足逆冷者是也。(337)

112. 伤寒脉微而厥，至七八日肤冷，其人躁无暂安时者，此为脏厥，非蛔厥也。蛔厥者，其人当吐蛔。令病者静，而复时烦者，此为脏寒，蛔上入其膈，故烦，须臾复止，得食而呕，又烦者，蛔闻食臭出，其人常自吐蛔。蛔厥者，乌梅丸主之。又主

久利。(338)

113. 伤寒脉滑而厥者，里有热，白虎汤主之。(350)

•114. 手足厥寒，脉细欲绝者，当归四逆汤主之。(351)

•115. 大汗出，热不去，内拘急，四肢疼，又下利厥逆而恶寒者，四逆汤主之。(353)

116. 大汗，若大下利而厥冷者，四逆汤主之。(354)

117. 伤寒本自寒下，医复吐下之，寒格，更逆吐下；若食入口即吐，干姜黄芩黄连人参汤主之。(359)

118. 下利清谷，里寒外热，汗出而厥者，通脉四逆汤主之。(370)

119. 热利下重者，白头翁汤主之。(371)

120. 下利腹胀满，身体疼痛者，先温其里，乃攻其表；温里宜四逆汤，攻表宜桂枝汤。(372)

121. 下利后更烦，按之心下濡者，为虚烦也，宜栀子豉汤。(375)

122. 呕而脉弱，小便复利，身有微热，见厥者，难治，四逆汤主之。(377)

123. 干呕吐涎沫，头痛者，吴茱萸汤主之。(378)

七、辨霍乱病脉证并治

124. 问曰：病有霍乱者何？答曰：呕吐而利，此名霍乱。(382)

125. 问曰：病发热、头痛、身疼、恶寒、吐利者，此属何病？答曰：此名霍乱。霍乱自吐下，又利止，复更发热也。(383)

126. 恶寒脉微而复利，利止亡血也，四逆加人参汤主之。(385)

127. 霍乱，头痛发热，身疼痛，热多欲饮水者，五苓散主之；寒多不用水者，理中丸主之。(386)

八、辨阴阳易差后劳复病脉证并治

128. 大病瘥后，劳复者，枳实栀子鼓汤主之。(393)

129. 伤寒瘥以后更发热，小柴胡汤主之；脉浮者，以汗解之；脉沉实者，以下解之。(394)

130. 大病瘥后，喜唾，久不了了，胸上有寒，当以丸药温之，宜理中丸。(396)

131. 伤寒解后，虚羸少气，气逆欲吐，竹叶石膏汤主之。(397)

第三章　金匮要略

一、脏腑经络先后病脉证治第一

1. 问曰：上工治未病，何也？师曰：夫治未病者，见肝之病，知肝传脾，当先实脾，四季脾旺不受邪，即勿补之；中工不晓相传，见肝之病，不解实脾，唯治肝也。

夫肝之病，补用酸，助用焦苦，益用甘味之药调之。酸入肝，焦苦人心，甘入脾。脾能伤肾，肾气微弱，则水不行；水不行，则心火气盛；心火气盛，则伤肺；肺被伤，则金气不行；金气不行，则肝气盛。故实脾，则肝自愈。此治肝补脾之要妙也。肝虚则用此法，实则不在用之。

经曰："虚虚实实，补不足，损有余"，是其义也。余脏准此。(1)

2. 问曰：病有急当救里救表者，何谓也？师曰：病，医下之。续得下利清谷不止，身体疼痛者，急当救里；后身体疼痛，清便自调者，急当救表也。(14)

3. 夫病痼疾加以卒病，当先治其卒病，后乃治其痼疾也。(15)

二、痉湿暍病脉证治第二

•4. 太阳病，其证备，身体强，几几然，脉反沉迟，此为痉，栝蒌桂枝汤主之。(11)

•5. 太阳病，无汗而小便反少，气上冲胸，口噤不得语，欲作刚痉，葛根汤主之。(12)

6. 痉为病，胸满口噤，卧不着席，脚挛急，必齘齿，可与大承气汤。(13)

7. 太阳病，关节疼痛而烦，脉沉而细者，此名湿痹。湿痹之候，小便不利，大便反快，但当利其小便。(14)

8. 湿家病身疼发热，面黄而喘，头痛鼻塞而烦，其脉大，自能饮食，腹中和无病，病在头中寒湿，故鼻塞，内药鼻中则愈。(19)

9. 湿家身烦疼，可与麻黄加术汤，发其汗为宜，慎不可以火攻之。

•10. 病者一身尽疼，发热，日晡所剧者，名风湿。此病伤于汗出当风，或久伤取冷所致也，可与麻黄杏仁薏苡甘草汤。(20)

•11. 风湿，脉浮、身重，汗出恶风者，防己黄芪汤主之。(22)

•12. 伤寒八九日，风湿相搏，身体疼烦，不能自转侧，不呕不渴，脉浮虚而涩者，桂枝附子汤主之；若其人大便硬，小便自利者，去桂加白术汤主之。(23)

•13. 风湿相搏，骨节疼烦掣痛，不得屈伸，近之则痛剧，汗出短气，小便不利，恶风不欲去衣，或身微肿者，甘草附子汤主之。(24)

14. 太阳中热者，暍是也。汗出恶寒，身热而渴，白虎加人参汤主之。(26)

三、百合狐蜮阴阳毒病脉证治第三

•15. 论曰：百合病者，百脉一宗，悉致其病也。意欲食复不能食，常默默，欲卧不能卧，欲行不能行，欲饮食，或有美时，或有不用闻食臭时，如寒无寒，如热无热，口苦，小便赤，诸药不能治，得药则剧吐利，如有神灵者，身形如和，其脉微数。(1)

16. 百合病，发汗后者，百合知母汤主之。(4)

•17. 百合病，不经吐、下、发汗，病形如初者，百合地黄汤主之。(5)

四、疟病脉证并治第四

18. 病疟以月一日发，当以十五日愈，设不差，当月尽解，如其不差，当云何？师曰：此结为癥❶瘕，名曰疟母，急治之，宜鳖甲煎丸。(2)

五、中风历节病脉证并治第五

•19. 诸肢节疼痛，身体魁羸，脚肿如脱，头眩短气，温温欲吐，桂枝芍药知母汤主之。(8)

•20. 病历节不可屈伸，疼痛，乌头汤主之。(10)

六、血痹虚劳病脉证并治第六

21. 问曰：血痹病从何得之？师曰：夫尊荣人骨弱肌肤盛，重因疲劳汗出，卧不时动摇，加被微风，遂得之。但以脉自微涩，在寸口、关上小紧，宜针引阳气，令脉和紧去则愈。(1)

•22. 血痹阴阳俱微，寸口关上微，尺中小紧，外证身体不仁，如风痹状，黄芪桂枝五物汤主之。(2)

23. 夫失精家，少腹弦急，阴头寒，目眩，发落，脉极虚芤迟，为清谷亡血，失精。脉得诸芤动微紧，男子失精，女子梦交，桂枝龙骨牡蛎汤主之。(8)

•24. 虚劳里急，悸，衄，腹中痛，梦失精，四肢酸疼，手足烦热，咽干口燥，小建中汤主之。(13)

25. 虚劳腰痛，少腹拘急，小便不利者，八味肾气丸主之。(15)

26. 虚劳诸不足，风气百疾，薯蓣丸主之。(16)

27. 虚劳虚烦不得眠，酸枣仁汤主之。(17)

28. 五劳虚极羸瘦，腹满不能饮食，食伤、忧伤、饮伤、房室伤、饥伤、劳伤、经络营卫气伤，内有干血，肌肤甲错，两目黯黑。缓中补虚，大黄䗪虫丸主之。(18)

七、肺痿肺痈咳嗽上气病脉证治第七

29. 曰：寸口脉数，其人咳，口中反有浊唾涎沫者何？师曰：为肺痿之病。若口中

---

❶ “癥”通“症”

辟辟燥，咳即胸中隐隐痛，脉反滑数，此为肺痈，咳唾脓血。脉数虚者为肺痿，数实者为肺痈。(1)

30. 肺痿吐涎沫而不咳者，其人不渴，必遗尿，小便数，所以然者，以上虚不能制下故也。此为肺中冷，必眩，多涎唾，甘草干姜汤以温之。若服汤已渴者，属消渴。(5)

•31. 咳而上气，喉中水鸡声，射干麻黄汤主之。(6)

32. 咳逆上气，时时吐浊，但坐不得眠，皂荚丸主之。(7)

33. 脉沉者，泽漆汤主之。(9)

•34. 火逆上气，咽喉不利，止逆下气者，麦门冬汤主之。(10)

35. 肺痈，喘不得卧，葶苈大枣泻肺汤主之。(11)

•36. 咳而胸满，振寒脉数，咽干不渴，时出浊唾腥臭，久久吐脓如米粥者，为肺痈，桔梗汤主之。(12)

37. 咳而上气，此为肺胀，其人喘，目如脱状，脉浮大者，越婢加半夏汤主之。(13)

38. 肺胀，咳而上气，烦躁而喘，脉浮者，心下有水，小青龙加石膏汤主之。(14)

•39. 肺痈胸满胀，一身面目浮肿，鼻塞清涕出，不闻香臭酸辛，咳逆上气，喘鸣迫塞，葶苈大枣泻肺汤主之。(15)

八、奔豚气病脉证治第八

40. 奔豚气上冲胸，腹痛，往来寒热，奔豚汤主之。(2)

41. 发汗后，烧针令其汗，针处被寒，核起而赤者，必发奔豚，气从少腹上冲心，灸其核上各一壮，与桂枝加桂汤主之。(3)

九、胸痹心痛短气病脉证治第九

42. 胸痹之病，喘息咳唾，胸背痛，短气，寸口脉沉而迟，关上小紧数，栝蒌薤白白酒汤主之。(2)

43. 胸痹不得卧，心痛彻背者，栝蒌薤白半夏汤主之。(4)

44. 胸痹心中痞，留气结在胸，胸满，胁下逆抢心，枳实薤白桂枝汤主之，人参汤亦主之。(5)

45. 胸痹，胸中气塞，短气，茯苓杏仁甘草汤主之，橘枳姜汤亦主之。(6)

46. 胸痹缓急者，薏苡附子散主之。(7)

47. 心中痞，诸逆心悬痛，桂枝生姜枳实汤主之。(8)

•48. 心痛彻背，背痛彻心，乌头赤石脂丸主之。(9)

十、腹满寒疝宿食病脉证治第十

49. 病者腹满，按之不痛为虚，痛者为实，可下之。舌黄未下者，下之黄自去。(2)

50. 腹满时减，复如故，此为寒，当与温药。(3)

51. 夫瘦人绕脐痛，必有风冷，谷气不行，而反下之，其气必冲，不冲着，心下则痞。(8)

52. 病腹满，发热十日，脉浮而数，饮食如故，厚朴七物汤主之。(9)

53. 腹中寒气，雷鸣切痛，胸胁逆满，呕吐，附子粳米汤主之。(10)

54. 痛而闭者，厚朴三物汤主之。(11)

55. 按之心下满痛者，此为实也，当下之，宜大柴胡汤。(12)

56. 腹满不减，减不足言，当须下之，宜大承气汤。(13)

•57. 脾胃虚寒，心胸中大寒痛，呕不能饮食，腹中寒，上冲皮起。出见有头足，上下痛而不可触近，大建中汤主之。(14)

58. 胁下偏痛，发热，其脉紧弦，此寒也，以温药下之。宜大黄附子汤。(15)

59. 寒气厥逆，赤丸主之。(16)

60. 寒疝绕脐痛，若发则白汗出，手足厥冷，其脉沉紧者，大乌头煎主之。(17)

•61. 寒疝腹中痛，及胁痛里急者，当归生姜羊肉汤主之。(18)

62. 寒疝腹中痛，逆冷，手足不仁，若身疼痛，灸刺诸药不能治，抵当乌头桂枝汤主之。(19)

63. 宿食在上脘，当吐之，宜瓜蒂散。(24)

十一、痰饮咳嗽病脉证并治第十二

•64. 问曰：夫饮有四，何谓也？师曰：有痰饮，有悬饮，有溢饮，有支饮。问曰：四饮何以为异？师曰：其人素盛今瘦，水走肠间，沥沥有声，谓之痰饮；饮后水流在胁下，咳唾引痛，谓之悬饮；饮水流行，归于四肢，当汗出而不汗出，身体疼重，谓之溢饮；咳逆倚息，短气不得卧，其形如肿，谓之支饮。(2)

65. 夫心下有留饮，其人背寒冷如掌大。(8)

66. 胸中有留饮，其人短气而渴；四肢历节痛。脉沉者，有留饮。(10)

67. 膈上病痰，满喘咳吐，发则寒热，背痛腰疼，目泣自出，其人振振身瞤剧，必有伏饮。(11)

•68. 病痰饮者，当以温药和之。(15)

•69. 心下有痰饮，胸胁支满，目眩，苓桂术甘汤主之。(16)

•70. 夫短气有微饮，当从小便去之，苓桂术甘汤主之，肾气丸亦主之。(17)

71. 病者脉伏，其人欲自利，利反快，虽利，心下续坚满，此为留饮欲去故也，甘遂半夏汤主之。(18)

72. 病溢饮者，当发其汗，大青龙汤主之；小青龙汤亦主之。(23)

•73. 膈间支饮，其人喘满，心下痞坚，面色黧黑，其脉沉紧，得之数十日，医吐下之不愈，木防己汤主之。虚者即愈，实者三日复发，复与不愈者，宜木防己汤去石膏加茯苓芒硝汤主之。(24)

•74. 心下有支饮，其人苦冒眩，泽泻汤主之。(25)

75. 支饮胸满者，厚朴大黄汤主之。(26)

76. 支饮不得息，葶苈大枣泻肺汤主之。(27)

77. 呕家本渴，渴者为欲解，今反不渴，心下有支饮故也，小半夏汤主之。(28)
78. 腹满，口舌干燥，此肠间有水气，已椒苈黄丸主之。(29)
79. 卒呕吐，心下痞，膈间有水，眩悸者，小半夏加茯苓汤主之。(30)
80. 假令瘦人脐下有悸，吐涎沫而癫眩，此水也，五苓散主之。(31)
81. 咳逆倚息不得卧，小青龙汤主之。(35)

十二、消渴小便不利淋病脉证并治第十三

82. 男子消渴，小便反多，以饮一斗，小便一斗，肾气丸主之。(3)
83. 小便不利者，有水气，其人若渴，栝蒌瞿麦丸主之。(10)
84. 渴欲饮水，口干舌燥者，白虎加人参汤主之。(12)
85. 脉浮发热，渴欲饮水，小便不利者，猪苓汤主之。(13)

十三、水气病脉证并治第十四

•86. 师曰：病有风水、有皮水、有正水、有石水、有黄汗。风水其脉自浮，外证骨节疼痛，恶风；皮水其脉亦浮，外证跗肿。按之没指，不恶风，其腹如鼓，不渴，当发其汗。正水其脉沉迟，外证自喘；石水其脉自沉，外证腹满不喘。黄汗其脉沉迟，身发热，胸满，四肢头面肿，久不愈，必致痈脓。(1)

87. 寸口脉沉滑者，中有水气，面目肿大，有热，名曰风水。视人之目窠上微拥，如蚕新卧起状，其颈脉动，时时咳，按其手足上，陷而不起者，风水。(3)

88. 里水者，一身面目黄肿，其脉沉，小便不利，故令病水。假如小便自利，此亡津液，故令渴也。越婢加术汤主之。(5)

89. 脉得诸沉，当责有水，身体肿重。水病脉出者，死。(10)

90. 夫水病人，目下有卧蚕，面目鲜泽，脉伏，其人消渴。病水腹大，小便不利，其脉沉绝者，有水，可下之。(11)

•91. 师曰：诸有水者，腰以下肿，当利小便；腰以上肿，当发汗乃愈。(18)
•92. 风水，脉浮身重，汗出恶风者，防己黄芪汤主之。腹痛者加芍药。(22)
•93. 风水恶风，一身悉肿．脉浮不渴，续自汗出，无大热，越婢汤主之。(23)
•94. 皮水为病，四肢肿，水气在皮肤中，四肢聂聂动者，防己茯苓汤主之。(24)
95. 里水，越婢加术汤主之；甘草麻黄汤亦主之。(25)

96. 水之为病，其脉沉小，属少阴；浮者为风，无水虚胀者，为气。水，发其汗即已。脉沉者宜麻黄附子汤；浮者宜杏子汤。(26)

97. 问曰：黄汗之为病，身体肿，发热汗出而渴，状如风水，汗沾衣，色正黄如柏汁，脉自沉，从何得之？师曰：以汗出入水中浴，水从汗孔入得之，宜芪芍桂酒汤主之 。(28)

98. 气分，心下坚，大如盘，边如旋杯，水饮所作，桂枝去芍药加麻辛附子汤主之。(31)

十四、黄疸病脉证并治第十五

•99. 师曰：病黄疸，发热烦喘，胸满口燥者，以病发时火劫其汗，两热所得。然黄

家所得，从湿得之。一身尽发热而黄。肚热，热在里，当下之。(8)

•100. 谷疸之为病，寒热不食，食即头眩，心胸不安，久久发黄为谷疸，茵陈蒿汤主之。(13)

101. 黄家日晡所发热，而反恶寒，此为女劳得之；膀胱急，少腹满，身尽黄，额上黑，足下热，因作黑疸，其腹胀如水状。大便必黑，时溏，此女劳之病，非水也。腹满者难治。硝石矾石散主之。(14)

102. 酒黄疸，心中懊憹或热痛，栀子大黄汤主之。(15)

•103. 诸病黄家，但利其小便；假令脉浮，当以汗解之，宜桂枝加黄芪汤主之。(16)

•104. 黄疸病，茵陈五苓散主之。(18)

105. 黄疸病，小便色不变，欲自利，腹满而喘，不可除热，热除必哕。哕者，小半夏汤主之。

106. 黄疸腹满，小便不利而赤，自汗出，此为表和里实，当下之，宜大黄硝石汤。(19)

107. 诸黄，腹痛而呕者，宜柴胡汤。(21)

十五、惊悸吐衄下血胸满瘀血病脉证治第十六

•108. 病人胸满，唇痿舌青，口燥，但欲漱水不欲咽，无寒热，脉微大来迟，腹不满，其人言我满，为有瘀血。(10)

109. 病者如热状，烦满，口干燥而渴，其脉反无热，此为阴伏，是瘀血也，当下之。(11)

110. 吐血不止者，柏叶汤主之。(14)

•111. 下血，先便后血，此远血也，黄土汤主之。(15)

•112. 下血，先血后便，此近血也，赤小豆当归散主之。(16)

•113. 心气不足，吐血、衄血，泻心汤主之。(17)

十六、呕吐哕下利病脉证治第十七

114. 脾伤则不磨，朝食暮吐，暮食朝吐，宿谷不化，名曰胃反。

115. 呕而胸满者，茱萸汤主之。(8)

116. 干呕，吐涎沫，头痛者，茱萸汤主之。(9)

•117. 呕而肠鸣，心下痞者，半夏泻心汤主之。(10)

119. 干呕而利者，黄芩加半夏生姜汤主之。(11)

•119. 诸呕吐，谷不得下者，小半夏汤主之。(12)

120. 胃反呕吐者，大半夏汤主之。(16)

121. 食已即吐者，大黄甘草汤主之。(17)

122. 吐后，渴欲得水而贪饮者，文蛤汤主之。兼主微风、脉紧、头痛。(19)

•123. 干呕，吐逆，吐涎沫，半夏干姜散主之。(20)

124. 干呕哕，若手足厥者，橘皮汤主之。

125. 病人胸中似喘不喘，似呕不呕，似哕不哕，彻心中愦愦然无奈者，生姜半夏汤主之。(21)

126. 下利后更烦，按之心下濡者，为虚烦也，栀子豉汤主之。(44)

十七、疮痈肠痈浸淫病脉证并治第十八

127. 师曰：诸痈肿，欲知有脓无脓，以手掩肿上，热者为有脓，不热者为无脓。(2)

十八、妇人妊娠病脉证并治第二十

128. 妇人宿有癥病，经断未及三月，而得漏下不止，胎动在脐上者，为癥痼害……所以血不止者，其癥不去故也，当下其癥。桂枝茯苓丸主之。

• 129. 师曰：妇人有漏下者，有半产后因续下血都不绝者，有妊娠下血者，假令妊娠腹中痛，为胞阻，胶艾汤主之。(4)

• 130. 妇人怀妊，腹中㽲痛，当归芍药散主之。(5)

131. 妊娠呕吐不止，干姜人参半夏丸主之。(6)

十九、妇人产后病脉证治第二十一

132. 问曰：新产妇人有三病，一者病痉，二者病郁冒，三者大便难，何谓也？师曰：新产血虚、多出汗、喜中风，故令病痉；亡血复汗、寒多，故令郁冒；亡津液，胃燥，故大便难。

133. 产后腹中绞痛，当归生姜羊肉汤主之。并治腹中寒疝，虚劳不足。

134. 妇人乳中虚，烦乱呕逆，安中益气，竹皮大丸主之。

135. 产后中风，发热，面正赤，喘而头痛，竹叶汤主之。(9)

二十、妇人杂病脉证并治第二十二

136. 妇人中风，七八日续来寒热，发作有时，经水适断，此为热入血室。其血必结，故使如疟状，发作有时，小柴胡汤主之。

• 137. 妇人咽中如有炙脔，半夏厚朴汤主之。(5)

• 138. 妇人脏躁，喜悲伤欲哭，象如神灵所作，数欠伸，甘麦大枣汤主之。(6)

• 139. 问曰：妇人年五十所，病下利数十日不止，暮即发热，少腹里急，腹满，手掌烦热，唇口干燥，何也？师曰：此病属带下。何以故？曾经半产，瘀血在少腹不去。何以知之？其证唇口干燥，故知之。当以温经汤主之。(9)

140. 妇人经水不利下，抵当汤主之。

第四章　温病学

一、叶天士《温热论》

（一）温病大纲

●1. 温邪上受，首先犯肺，逆传心包。肺主气属卫，心主血属营，辨营卫气血虽与伤寒同，若论治法则与伤寒大异也。(1)

●2. 大凡看法，卫之后方言气，营之后方言血。在卫汗之可也，到气才可清气，入营犹可透热转气，如犀角、玄参、羚羊角等物，入血就恐耗血动血。直须凉血散血，如生地、丹皮、阿胶、赤芍等物。否则前后不循缓急之法，虑其动手便错，反致慌张矣。(8)

（二）邪在肺卫

3. 盖伤寒之邪留恋在表，然后化热入里。温邪则热变最速，未传心包，邪尚在肺，肺主气，其合皮毛，故云在表。在表初用辛凉轻剂。挟风则加入薄荷、牛蒡之属，挟湿加芦根、滑石之流。或透风于热外，或渗湿于热下，不与热相搏，势必孤矣。(2)

4. 不尔，风挟温热而燥生，清窍必干，为水主之气不能上荣，两阳相劫也。湿与温合，蒸郁而蒙蔽于上。清窍为之壅塞，浊邪害清也。其病有类伤寒，其验之之法，伤寒多有变证，温热虽久，在一经不移，以此为辨。(3)

（三）邪陷营血

5. 前言辛凉散风，甘淡驱湿，若病仍不解，是渐欲入营也。营分受热，则血液受劫，心神不安，夜甚无寐，或斑点隐隐，即撤去气药。如从风热陷入者，用犀角、竹叶之属；如从湿热陷入者，犀角、花露之品，参入凉血清热方中。若加烦躁，大便不通，金汁亦可加入，老年或平素有寒者，以人中黄代之，急急透斑为要。(4)

6. 若斑出热不解者，胃津亡也，主以甘寒，重则如玉女煎，轻则如梨皮、蔗浆之类。或其人肾水素亏，虽未及下焦，先自彷徨矣，必验之于舌，如甘寒之中加入咸寒，务在先安未受邪之地，恐其陷入易易耳。(5)

（四）流连气分

7. 若其邪始终在气分流连者，可冀其战汗透邪，法宜益胃，令邪与汗并，热达腠开，邪从汗出。解后胃气空虚，当肤冷一昼夜，待气还自温暖如常矣。盖战汗而解，邪退正虚，阳从汗泄，故渐肤冷，未必即成脱证。此时宜令病者，安舒静卧，以养阳气来复，旁人切勿惊徨，频频呼唤，扰其元神，使其烦躁。但诊其脉，若虚软和缓，虽倦卧不语，汗出肤冷，却非脱证；若脉急疾，躁扰不卧，肤冷汗出，便为气脱之证矣。更有邪盛正虚，不能一战而解，停一二日再战汗而愈者，不可不知。(6)

（五）邪留三焦

8. 再论气病有不传血分，而邪留三焦，亦如伤寒中少阳病也。彼则和解表里之半，此则分消上下之势，随证变法，如近时杏、朴、苓等类，或如温胆汤之走泄。因其仍在气分，犹可望其战汗之门户，转疟之机括。(7)

（六）里结阳明

9. 再论三焦不得从外解，必致成里结。里结於何，在阳明胃与肠也。亦须用下法，不可以气血之分，就不可下也。但伤寒邪热在里，劫烁津液，下之宜猛；此多湿邪内搏，下之宜轻。伤寒大便溏为邪已尽，不可再下；湿温病大便溏为邪未尽，必大便硬，慎不可再攻也，以粪燥为无湿矣。(10)

（七）论湿

10. 且吾吴湿邪害人最广，如面色白者，须要顾其阳气，湿胜则阳微也，法应清凉，然到十分之六七，即不可过于寒凉，恐成功反弃，何以故耶？湿热一去，阳亦衰微也；面色苍者，须要顾其津液，清凉到十分之六七，往往热减身寒者，不可就云虚寒，而投补剂，恐炉烟虽熄，灰中有火也，须细察精详，方少少与之，慎不可直率而往也。又有酒客里湿素盛，外邪入里，里湿为合。在阳旺之躯，胃湿恒多；在阴盛之体，脾湿亦不少，然其化热则一。热病救阴犹易，通阳最难，救阴不在血，而在津与汗，通阳不在温，而在利小便，然较之杂证，则有不同也。(9)

二、薛生白《湿热病篇》

（一）湿热病提纲

•1. 湿热证，始恶寒，后但热不寒，汗出胸痞，舌白，口渴不引饮。(1)

（二）邪在卫表

•2. 湿热证，恶寒无汗，身重头痛，湿在表分，宜藿香、香薷、羌活、苍术皮、薄荷、牛蒡子等味。头不痛者，去羌活。(2)

3. 湿热证，恶寒发热，身重关节疼痛，湿在肌肉，不为汗解，宜滑石、大豆黄卷、茯苓皮、苍术皮、藿香叶、鲜荷叶、白通草、桔梗等味。不恶寒者，去苍术皮。(3)

（三）邪在气分

4. 湿热证，寒热如疟，湿热阻遏膜原，宜柴胡、厚朴、槟榔、草果、藿香、苍术、半夏、干菖蒲、六一散等味。(8)

5. 湿热证，初起发热，汗出胸痞，口渴舌白，湿伏中焦，宜藿梗、蔻仁、杏仁、枳壳、桔梗、郁金、苍术、厚朴、草果、半夏、干菖蒲、佩兰叶、六一散等味。(10)

6. 湿热证，舌根白，舌尖红，湿渐化热，余湿犹滞，宜辛泄佐清热，如蔻仁、半夏、干菖蒲、大豆黄卷、连翘、绿豆衣、六一散等味。(13)

（四）瘥后调理

7. 湿热证，数日后脘中微闷，知饥不食，湿邪蒙绕三焦，宜藿香叶、薄荷叶、鲜

荷叶、枇杷叶、佩兰叶、芦尖、冬瓜仁等味。(9)

三、吴鞠通《温病条辨》

(一)九种温病

•1. 温病者:有风温,有温热,有温疫,有温毒,有暑温,有湿温,有秋燥,有冬温,有温疟。(上焦篇1)

(二)邪犯肺卫

2. 太阴风温,但咳,身不甚热,微渴者,辛凉轻剂桑菊饮主之。(上焦篇2)

3. 凡病温者,始于上焦,在手太阴。(上焦篇2)

4. 太阴风温、温热、温疫、冬温,初起恶风寒者,桂枝汤主之;但热不恶寒而渴者,辛凉平剂银翘散主之。温毒、暑温、湿温、温疟不在此例。(上焦篇4)

(三)阳明经、腑证治

5. 面目俱赤,语声重浊,呼吸俱粗,大便闭,小便涩,舌苔老黄,甚则黑有芒刺,但恶热不恶寒,日晡益甚者,传至中焦,阳明温病也。脉浮洪躁甚者,白虎汤主之;脉沉数有力,甚则脉体反小而实者,大承气汤主之,暑温、湿温、温疟不在此例。(中焦篇1)

6. 阳明温病,无上焦证,数日不大便,当下之。若其人阴素虚,不可行承气者,增液汤主之。服增液汤已,周十二时观之,若大便不下者,合调胃承气汤微和之。(上焦篇11)

7. 阳明温病。下之不通,其证有五:应下失下,正虚不能运药,不运药者死,新加黄龙汤主之。喘促不宁,痰涎壅滞,右寸实大,肺气不降者,宣白承气汤主之。左尺牢坚,小便赤痛,时烦渴甚,导赤承气汤主之。邪闭心包,神昏舌短,内窍不通,饮不解渴者,牛黄承气汤主之。津液不足,无水舟停者,间服增液,再不下者,增液承气汤主之。(中焦篇17)

(四)邪入心包

•8. 邪入心包,舌蹇肢厥,牛黄丸主之,紫雪丹亦主之。(上焦篇17)

(五)邪入血分

9. 阳明温病,舌黄燥,肉色绛,不渴者,邪在血分,清营汤主之。若滑者不可与也,当于湿温中求之。(中焦篇20)

(六)湿温证治

•10. 头痛恶寒,身重疼痛,舌白不渴,脉弦细而濡,面色淡黄,胸闷不饥,午后身热,状若阴虚,病难速已,名曰湿温。汗之则神昏耳聋,甚则目瞑不欲言;下之则洞泄;润之则病深不解。长夏深秋冬日同法,三仁汤主之。(上焦篇43)

(七)伏暑概念

11. 长夏受暑,过夏而发者,名曰伏暑。(上焦篇36)

(八)温毒论治

12. 温毒咽痛喉肿,耳前耳后肿,颊肿,面正赤,或喉不痛,但外肿,甚则耳聋,俗名大头瘟、虾蟆瘟者,普济消毒饮去柴胡、升麻主之。(上焦篇18)

13. 下焦温病，热深厥甚，脉细促，心中憺憺大动，甚则心中痛者，三甲复脉汤主之。(下焦篇 14)

(九) 治病法论

•14. 治外感如将（兵贵神速机圆法活，去邪务尽，善后务细，盖早乎一日，则人少受一日之害）；治内伤如相（坐镇从容，神机默运，无功可言，无德可见，而人登寿域）。治上焦如羽（非轻不举）；治中焦如衡（非平不安）；治下焦如权（非重不沉）。(杂说·治病法论)

第二部分

中医临床常用中药

第五章　解表药

一、发散风寒药

麻黄《神农本草经》

【性味归经】辛、微苦，温。归肺、膀胱经。

【功　　效】发汗解表，宣肺平喘，利水消肿。

【应　　用】①风寒感冒。②咳嗽气喘。③风水水肿。

【用法用量】煎服，2～9g。发汗解表宜生用，止咳平喘多炙用。

【使用注意】本品发汗宣肺力强，凡表虚自汗、阴虚盗汗及肺肾虚喘者均当慎用。

【用药心得】

《本经》：主中风、伤寒头痛，温疟。发表出汗，去邪热气，止咳逆上气，除寒热，破症坚积聚。

《名医别录》：主五脏邪气缓急，风胁痛，字乳余疾。止好唾，通腠理，解肌；泄邪恶气，消赤黑斑毒。

《药性论》：治身上毒风顽痹，皮肉不仁。

《珍珠囊》：泄卫中实，去营中寒，发太阳、少阴之汗。

《本草经疏》：表虚自汗，阴虚盗汗；肺虚有热，多痰咳嗽以致鼻塞；疮疱热甚，不因寒邪所郁而自倒靥；虚人伤风，气虚发喘；阴虚火炎，以致眩晕头痛；南方中风瘫痪，及平日阳虚腠理不密之人皆禁用。

桂枝《神农本草经》

【性味归经】辛、甘，温。归心、肺、膀胱经。

【功　　效】发汗解肌，温通经脉，助阳化气。

【应　　用】①风寒感冒。②寒凝血滞诸痛证。③痰饮、蓄水证。④心悸。

【用法用量】煎服，3～9g。

【使用注意】本品辛温助热，易伤阴动血，凡外感热病、阴虚火旺、血热妄行等证均当忌用。孕妇及月经量过多者慎用。

【用药心得】

《注解伤寒论》：泄奔豚，和肌表，散下焦蓄血。……利肺气。

《本草经疏》：实表祛邪。主利肝肺气，头痛，风痹骨节挛痛。

《药品化义》：专行上部肩臂，能领药至痛处，以除肢节间痰凝血滞。

《本草再新》：温中行血，健脾燥胃，消肿利湿。治手足发冷作麻、筋抽疼痛，并外感寒凉等症。

《得配本草》：阴虚血乏，素有血证，外无寒邪，阳气内盛，四者禁用。

紫苏《名医别录》

【性味归经】辛，温。归肺、脾经。

【功　　效】解表散寒，行气宽中。

【应　　用】①风寒感冒。②脾胃气滞，胸闷呕吐。

【用法用量】煎服，5～9g，不宜久煎。

【使用注意】本品辛温耗气，故气虚和表虚者慎用。

【用药心得】

《名医别录》：主下气，除寒中。

《滇南本草》：发汗，解伤风头痛，消痰，定吼喘。

《本草纲目》：行气宽中，消痰利肺，和血，温中，止痛，定喘，安胎。

生姜《名医别录》

【性味归经】辛，温。归肺、脾、胃经。

【功　　效】解表散寒，温中止呕，温肺止咳。

【应　　用】①风寒感冒。②脾胃寒证。③胃寒呕吐。④肺寒咳嗽。

【用法用量】煎服，3～9g，或捣汁服。

【使用注意】本品助火伤阴，故热盛及阴虚内热者忌服。

【用药心得】

《名医别录》：味辛，微温。主治伤寒头痛、鼻塞、咳逆上气，止呕吐。又，生姜，微温，辛，归五藏。去痰，下气，止呕吐，除风邪寒热。久服小志少智，伤心气。

《本草拾遗》：本功外，汁解毒药，自余破血，调中，去冷，除痰，开胃。须热即去皮，要冷即留皮。

《药性论》：使。主痰水气满，下气。生与干并治嗽，疗时疾，止呕逆不下食。生和半夏，主心下急痛，若中热不能食，捣汁合蜜服之。又汁和杏仁作煎，下一切结气，实心胸拥隔冷热气，神效。

《本草图经》：以生姜切细，和好茶一、两碗，任意呷之，治痢大妙！热痢留姜皮，冷痢去皮。

香薷《名医别录》

【性味归经】辛，微温。归肺、脾、胃经。

【功　　效】发汗解表，化湿和中，利水消肿。

【应　　用】①风寒感冒。②水肿脚气。

【用法用量】煎服，3～9g。用于发汗解表，量不宜过大，且不宜久煎；用于利水消肿，量宜稍大，且须浓煎。

【使用注意】本品辛温发汗之力较强，表虚有汗及暑热证当忌用。

【用药心得】

《本草纲目》：主脚气寒热。世医治暑病，以香薷饮为首药。然暑有乘凉饮冷，阳气为阴邪所遏，遂病头痛，发热恶寒，烦躁口渴，或吐或泻，或霍乱者，宜用此药，以发越阳气，散水和脾。

《本草蒙筌》：味辛，气微温。无毒。主霍乱中脘绞痛，治伤暑小便涩难。散水肿有彻上彻下之功，肺得之清化行热自下也。去口臭有拨浊回清之妙，脾得之郁火降气不上焉。解热除烦，调中温胃。

荆芥《神农本草经》

【性味归经】辛，微温。归肺、肝经。

【功　　效】祛风解表，透疹消疮，止血。

【应　　用】①外感表证。②麻疹不透、风疹瘙痒。③疮疡初起兼有表证。④吐衄下血。

【用法用量】煎服，4.5～9g，不宜久煎。发表透疹消疮宜生用；止血宜炒用。荆芥穗更长于祛风。

【用药心得】

《食疗本草》：助脾胃。

《日华子本草》：利五脏，消食下气，醒酒。作菜生热食并煎茶，治头风并汗出；豉汁煎治暴伤寒。

《本草图经》：治头风，虚劳，疮疥，妇人血风。

《滇南本草》：治跌打损伤，并敷毒疮。治吐血。……荆芥穗，上清头目诸风，止头痛，明目，解肺、肝、咽喉热痛，消肿，除诸毒，发散疮痈。治便血，止女子暴崩，消风热，通肺气鼻窍塞闭。

防风《神农本草经》

【性味归经】辛、甘，微温。归膀胱、肝、脾经。

【功　　效】祛风解表，胜湿止痛，止痉。

【应　　用】①外感表证。②风疹瘙痒。③风湿痹痛。④破伤风证。

【用法用量】煎服，4.5～9g。

【使用注意】本品药性偏温，阴血亏虚、热病动风者不宜使用。

【用药心得】

《本草纲目》：元素曰，防风，治风通用。身半以上风邪用身，身半以下风邪用梢，治风去湿之仙药也，风能胜湿故尔。能泻肺实，误服泻人上焦元气。杲曰，防风治一身尽痛，乃猝伍卑贱之职，随所引而至，乃风药中润剂也。若补脾胃，非此引用不能行。凡脊痛项强，不可回顾，腰似折，项似拔者，乃手足太阳证，正当用防风。凡疮在胸膈以上，虽无手足太阳证，亦当用之，为能散结，去上部风。病患身体拘倦者，风也，诸疮见此证，亦须用之。钱仲阳泻黄散中倍用防风者，乃于土中泻木也。

羌活《神农本草经》

【性味归经】辛、苦，温。归膀胱、肾经。

【功　　效】解表散寒，祛风胜湿，止痛。

【应　　用】①风寒感冒。②风寒湿痹。

【用法用量】煎服，3～9g。

【使用注意】本品辛香温燥之性较烈，故阴血亏虚者慎用。用量过多，易致呕吐，脾胃虚弱者不宜服。

【用药心得】

《日华子本草》：治一切风并气，筋骨拳挛，四肢羸劣，头旋❶眼目赤疼及伏梁水气，五劳七伤，虚损冷气，骨节酸疼，通利五脏。

《珍珠囊》：太阳经头痛，去诸骨节疼痛，亦能温胆。

《本草备要》：泻肝气，搜肝风，治风湿相搏，本经（太阳）头痛，督脉为病，脊强而厥，刚痉柔痉，中风不语，头旋目赤。

《本草经疏》：血虚头痛及遍身疼痛骨痛因而带寒热者，此属内证，误用反致作剧。

白芷《神农本草经》

【性味归经】辛，温。归肺、胃、大肠经。

【功　　效】解表散寒，祛风止痛，通鼻窍，燥湿止带，消肿排脓。

【应　　用】①风寒感冒。②头痛，牙痛，痹痛等多种疼痛证。③鼻渊。④带下证。⑤疮痈肿毒。

【用法用量】煎服，3～9g。外用适量。

【使用注意】本品辛香温燥，阴虚血热者忌服。

【用药心得】

《本经》：主女人漏下赤白，血闭阴肿，寒热，风头（头风）侵目泪出，长肌肤，润泽。

《本草纲目》：治鼻渊、鼻衄、齿痛、眉棱骨痛，大肠风秘，小便出血，妇人血风眩运❷，翻❸胃吐食；解砒毒，蛇伤，刀箭金疮。

《本经逢原》：白芷辛香升发，行手阳明。性温气浓，行足阳明。芳香上达，入手太阴。为解利阳明风热头痛，及寒热头风，侵目泪出之要药。其所主之病不离三经：如寒热头风，眉棱骨痛，头目齿痛，三经之风热也。漏下赤白，痈疽，头面皮肤风痹燥痒，三经之湿热也。风热者辛以散之，湿热者温以除之。都梁丸治崩漏赤白，深得《本经》之旨。性善祛风，女人漏下赤白，皆风入胞门所致。辛香入脾，故又能散温，血闭阴肿及寒热头风，侵目泪出，总取辛散利窍之功。其长肌肤，润泽颜色者，则有排脓长肉之力，所以外科用之。

---

❶“旋”通“眩”；　❷“眩运”同“眩晕”；　❸“翻”通“反”

细辛《神农本草经》

【性味归经】辛，温。有小毒。归肺、肾、心经。

【功　　效】解表散寒，祛风止痛，通窍，温肺化饮。

【应　　用】①风寒感冒。②头痛，牙痛，风湿痹痛。③鼻渊。④肺寒咳喘。

【用法用量】煎服，1～3g；散剂每次服0.5～1g。

【使用注意】阴虚阳亢头痛，肺燥伤阴干咳者忌用。不宜与藜芦同用。

【用药心得】

《本经》：主咳逆，头痛脑动，百节拘挛，风湿痹痛，死肌。明目，利九窍。

《别录》：温中下气，破痰，利水道，开胸中，除喉痹，齆鼻，风痫癫疾，下乳结。汗不出，血不行，安五脏，益肝胆，通精气。

《本草衍义》：治头面风痛。

《珍珠囊》：主少阴苦头痛。

《本经逢原》：主痰结湿火，鼻塞不利。

【鉴别用药】细辛、麻黄、桂枝皆为辛温解表、发散风寒常用药，均可用治风寒感冒。然麻黄发汗作用较强，主治风寒感冒重证；桂枝发汗解表作用较为和缓，凡风寒感冒，无论表实无汗，表虚有汗均可用之；细辛辛温走窜，达表入里，发汗之力不如麻黄、桂枝，但散寒力胜，适当配伍还常用治寒犯少阴之阳虚外感。

藁本《神农本草经》

【性味归经】辛，温。归膀胱经。

【功　　效】祛风散寒，除湿止痛。

【应　　用】①风寒感冒，巅顶疼痛。②风寒湿痹。

【用法用量】煎服，3～9g。

【使用注意】本品辛温香燥，凡阴血亏虚、肝阳上亢、火热内盛之头痛者忌服。

【用药心得】

《本经》：主妇人疝瘕，阴中寒，肿痛，腹中急，除风头痛。

《别录》：辟雾露润泽；疗风邪亸曳，金疮。

《药性论》：治恶风流入腰，痛冷，能化小便，通血，去头风鼾疱。

苍耳子《神农本草经》

【性味归经】辛、苦，温。有毒。归肺经。

【功　　效】发散风寒，通鼻窍，祛风湿，止痛。

【应　　用】①风寒感冒。②鼻渊。③风湿痹痛。

【用法用量】煎服，3～9g。或入丸、散剂。

【使用注意】血虚头痛不宜服用。过量服用易致中毒。

【用药心得】

《本草蒙筌》：止头痛善通顶门，追风毒任在骨髓，杀疳虫湿匿。

《本草备要》：善发汗，散风湿，上通脑顶，下行足膝，外达皮肤。治头痛，目暗，齿痛，鼻渊。

辛夷《神农本草经》

【性味归经】辛，温。归肺、胃经。

【功　　效】发散风寒，通鼻窍。

【应　　用】①风寒感冒。②鼻渊。

【用法用量】煎服，3～9g；本品有毛，易刺激咽喉，入汤剂宜用纱布包煎。

【使用注意】鼻病因于阴虚火旺者忌服。

【用药心得】

《本经》：主五脏身体寒热，风头脑痛，面皯。

《名医别录》：温中解肌，利九窍，通鼻塞、涕出，治面肿引齿痛，眩冒、身几几如在车船之上者。生须发，去白虫。

《滇南本草》：治脑漏鼻渊，祛风，新瓦焙为末。治面寒痛，胃气痛，热酒服。

《本草纲目》：鼻渊、鼻鼽、鼻室、鼻疮及痘后鼻疮，并用研末，入麝香少许，葱白蘸入数次。

葱白《神农本草经》

【性味归经】辛，温。归肺、胃经。

【功　　效】发汗解表，散寒通阳。

【应　　用】①风寒感冒。②阴盛格阳。

【用法用量】煎服，3～9g。外用适量。

【用药心得】

《日华子本草》：治天行时疾，头痛热狂，通大小肠，霍乱转筋及贲豚气，脚气，心腹痛，目眩及止心迷闷。

《用药心法》：通阳气，发散风邪。

《用药法象》：治阳明下痢下血。

《日用本草》：能达表和里，安胎止血。

鹅不食草《食性本草》

【性味归经】辛，温。归肺、肝经。

【功　　效】发散风寒，通鼻窍，止咳，解毒。

【应　　用】①风寒感冒。②鼻塞不通。③寒痰咳喘。④疮痈肿毒。

【用法用量】煎服，6～10g。外用适量。

【用药心得】

《本草拾遗》：去目翳，按塞鼻中，翳膜自落。

《四声本草》：通鼻气，利九窍，吐风痰。

《本草纲目》：解毒，明目，散目赤肿、云翳，耳聋，头痛脑酸，治痰疟齁船，鼻塞不通，塞鼻息自落，又散疮肿。

胡荽《食疗本草》

【性味归经】辛，温。归肺、胃经。

【功　　效】发表透疹，开胃消食。

【应　　用】①麻疹不透。②饮食不消，纳食不佳。

【用法用量】煎服，3～6g。外用适量。

【使用注意】热毒壅盛而疹出不畅者忌服。

【用药心得】

《食疗本草》：利五脏，补筋脉，主消谷能食，治肠风，热饼裹食。

《嘉祐本草》：消谷，治五脏，补不足，利大小肠，通小腹气，拔四肢热，止头痛，疗痧疹、豌豆疮不出，作酒喷之立出，通心窍。

《日用本草》：消谷化气，通大小肠结气。治头疼齿病，解鱼肉毒。

柽柳《开宝本草》

【性味归经】辛，平。归肺、胃、心经。

【功　　效】发表透疹，祛风除湿。

【应　　用】①麻疹不透，风疹瘙痒。②风湿痹痛。

【用法用量】煎服，3～10g。外用适量。

【使用注意】麻疹已透者不宜使用。用量过大易致心烦、呕吐。

【用药心得】

《本草纲目》：消痞，解酒毒，利小便。

《东医宝鉴》：主疥癣及一切恶疮。

《本草备要》：治痧疹不出，喘嗽闷乱。

《本经逢原》：去风；煎汤浴风疹身痒效。

二、发散风热药

薄荷《新修本草》

【性味归经】辛，凉。归肺、肝经。

【功　　效】疏散风热，清利头目，利咽透疹，疏肝行气。

【应　　用】①风热感冒，温病初起。②头痛眩晕，目赤多泪，咽喉肿痛。③麻疹不透，风疹瘙痒。④肝郁气滞，胸闷胁痛。

【用法用量】煎服，3～6g；宜后下。薄荷叶长于发汗解表，薄荷梗偏于行气和中。

【使用注意】本品芳香辛散，发汗耗气，故体虚多汗者不宜使用。

【用药心得】

《日华子本草》：治中风失音，吐痰。除贼风。疗心腹胀。下气、消宿食及头风等。

《本经逢原》：薄荷辛凉，上升入肝肺二经。辛能发散，专于消风散热。凉能清利，故治咳嗽失音、头痛头风，眼目口齿诸病。利咽喉，去舌苔，小儿惊热，及瘰疬疥为要药。其性浮而上升，为药中春升之令，能开郁散气，故逍遥散用之。然所用不过二三分，以其辛香伐气；多服久服令人虚冷，瘦弱人多服动消渴病，阴虚发热、咳嗽自汗者勿施。

牛蒡子《名医别录》

【性味归经】辛、苦，寒。归肺、胃经。

【功　　效】疏散风热，宣肺祛痰，利咽透疹，解毒消肿。

【应　　用】①风热感冒，温病初起。②麻疹不透，风疹瘙痒。③痈肿疮毒，丹毒，痄腮喉痹。

【用法用量】煎服，6～12g。炒用可使其苦寒及滑肠之性略减。

【使用注意】本品性寒，滑肠通便，气虚便溏者慎用。

【用药心得】

《食疗本草》：炒过末之，如茶煎三匕，通利小便。

《本草拾遗》：主风毒肿，诸瘘。

《兰室秘藏》：治风湿瘾疹，咽喉风热，散诸肿疮疡之毒，利凝滞腰膝之气。

《本草纲目》：消斑疹毒。

《本草经疏》：痘疮家惟宜于血热便秘之证，若气虚色白大便自利或泄泻者，慎勿服之。痧疹不忌泄泻，故用之无妨。痈疽已溃，非便秘不宜服。

蝉蜕《名医别录》

【性味归经】甘，寒。归肺、肝经。

【功　　效】疏散风热，利咽开音，透疹，明目退翳，息风止痉。

【应　　用】①风热感冒，温病初起，咽痛音哑。②麻疹不透，风疹瘙痒。③目赤翳障。④急慢惊风，破伤风证。

【用法用量】煎服，3～10g，或单味研末冲服。一般病证用量宜小；止痉则需大量。

【使用注意】《名医别录》有“主妇人生子不下”的记载，故孕妇当慎用。

【用药心得】

《本草拾遗》：研，一钱匕，井花水服，主哑病。

《本草衍义》：治目昏翳。又水煎壳汁，治小儿出疮疹不快。

《本草纲目》：治头风眩运，皮肤风热，痘疹作痒，破伤风及疔肿毒疮，大人失音，小儿噤风天吊，惊哭夜啼，阴肿。

【鉴别用药】薄荷、牛蒡子与蝉蜕三药皆能疏散风热、透疹、利咽，均可用于外感风热或温病初起，发热、微恶风寒、头痛；麻疹初起，透发不畅；风疹瘙痒；风热上攻，咽喉肿痛等证。但薄荷辛凉芳香，清轻凉散，发汗之力较强，故外感风热、发热无汗者薄荷首选。且薄荷又能清利头目、疏肝行气。牛蒡子辛散苦泄，性寒滑利，兼能宣肺祛痰，故外感风热、发热、咳嗽、咳痰不畅者，牛蒡子尤为适宜。同时，牛蒡子外散风热，内解热毒，有清热解毒散肿之功。蝉蜕甘寒质轻，既能疏散肺经风热而利咽、透疹、止痒，又长于疏散肝经风热而明目退翳，凉肝息风止痉。

桑叶《神农本草经》

【性味归经】甘、苦，寒。归肺、肝经。

【功　　效】疏散风热，清肺润燥，平抑肝阳，清肝明目。

【应　　用】①风热感冒，温病初起。②肺热咳嗽、燥热咳嗽。③肝阳上亢。④目赤昏花。

【用法用量】煎服，5～9g；或入丸、散。外用煎水洗眼。桑叶蜜制能增强润肺止咳的作用，故肺燥咳嗽多用蜜制桑叶。

【用药心得】

《本经》：除寒热，出汗。

《唐本草》：水煎取浓汁，除脚气、水肿，利大小肠。

《本草拾遗》：主霍乱腹痛吐下，冬月用干者浓煮服之。细锉，大釜中煎取如赤糖，去老风及宿血。

《日华子本草》：利五脏，通关节，下气，煎服；除风痛出汗，并扑损瘀血，并蒸后罯；蛇虫蜈蚣咬，盐挼敷上。

《丹溪心法》：焙干为末，空心米饮调服，止盗汗。

《本草从新》：滋燥，凉血，止血。

菊花《神农本草经》

【性味归经】辛、甘、苦，微寒。归肺、肝经。

【功　　效】疏散风热，平抑肝阳，清肝明目，清热解毒。

【应　　用】①风热感冒，温病初起。②肝阳上亢。③目赤昏花。④疮痈肿毒。

【用法用量】煎服，5～9g。疏散风热宜用黄菊花，平肝、清肝明目宜用白菊花。

【用药心得】

《药性论》：能治热头风旋倒地，脑骨疼痛，身上诸风令消散。

《日华子本草》：利血脉，治四肢游风，心烦，胸膈壅闷，并痈毒，头痛。

《本草纲目拾遗》：专入阳分。治诸风头眩，解酒毒疔肿。……黄茶菊：明目祛风，搜肝气，治头晕目眩，益血润容，入血分；白茶菊：通肺气，止咳逆，清三焦郁火，疗肌热，入气分。

【鉴别用药】桑叶与菊花皆能疏散风热，平抑肝阳，清肝明目，同可用治风热感冒或温病初起，发热、微恶风寒、头痛；肝阳上亢，头痛眩晕；风热上攻或肝火上炎所致的目赤肿痛，以及肝肾精血不足，目暗昏花等证。但桑叶疏散风热之力较强，又能清肺润燥，凉血止血。菊花平肝、清肝明目之力较强，又能清热解毒。

蔓荆子《神农本草经》

【性味归经】辛、苦，微寒。归膀胱、肝、胃经。

【功　　效】疏散风热，清利头目。

【应　　用】①风热感冒，头昏头痛。②目赤肿痛。

【用法用量】煎服，5～9g。

【用药心得】

《别录》：去长虫，主风头痛，脑鸣，目泪出；益气，令人光泽脂致。

《药性论》：治贼风，能长髭发。

《日华子本草》：利关节，治赤眼，痫疾。

《珍珠囊》：凉诸经血，止头痛，主目睛内痛。

《医林纂要》：散热，祛风，兼能燥湿。

广州部队《常用中草药手册》：疏风散热，平肝止痛。治感冒发热，眼痛眩晕，风湿筋骨痛，消化不良，肠炎腹泻，跌打肿痛。

柴胡《神农本草经》

【性味归经】苦、辛，微寒。归肝、胆经。

【功　　效】解表退热，疏肝解郁，升举阳气。

【应　　用】①表证发热及少阳证。②肝郁气滞。③气虚下陷，脏器脱垂。

【用法用量】煎服，3～9g。解表退热宜生用，且用量宜稍重；疏肝解郁宜醋炙，升阳可生用或酒炙，其用量均宜稍轻。

【使用注意】柴胡其性升散，古人有“柴胡劫肝阴”之说，阴虚阳亢，肝风内动，阴虚火旺及气机上逆者忌用或慎用。

【用药心得】

《本经》：主心腹肠胃中结气，饮食积聚，寒热邪气，推陈致新。

《别录》：除伤寒心下烦热，诸痰热结实，胸中邪逆，五藏间游气，大肠停积，水胀，及湿痹拘挛。亦可作浴汤。

《医学衷中参西录》：柴胡，味微苦，性平。禀少阳生发之气，为足少阳主药，而兼治足厥阴。肝气不舒畅者，此能舒之；胆火甚炽盛者，此能散之；至外感在少阳者，又能助其枢转以透膈升出之，故《神农本草经》谓其主寒热，寒热者少阳外感之邪也。又谓其主心腹肠胃中结气，饮食积聚，诚以五行之理，木能疏土，为柴胡善达少阳之木气，则少阳之气自能疏通胃土之郁，而其结气饮食积聚自消化也。

升麻《神农本草经》

【性味归经】辛、微甘，微寒。归肺、脾、胃、大肠经。

【功　　效】解表透疹，清热解毒，升举阳气。

【应　　用】①外感表证。②麻疹不透。③齿痛口疮，咽喉肿痛，温毒发斑。④气虚下陷，脏器脱垂，崩漏下血。

【用法用量】煎服，3～9g。发表透疹、清热解毒宣生用，升阳举陷宜炙用。

【使用注意】麻疹已透，阴虚火旺，以及阴虚阳亢者，均当忌用。

【用药心得】

《本经》：主解百毒，辟温疾、瘴气。

《药性论》：治小儿风，惊痫，时气热疾。能治口齿风露肿疼，牙根浮烂恶臭，热毒脓血。除心肺风毒热壅闭不通，口疮，烦闷。疗痈肿，豌豆疮，水煎绵沾拭疮上。

《本经逢原》：升麻能引清气右升，足阳明本药也。《本经》治疫瘴蛊毒，取性升上行也。治中恶腹痛，取开发胃气也。治喉痛口疮者，取升散少阳、阳明火热也。同葛根则发散阳明风邪。同柴胡则升提胃中清气，引甘温之药上升，故元气下陷者，用此于阴中升阳，以缓带脉之缩急。凡胃虚伤冷郁遏阳气于脾土，宜升麻、葛根以升散其火郁。故补脾胃药非此引用不效，脾痹非此不除。

葛根《神农本草经》

【性味归经】甘、辛，凉。归脾、胃经。

【功　　效】解肌退热，透疹，生津止渴，升阳止泻。

【应　　用】①表证发热，项背强痛。②麻疹不透。③热病口渴，消渴证。④热泄热痢，脾虚泄泻。

【用法用量】煎服，9～15g。解肌退热、透疹、生津宜生用，升阳止泻宜煨用。

【用药心得】

《本草思辨录》：葛根，味甘平，为阳明之正药。内色洁白，则能由胃入肺。外色紫黑，则又由肺达太阳。味甘兼辛，则擅发散之长，层递而升，复横溢而散。升则升胃津以滋肺，散则散表邪以解肌。

【鉴别用药】柴胡、升麻、葛根三者皆能发表、升阳，均可用治风热感冒、发热、头痛，以及清阳不升等证。其中：柴胡、升麻两者均能升阳举陷，用治气虚下陷，食少便溏、久泻脱肛、胃下垂、肾下垂、子宫脱垂等脏器脱垂；升麻、葛根两者又能透疹，常用治麻疹初起、透发不畅。但柴胡主升肝胆之气，长于疏散少阳半表半里之邪、退热，疏肝解郁，为治疗少阳证的要药。又常用于伤寒邪在少阳，寒热往来、胸胁苦满、口苦咽干、目眩；感冒发热；肝郁气滞，胸胁胀痛、月经不调、痛经等证。升麻主升脾胃清阳之气，其升提（升阳举陷）之力较柴胡强，并善于清热解毒，又常用于多种热毒病。葛根主升脾胃清阳之气而达到生津止渴、止泻之功，常用于热病烦渴，阴虚消渴；热泄热痢，脾虚泄泻。同时，葛根解肌退热，对于外感表证，发热恶寒、头痛无汗、项背强痛，无论风寒表证、风热表证，均可使用。

淡豆豉《名医别录》

【性味归经】苦、辛，凉。归肺、胃经。

【功　　效】解表，除烦，宣发郁热。

【应　　用】①外感表证。②热病烦闷。

【用法用量】煎服，6～12g。

【用药心得】

《名医别录》：主伤寒头痛，寒热，瘴气恶毒，烦躁满闷，虚劳喘急，两脚疼冷。

《珍珠囊》：去心中懊憹，伤寒头痛，烦躁。

《本草纲目》：下气，调中。治伤寒温毒发斑，呕逆。

浮萍《神农本草经》

【性味归经】辛，寒。归肺、膀胱经。

【功　　效】发汗解表，透疹止痒，利尿消肿。

【应　　用】①风热感冒。②麻疹不透。③风疹瘙痒。④水肿尿少。

【用法用量】煎服 3～9g。外用适量，煎汤浸洗。

【使用注意】表虚自汗者不宜使用。

【用药心得】

《本经逢原》：浮萍发汗胜于麻黄，下水捷于通草。恶疾疠风遍身者，浓煎浴半日多效。其性轻浮，入肺经达皮肤，故能发扬邪汗。《本经》主暴热身痒者，专疏肌表风热也。下水气者，兼通阳明肉理也。胜酒者，阳明通达而能去酒毒也。长须发者，毛窍利而血脉荣也。止消渴者，经气和而津液复也。浮萍为祛风专药。去风丹，用紫背浮萍为末，蜜丸，弹子大，豆淋酒下一丸。治大风癞风，一切有余，风湿香港脚及三十六种风皆验。而元气本虚人服之，未有不转增剧者。至于表虚自汗者，尤为戈戟。

木贼《嘉祐本草》

【性味归经】甘、苦，平。归肺、肝经。

【功　　效】疏散风热，明目退翳。

【应　　用】①风热目赤，迎风流泪，目生翳障。②出血证。

【用法用量】煎服，3～9g。

【用药心得】

《嘉祐本草》：主目疾，退翳膜。又消积块，益肝胆，明目，疗肠风，止痢及妇人月水不断。

《本草纲目》：解肌，止泪，止血，去风湿，疝痛，大肠脱肛。

《玉楸药解》：平疮疡肿硬，吐风狂痰涎。治痈疽瘰疬，疔毒，疖肿，汗斑，粉渣，崩中赤白诸证。

《本经逢原》：木贼与麻黄同形同性，故能发汗解肌，升散火郁风湿，专主眼目风热暴翳止泪，取发散肝肺风邪也。多用令人目肿，若久翳及血虚者非所宜。而伤暑或暴怒赤肿亦勿用之。

第六章　清热药

一、清热泻火药

石膏《神农本草经》

【性味归经】甘、辛，大寒。归肺、胃经。

【功　　效】生用：清热泻火，除烦止渴；煅用：敛疮生肌，收湿，止血。

【应　　用】①温热病气分实热证。②肺热喘咳证。③胃火牙痛、头痛、消渴证。④溃疡不敛、湿疹瘙痒、水火烫伤、外伤出血。

【用法用量】生石膏煎服，15～60g，宜先煎。煅石膏适量外用，研末撒敷患处。

【使用注意】脾胃虚寒及阴虚内热者忌用。

【用药心得】

《本经》：主中风寒热，心下逆气，惊喘，口干舌焦，不能息，腹中坚痛，产乳，金疮。

《医学衷中参西录》：石膏，凉而能散，有透表解肌之力。外感有实热者，放胆用之，直胜金丹。……愚用生石膏以治外感实热，轻症亦必至两许；若实热炽盛，又恒重用至四、五两或七、八两，或单用或与他药同用，必煎汤三、四茶杯，分四、五次徐徐温饮下，热退不必尽剂。如此多煎徐服者，欲以免病家之疑惧，且欲其药力常在上焦中焦，而寒凉不至下侵致滑泻也。《本经》谓石膏治金疮，是外用以止其血也。愚尝用煅石膏细末，敷金疮出血者甚效。

寒水石《神农本草经》

【性味归经】辛、咸，寒。归心、胃、肾经。

【功　　效】清热泻火。

【应　　用】①热病烦渴、癫狂。②口疮、热毒疮肿、丹毒烫伤。

【用法用量】煎服，10～15g。外用适量。

【使用注意】脾胃虚寒者忌服。

知母《神农本草经》

【性味归经】苦、甘，寒。归肺、胃、肾经。

【功　　效】清热泻火，生津润燥。

【应　　用】①热病烦渴。②肺热燥咳。③骨蒸潮热。④内热消渴。⑤肠燥便秘。

【用法用量】煎服，6～12g。

【使用注意】本品性寒质润，有滑肠作用，故脾虚便溏者不宜用。

【用药心得】

《用药法象》：知母，其用有四：泻无根之肾火，疗有汗之骨蒸，止虚劳之热，滋化源之阴。

《医学衷中参西录》：知母原不甚寒，亦不甚苦。……寒、苦皆非甚大，而又多液，是以能滋阴也。有谓知母但能退热，不能滋阴者，犹浅之乎视知母也。是以愚治热实脉数之证，必用知母，若用黄芪补气之方，恐其有热不受者，亦恒辅以知母。

芦根《神农本草经》

【性味归经】甘，寒。归肺、胃经。

【功　　效】清热泻火，生津止渴，除烦，止呕，利尿。

【应　　用】①热病烦渴。②胃热呕哕。③肺热咳嗽，肺痈吐脓。④热淋涩痛。

【用法用量】煎服，干品15～30g；鲜品加倍，或捣汁用。

【使用注意】脾胃虚寒者忌服。

【用药心得】

《本草经疏》：芦根，味甘寒而无毒。消渴者，中焦有热，则脾胃干燥，津液不生而然也，甘能益胃和中，寒能除热降火，热解胃和，则津液流通而渴止矣。客热者，邪热也，甘寒除邪热，则客热自解。肺为水之上源，脾气散精，上归于肺，始能通调水道，下输膀胱，肾为水脏而主二便，三家有热，则小便频数，甚至不能少忍，火性急速故也，肺、肾、脾三家之热解，则小便复其常道矣，火升胃热，则反胃呕逆不下食及噎哕不止；伤寒时疾，热甚则烦闷；下多亡阴，故泻利人多渴；孕妇血不足则心热，甘寒除热安胃，亦能下气，故悉主之也。

《医学衷中参西录》：《千金》苇茎汤，释者谓苇用茎而不用根者，以肺原在上，取本乎天者亲上也。而愚则以为不然。苇之根居于水底，其性凉而善升，患大头瘟者，愚常用之为引经要药，是其上升之力可至脑部，而况于肺乎？且其性凉能清肺热，中空能理肺气，而又味甘多液，更善滋养肺阴，则用根实胜于茎明矣。今药房所鬻者名为芦根，实即苇根也。其性颇近茅根，凡当用茅根而无鲜者，皆可以鲜芦根代之也。

天花粉《雷公炮制论》

【性味归经】甘、微苦，微寒。归肺、胃经。

【功　　效】清热泻火，生津止渴，消肿排脓。

【应　　用】①热病烦渴。②肺热燥咳。③内热消渴。④疮疡肿毒。

【用法用量】煎服，10～15g。

【使用注意】不宜于乌头类药材同用。

【用药心得】

《伤寒明理药方论》：栝蒌[1]根，润枯燥者也。加之则津液通行，是为渴所宜也。

[1] “栝蒌”通“瓜蒌”

津液不足而为渴，苦以坚之，瓜蒌根之苦，以生津液。

《医学衷中参西录》：天花粉，为其能生津止渴，故能润肺，化肺中燥痰，宁肺止嗽，治肺病结核，又善通行经络，解一切疮家热毒，疔痈初起者，与连翘、山甲并用即消；疮疡已溃者，与黄芪、甘草（皆须用生者）并用，更能生肌排脓，即溃烂至深，旁串他处，不能敷药者，亦可自内生长肌肉，徐徐将脓排出。

竹叶《名医别录》

【性味归经】甘、辛、淡，寒。归心、胃、小肠经。

【功　　效】清热泻火，除烦，生津，利尿。

【应　　用】①热病烦渴。②口疮尿赤。

【用法用量】煎服，6～15g；鲜品15～30g。

【使用注意】阴虚火旺，骨蒸潮热者忌用。

【用药心得】

《日华子本草》：消痰，治热狂烦闷，中风失音不语，壮热，头痛头风，并怀妊人头旋倒地，止惊悸，温疫迷闷，小儿惊痫天吊。

《珍珠囊》：凉心经，益元气，除热，缓脾。

《本草正》：退虚热烦躁不眠，止烦渴，生津液，利小水，解喉痹，并小儿风热惊痫。

淡竹叶《神农本草经》

【性味归经】甘、淡，寒。归心、胃、小肠经。

【功　　效】清热泻火，除烦，利尿。

【应　　用】①热病烦渴。②口疮尿赤、热淋涩痛。

【用法用量】煎服，6～9g。

【用药心得】

《本草纲目》：去烦热，利小便，除烦止渴，小儿痘毒，外症恶毒。

鸭跖草《本草拾遗》

【性味归经】甘、淡，寒。归肺、胃、小肠经。

【功　　效】清热泻火，解毒，利水消肿。

【应　　用】①风热感冒、高热烦渴。②咽喉肿痛、痈疮疔毒。③水肿尿少、热淋涩痛。

【用法用量】煎服，15～30g。鲜品60～90g。

【使用注意】脾胃虚弱者，用量宜少。

【用药心得】

《本草拾遗》：主寒热瘴疟，痰饮，肉症涩滞，小儿丹毒，发热狂痫，大腹痞满，身面气肿，热痢，蛇犬咬，痈疽等毒。

《日华子本草》：鸭跖草和赤小豆煮，下水气湿痹，利小便。

栀子《神农本草经》

【性味归经】苦，寒。归心、肺、三焦经。

【功　　效】泻火除烦，清热利湿，凉血解毒。焦栀子：凉血止血。

【应　　用】①热病心烦。②湿热黄疸。③血淋涩痛。④血热吐衄。⑤目赤肿痛。⑥火毒疮疡。

【用法用量】煎服，5～10g。外用生品适量，研末调敷。

【使用注意】本品苦寒伤胃，脾虚便溏者不宜用。

【用药心得】

《丹溪心法》：山栀子仁，大能降火，从小便泄去。其性能屈曲下降，人所不知。亦治痞块中火邪。大凡心膈之痛，须分新久。若明知身受寒气、口吃寒物而得病者，于初得之时，当与温散或温利之药。若曰病得之稍久则成郁，久郁则蒸热，热久必生火，《原病式》中备言之矣，若欲行温散温利，宁无助火添病耶！古方中多以山栀子为热药之向导，则邪易伏、病易退、正易复而病安。

《汤液本草》：或用栀子利小便，实非利小便，清肺也，肺气清而化，膀胱为津液之府，小便得此气化而出也。栀子豉汤治烦躁，烦者气也，躁者血也，气主肺，血主肾，故用栀子以治肺烦，用香豉以治肾躁。躁者，懊憹不得眠也。

夏枯草《神农本草经》

【性味归经】辛、苦，寒。归肝、胆经。

【功　　效】清热泻火，明目，散结消肿。

【应　　用】①目赤肿痛、头痛眩晕、目珠夜痛。②瘰疬、瘿瘤。③乳痈肿痛。

【用法用量】煎服，9～15g。或熬膏服。

【使用注意】脾胃寒弱者慎用。

【用药心得】

《丹溪心法》：《本草》言夏枯草大治瘰疬散结气。有补养厥阴血脉之功，而不言及。观其退寒热，虚者可使，若实者以行散之药佐之。外以艾灸，亦渐取效。

《纲目》：黎居士《易简方》，夏枯草治目疼，用沙❶糖水浸一夜用，取其能解内热，缓肝火也。楼全善云，夏枯草治目珠疼至夜则甚者，神效，或用苦寒药点之反甚者，亦神效。盖目珠连目本，肝系也，属厥阴之经。夜甚及点苦寒药反甚者，夜与寒亦阴故也。夏枯草禀纯阳之气，补厥阴血脉，故治此如神，以阳治阴也。

决明子《神农本草经》

【性味归经】甘、苦、咸，微寒。归肝、大肠经。

【功　　效】清热明目，润肠通便。

【应　　用】①目赤肿痛、羞明（畏光）多泪、目暗不明。②头痛、眩晕。③肠燥

❶ “沙”通“砂”

便秘。

【用法用量】煎服，10～15g；用于润肠通便，不宜久煎。

【使用注意】气虚便溏者不宜用。

【用药心得】

《本草经疏》：决明子，其味咸平，《别录》益以苦甘微寒而无毒。咸得水气，甘得土气，苦可泄热，平合胃气，寒能益阴泄热，足厥阴肝家正药也。亦入胆肾。肝开窍于目，瞳子神光属肾，故主青盲目淫，肤赤白膜，眼赤痛泪出。《别录》兼疗唇口青。《本经》久服益精光者，益阴泄热、大补肝肾之气所致也。

谷精草《开宝本草》

【性味归经】辛、甘，平。归肝、肺经。

【功　　效】疏散风热，明目，退翳。

【应　　用】①风热目赤肿痛、羞明、眼生翳膜。②风热头痛。

【用法用量】煎服，5～10g。

【使用注意】阴虚血亏之眼疾者不宜用。

【用药心得】

《新华本草纲要》：花序或全草：味辛、甘、性微温。有明目退翳、止痛功能。用于结膜炎、咽喉肿痛、牙痛、感冒发热、头痛。

《本草纲目》：谷精草体轻性浮，能上行阳明分野。凡治目中诸病，加而用之，甚良。明目退翳之功，似在菊花之上也。

密蒙花《开宝本草》

【性味归经】甘，微寒。归肝、胆经。

【功　　效】清热泻火，养肝明目，退翳。

【应　　用】①目赤肿痛、羞明多泪、眼生翳膜。②肝虚目暗、视物昏花。

【用法用量】煎服，9～15g。

【用药心得】

《本草经疏》：密蒙花，观《本经》所主，无非肝虚有热所致，盖肝开窍于目，目得血而能视，肝血虚，则为青盲肤翳，肝热甚，则为赤肿，眵泪赤脉，及小儿豆疮余毒，疳气攻眼。此药甘以补血，寒以除热，肝血足而诸证无不愈矣。

《本草求真》：密蒙花，味薄于气，佐以养血之药，更有力焉。

青葙子《神农本草经》

【性味归经】苦，微寒。归肝、脾经。

【功　　效】清热泻火，明目退翳。

【应　　用】①肝热目赤、眼生翳膜、视物昏花。②肝火眩晕。

【用法用量】煎服，10～15g。

【使用注意】本品有扩散瞳孔作用，青光眼患者禁用。

【用药心得】

《本草纲目》：青葙子治眼，与决明子、苋实同功，《本经》虽不言治眼，而云一名草决明，主唇口青，则其明目之功可知矣。目者肝之窍，唇口青者，足厥阴经之证，古方除热亦多用之，青葙子之为厥阴药，又可知矣，况用之治目，往往有验，尤可徵。

《本经逢原》：青葙子，治风热目疾，与决明子功同。其治风瘙身痒，皮肤中热，以能散厥阴经中血脉之风热也。

《本草正义》：青葙，即鸡冠花之同类。其子苦寒滑利，善涤郁热，故目科风热肝火诸症统以治之。

《神农本草经》：疗唇口青。

二、清热燥湿药

黄芩《神农本草经》

【性味归经】苦，寒。归肺、胆、脾、胃、大肠、小肠经。

【功　　效】清热燥湿，泻火解毒，止血，安胎。

【应　　用】①湿温、暑湿、胸闷呕恶，湿热痞满、黄疸泻痢。②肺热咳嗽、高热烦渴。③血热吐衄。④痈肿疮毒。⑤胎动不安。

【用法用量】煎服，3～10g。清热多生用，安胎多炒用，清上焦热可酒炙用，止血可炒炭用。

【使用注意】本品苦寒伤胃，脾胃虚寒者不宜使用。

【用药心得】

《医学起源》：下痢脓血稠粘❶，腹痛后重，身热久不退者，黄芩与芍药、甘草同用。肌热及去痰用黄芩，上焦湿热亦用黄芬，泻肺火故也。疮痛不可忍者，用苦寒药，如黄芩、黄连，详上下，分梢根，及引经药用之。

《丹溪心法》：黄芩降痰，假其降火也。凡去上焦湿热，须以酒洗过用。片芩泻肺火，须用桑白皮佐之。若肺虚者，多用则伤肺，必先以天门冬保定肺气而后用之。黄芩、白术乃安胎圣药，俗以黄芩为寒而不敢用，盖不知胎孕宜清热凉血，血不妄行，乃能养胎，黄芩乃上、中二焦药，能降火下行，白术能补脾也。

《药对》：黄芩，得厚朴、黄连止腹痛；得五味子、牡蛎令人有子；得黄芪、白蔹、赤小豆疗鼠瘘。

【鉴别用药】黄芩分枯芩与子芩。枯芩为生长年久的宿根，中空而枯，体轻主浮，善清上焦肺火，主治肺热咳嗽痰黄；子芩为生长年少的子根，体实而坚，质重主降，善泻大肠湿热，主治湿热泻痢腹痛。

黄连《神农本草经》

【性味归经】苦，寒。归心、脾、胃、胆、大肠经。

---

❶“粘”通“黏”

【功　　效】清热燥湿，泻火解毒。

【应　　用】①湿热痞满、呕吐吞酸。②湿热泻痢。③高热神昏，心烦不寐，血热吐衄。④痈肿疖疮，目赤牙痛。⑤消渴。⑥外治湿疹、湿疮、耳道流脓。

【用法用量】煎服，2～5g。外用适量。

【使用注意】本品大苦大寒，过服久服易伤脾胃，脾胃虚寒者忌用；苦燥易伤阴津，阴虚津伤者慎用。

【用药心得】

《宣明方论》：古方以黄连为治痢之最，盖治痢惟宜辛苦寒药，辛能发散，开通郁结，苦能燥湿，寒能胜热，使气宣平面已。诸苦寒药多泄，惟❶黄连、黄柏❷性冷而燥，能降火去湿，而止泄痢，故治痢以之为君。

《脾胃论》：诸病痒疮疡，皆属心火，凡诸疮宜以黄连、当归为君，甘草、黄芩为佐。

《汤液本草》：黄连苦燥，故入心，火就燥也，然泻心，其实泻脾也，为子能令母实，实则泻其子。治血，防风为上使，黄连为中使，地榆为下使。

《丹溪心法》：黄连，治中焦湿热而泻心火，若脾胃气虚，不能转运者，则以茯苓、黄芩代之。以猪胆汁拌炒，佐以龙胆草，则大泻肝胆之火。下痢胃热噤口者，用黄连、人参煎汤，终日呷之，如吐，再强饮，但得一呷下咽便好。

【鉴别用药】本品入药，除生用外，还有酒炙、姜汁炙、吴茱萸水炙等特殊炮制品，其功用各有区别。酒黄连善清上焦火热，多用于目赤肿痛、口疮；姜黄连善清胃、和胃、止呕，多用治寒热互结，湿热中阻，痞满呕吐；萸黄连善舒肝、和胃、止呕，多用治肝胃不和之呕吐吞酸。

黄柏《神农本草经》

【性味归经】苦，寒。归肾、膀胱、大肠经。

【功　　效】清热燥湿，泻火除蒸，解毒疗疮。

【应　　用】①湿热带下、热淋。②湿热泻痢、黄疸。③湿热脚气、痿证。④骨蒸劳热，盗汗，遗精。⑤疮疡肿毒、湿疹瘙痒。

【用法用量】煎服，3～12g。外用适量。

【使用注意】本品苦寒伤胃，脾胃虚寒者忌用。

【用药心得】

《兰室秘藏》：黄檗、苍术，乃治痿要药，凡去下焦湿热作肿及痛，并膀胱有火邪，并小便不利及黄涩者，并用酒洗黄檗、知母为君，茯苓、泽泻为佐。凡小便不通而口渴者，邪热在气分，肺中伏热不能生水，是绝小便之源也，法当用气味俱薄淡渗之药，猪苓、泽泻之类，泻肺火而清肺金，滋水之化源。若邪热在下焦血分，不渴而小便不通者，乃《素问》所谓无阴则阳无以生，无阳则阴无以化，膀胱者州都之官，津液藏焉，气化则能出矣。法当用气味俱厚，阴中之阴药治之，黄檗、知母是也。长安王善

❶“惟”通“唯”；　❷“黄柏”通“黄檗”

夫病小便不通，渐成中满，腹坚如石，脚腿裂破出水，双睛凸出，饮食不下，痛苦不可名状，治满利小便渗泄之药服遍矣，予诊之曰，此乃毒养太过，膏粱积热损伤肾水，致膀胱久而干涸，小便不化，火又逆上，而为呕哕。《难经》所谓关则不得小便，格则吐逆者。洁古老人言热在下焦，但治下焦，其病必愈。遂处以北方寒水所化大苦寒之药，黄檗、知母各一两，酒洗焙碾，肉桂一钱为引，熟水丸如芡子大，每服二百丸，沸汤下，少时如刀刺前阴火烧之状，溺如瀑泉涌出，床下成流，顾盼之间，肿胀消散。《内经》云，热者寒之，肾恶燥，急食辛以润之。以黄檗之苦寒泻热补水涸燥为君，知母之苦寒泻肾火为佐，肉桂辛热为使，寒因热用也。

《本草衍义补遗》：檗皮，走手厥阴，而有泻火补阴之功。配细辛，治口疮有奇功。

《丹溪心法》：黄檗，走至阴，有泻火补阴之功，非阴中之火，不可用也。

【鉴别用药】黄芩、黄连、黄柏三药性味皆苦寒，而黄连为苦寒之最。三药均以清热燥湿、泻火解毒为主要功效，用治湿热内盛或热毒炽盛之证，常相须为用。但黄芩偏泻上焦肺火，肺热咳嗽者多用；黄连偏泻中焦胃火，并长于泻心火，中焦湿热、痞满呕逆及心火亢旺、高热心烦者多用；黄柏偏泻下焦相火、除骨蒸，湿热下注诸证及骨蒸劳热者多用。

龙胆草《神农本草经》

【性味归经】苦，寒。归肝、胆经。

【功　　效】清热燥湿，泻肝胆火。

【应　　用】①湿热黄疸、阴肿阴痒、带下、湿疹瘙痒。②肝火头痛、目赤耳聋、胁痛口苦。③惊风抽搐。

【用法用量】煎服，3～6g。

【使用注意】脾胃寒者不宜用，阴虚津伤者慎用。

【用药心得】

《医学衷中参西录》：龙胆草，味苦微酸，为胃家正药。其苦也，能降胃气，坚胃质；其酸也，能补益胃中酸汁，消化饮食。凡胃热气逆，胃汁短少，不能食者，服之可以开胃进食。微酸属木，故又能入肝胆，滋肝血，益胆汁，降肝胆之热使不上炎，举凡目疾、吐血、衄血、二便下血、惊痫、眩晕，因肝胆有热而致病者，皆能愈之。其泻肝胆实热之力，数倍于芍药，而以敛辑肝胆虚热，固不如芍药也。

《医学启源》：以柴胡为主，草龙胆为使，治眼疾中必用之药也。治黄目赤肿，睛胀，瘀肉高起，痛不可忍。《主治秘诀》云：治下部风湿及湿热，脐下至足肿痛，寒湿脚气。

秦皮《神农本草经》

【性味归经】苦、涩，寒。归肝、胆、大肠经。

【功　　效】清热燥湿，收涩止痢，止带，明目。

【应　　用】①湿热泻痢、带下。②肝热目赤肿痛、目生翳膜。

【用法用量】煎服，6～12g。外用适量，煎洗患处。

【使用注意】脾胃虚寒者忌用。

【用药心得】

《本草纲目》：秦皮，治目病，惊痫，取其平木也，治下痢崩带，取其收涩也。又能治男子少精，取其涩而补也。此药乃惊、痫、崩、痢所宜，而人止知其治目一节，几于废弃，良为可惋。《淮南子》云：秦皮色青，治目之要药也。又《万毕术》云：秦皮止水，谓其能收泪也。高诱解作致水，言能使水沸者，谬也。

《本草汇言》：秦皮，味苦性涩而坚，能收敛走散之精气。故仲景用白头翁汤，以此治下焦虚热而利者，取苦以涩之之意也。《别录》方止男子精虚，妇人崩带；甄氏方又治小儿惊痫身热，及肝热目暗，翳目赤肿，风泪不止等疾；皆缘肝胆火郁气散以致疾，以此澄寒清碧下降之物，使浊气分清，散气收敛。故治眼科，退翳膜，收泪出；治妇人科，定五崩，止血带；治大方科，止虚痢，敛遗精；治小儿科，安惊痼，退❶变蒸发热。

苦参《神农本草经》

【性味归经】苦，寒。归心、肝、胃、大肠、膀胱经。

【功　　效】清热燥湿，杀虫，利尿。

【应　　用】①湿热泻痢、便血、黄疸。②湿热带下、阴肿阴痒、湿疹湿疮、皮肤瘙痒、疥癣。③湿热小便不利。

【用法用量】煎服，5～10g。外用适量。

【使用注意】脾胃虚寒者忌用，反藜芦。

【用药心得】

《本草纲目》：苦参、黄柏之苦寒，皆能补肾，盖取其苦燥湿，寒除热也。热生风，湿生虫，故又能治风杀虫。惟肾水弱而相火胜者用之相宜，若火衰精冷，真元不足，及年高之人不可用也。张从正亦云，凡药皆毒也，虽甘草、苦参，不可不谓之毒，久服则五味各归其脏，必有偏胜气增之患，诸药皆然，学者当触类而长之可也，至于饮食亦然。又按《史记》云，太仓公淳于意医齐大夫病龋齿，灸左手阳明脉，以苦参汤日漱三升，出入慎风，五、六日愈，此亦取其去风气湿热杀虫之义。

陶弘景：恶病人酒渍饮之，患疥者服亦除，盖能杀虫。

白鲜皮《神农本草经》

【性味归经】苦，寒。归脾、胃、膀胱经。

【功　　效】清热燥湿，祛风解毒。

【应　　用】①湿热疮毒、湿疹，疥癣。②湿热黄疸，风湿热痹。

【用法用量】煎服，5～10g。外用适量。

【使用注意】脾胃虚寒者慎用。

---

❶ “退”通“蜕”

【用药心得】

《本草纲目》：白鲜皮，气寒善行，味苦性燥，为诸黄风痹要药，世医止施之疮科，浅矣。

《名医别录》：疗四肢不安，时行腹中大热，饮水、欲走、大呼，小儿惊痫，妇人产后余痛。

苦豆子《新疆中草药手册》

【性味归经】苦、寒。有毒。归胃、大肠经。

【功　　效】清热燥湿，止痛，杀虫。

【应　　用】①湿热泻痢。②胃脘痛，吞酸。③湿疹、顽癣。④白带过多。⑤疮疖、溃疡。

【用法用量】全草煎汤服，1.5～3g。种子炒用，研末服，每次5粒。

【使用注意】本品有毒，内服用量不宜过大。中毒时有头晕、恶心、腹胀等症状。可按生物碱中毒解救。

三棵针《分类草药性》

【性味归经】苦、寒。有毒。归肝、胃、大肠经。

【功　　效】清热燥湿，泻火解毒。

【应　　用】①湿热泻痢、黄疸、湿疹。②痈肿疮毒，咽喉肿痛，目赤肿痛。

【用法用量】煎服，10～15g。外用适量。

【用药心得】

《分类草药性》：治跌打损伤，劳伤吐血。

《四川中药志》：清热解毒，消炎抗菌。治目赤，赤痢，吐血劳伤，咽喉肿痛，腹泻，齿痛，耳心痛，跌打损伤红肿。

《贵州草药》：解热，利湿，散瘀，止痛，凉血。

马尾连《本草纲目拾遗》

【性味归经】苦，寒。归心、肺、肝、胆、大肠经。

【功　　效】清热燥湿，泻火解毒。

【应　　用】①湿热泻痢、黄疸。②热病烦躁。③肺热咳嗽。④痈疮肿毒，目赤肿痛。

【用法用量】煎服，6～12g；全草15～30g。

【用药心得】

《本草纲目拾遗》：去皮里膜外及筋络之邪热，小儿伤风及痘科用。

《西藏常用中草药》：清热解毒，祛风凉血，消炎止痢。治结膜炎，传染性肝炎，痈肿疮疖，痢疾。叶、花治关节炎。

三、清热解毒药

金银花《新修本草》

【性味归经】甘，寒。归肺、心、胃经。

【功　　效】清热解毒，疏散风热。

【应　　用】①痈肿疔疮。②外感风热，温病初起。③热毒血痢。

【用法用量】煎服，6～15g。疏散风热、清泄里热以生品为佳；炒炭宜用于热毒血痢；露剂多用于暑热烦渴。

【使用注意】脾胃虚寒及气虚疮疡脓清者忌用。

【用药心得】

《本草正》：金银花，善于化毒，故治痈疽、肿毒、疮癣、杨梅、风湿诸毒，诚为要药。毒未成者能散，毒已成者能溃，但其性缓，用须倍加，或用酒煮服，或捣汁搀酒顿饮，或研烂拌酒厚敷。若治瘰疬上部气分诸毒，用一两许时常煎服极效。

《本经逢原》：金银花，解毒去脓，泻中有补，痈疽溃后之圣药。但气虚脓清，食少便泻者勿用。痘疮倒陷不起，用此根长流水煎浴，以痘光壮为效，此即水扬汤变法。

连翘《神农本草经》

【性味归经】苦，微寒，归肺、心、小肠经。

【功　　效】清热解毒，消肿散结，疏散风热。

【应　　用】①痈肿疮毒，瘰疬痰核。②风热外感，温病初起。③热淋涩痛。

【用法用量】煎服，6～15g。

【使用注意】脾胃虚寒及气虚脓清者不宜用。

【用药心得】

《神农本草经》：主寒热，鼠瘘，瘰疬，痈肿恶疮，瘿瘤，结热。

《名医别录》：去白虫。

《药性论》：主通利五淋，小便不通，除心家客热。

【鉴别用药】连翘临床有青翘、老翘及连翘心之分。青翘，其清热解毒之力较强；老翘，长于透热达表，而疏散风热；连翘心，长于清心泻火，常用治邪入心包的高热烦躁、神昏谵语等症。

连翘与金银花，均有清热解毒作用，既能透热达表，又能清里热而解毒。对外感风热、温病初起、热毒疮疡等证常相须为用。然区别点是：连翘清心解毒之力强，并善于消痈散结，为疮家圣药，亦治瘰疬痰核；而金银花疏散表热之效优，且炒炭后善于凉血止痢，用治热毒血痢。

穿心莲《岭南采药录》

【性味归经】苦，寒。归心、肺、大肠、膀胱经。

【功　　效】清热解毒，凉血，消肿，燥湿。

【应　　用】①外感风热，温病初起。②肺热咳喘，肺痈吐脓，咽喉肿痛。③湿热泻痢，热淋涩痛，湿疹瘙痒。④痈肿疮毒，蛇虫咬伤。

【用法用量】煎服，6～9g。煎剂易致呕吐，故多作丸、散、片剂。外用适量。

【使用注意】不宜多服久服；脾胃虚寒者不宜用。

【用药心得】

《常用中草药手册》：治急性菌痢，胃肠炎，感冒发烧，扁桃体炎，肺炎，疮疖肿毒，外伤感染，肺结核，毒蛇咬伤。

《江西草药》：清热凉血，消肿止痛。治胆囊炎，支气管炎，高血压，百日咳。

《常用中草药彩色图谱》：清热消炎，止痛止痒，解蛇毒。治腮腺炎，结合膜炎，流脑。

大青叶《名医别录》

【性味归经】苦、寒。归心、胃经。

【功　　效】清热解毒，凉血消斑。

【应　　用】①热入营血，温毒发斑。②喉痹口疮，痄腮丹毒。

【用法用量】煎服，9～15g，鲜品30～60g。外用适量。

【使用注意】脾胃虚寒者忌用。

【用药心得】

《唐本草》：大青，用叶兼茎，不独用茎也。

《纲目》：大青，能解心胃热毒，不特治伤寒也。朱肱《活人书》治伤寒发赤斑烦痛，有犀角大青汤、大青四物汤，故李象先《指掌赋》云：阳毒则狂斑烦乱，以大青、升麻，可回困笃。……主热毒痢，黄疸，喉痹，丹毒。蓝叶汁，解斑蝥、芫青、樗鸡、朱砂、砒石毒。

板蓝根《新修本草》

【性味归经】苦，寒。归心、胃经。

【功　　效】清热解毒，凉血，利咽。

【应　　用】①外感发热，温病初起，咽喉肿痛。②温毒发斑，痄腮，丹毒，痈肿疮毒。

【用法用量】煎服，9～15g。

【使用注意】体虚而无实火热毒者忌服，脾胃虚寒者慎用。

【用药心得】

《本草便读》：板蓝根即靛青根，其功用性味与靛青叶同，能入肝胃血分，不过清热、解毒、辟疫、杀虫四者而已。但叶主散，根主降，此又同中之异耳。

青黛《药性论》

【性味归经】咸，寒。归肝、肺经。

【功　　效】清热解毒，凉血消斑，清肝泻火，定惊。

【应　　用】①温毒发斑，血热吐衄。②咽痛口疮，火毒疮疡。③咳嗽胸痛，痰中带血。④暑热惊痫，惊风抽搐。

【用法用量】内服1.5～3g，本品难溶于水，一般作散剂冲服，或入丸剂服用。外用适量。

【使用注意】胃寒者慎用。

【用药心得】

《药性论》：解小儿疳热、消瘦，杀虫。

《本草拾遗》：解毒。小儿丹热，和水服之。

《开宝本草》：主解诸药毒，小儿诸热，惊厥发热，天行头痛寒热，煎水研服之。亦摩敷热疮、恶肿、金疮、下血、蛇犬等毒。

《本草衍义》：青黛，乃蓝为之。有一妇人患脐下腹上，下连二阴，遍满生湿疮，状如马瓜疮，他处并无，热痒而痛；大小便涩，出黄汁，食亦减，身面微肿，医作恶疮治，用鳗鱼、松脂、黄丹之类。药涂上，疮愈热，痛愈甚。治不对，故如此。问之，此人嗜酒，贪啖，喜鱼蟹发风等物。急令用温水洗，拭去膏药。寻以马齿苋四两，烂研细；入青黛一两，再研匀，涂疮上，即时热减，痛痒皆去。仍服八正散，日三服，分散客热，每涂药，得一时久，药已干燥，又再涂新湿药。凡如此二日，减三分之一，五日减三分之二，自此二十日愈。既愈而问曰：此疮何缘至此？曰：中、下焦蓄风热，毒气若不出，当作（做）肠痈内痔。仍常须禁酒及发风物。然不能禁酒，后果然患内痔。

【鉴别用药】大青叶为菘蓝叶；板蓝根为菘蓝或马蓝的根；青黛为马蓝、蓼蓝或菘蓝的茎叶经加工制得的粉末。三者大体同出一源，功效亦相近，皆有清热解毒、凉血消斑之作用。相比较而言，大青叶凉血消斑力强；板蓝根解毒利咽效著；青黛清肝定惊功胜。

贯众《神农本草经》

【性味归经】苦，微寒。有小毒。归肝、脾经。

【功　　效】清热解毒，凉血止血，杀虫。

【应　　用】①风热感冒，温毒发斑。②血热出血。③虫疾。

【用法用量】煎服，4.5～9g。杀虫及清热解毒宜生用；止血宜炒炭用。外用适量。

【使用注意】本品有小毒，用量不宜过大。服用本品时忌油腻。脾胃虚寒者及孕妇慎用。

【用药心得】

《本草正义》：贯众，苦寒沉降之质，故主邪热而能止血，并治血痢下血，甚有捷效，皆苦以燥湿、寒以泄热之功也。然气亦浓厚，故能解时邪热结之毒。《别录》除头风，专指风热言之，凡大头疫肿连耳目，用泄散而不遽应者，但加入贯众一味，即邪势透泄，而热解神清，不独苦寒泄降，亦气之足以散邪也。故时疫盛行，宜侵入水缸中，常饮则不传染，而井中沉一枚，不犯百毒，则解毒之功，尤其独着，不得以轻贱而忽之。

《本草纲目》：贯众，大治妇人血气。王海藏治夏月痘出不快，快斑散用之，云贯众有毒，而能解腹中邪热之毒。病因内感而发之于外者多效，非古法之分经也。

蒲公英《新修本草》

【性味归经】苦、甘，寒。归肝、胃经。

【功　　效】清热解毒，消肿散结，利湿通淋。

【应　　用】①痈肿疔毒，乳痈内痈。②热淋涩痛，湿热黄疸。

【用法用量】煎服，9～15g。外用鲜品适量捣敷或煎汤熏洗患处。

【使用注意】用量过大，可致缓泻。

【用药心得】

《本草经疏》：蒲公英味甘平，其性无毒。当是入肝入胃，解热凉血之要药。乳痈属肝经，妇人经行后，肝经主事，故主妇人乳痈肿乳毒，并宜生暖之良。

《本草述》：蒲公英，甘而微余苦，是甘平而兼有微寒者也。希雍有曰：甘平之剂点朗肝肾。味此一语，则知其入胃而兼入肝肾矣，不然，安能凉血、乌须发，以合于冲任之血脏乎？即是思之，则东垣所谓肾经必用者，尤当推而广之，不当止以前所主治尽之也。

紫花地丁《本草纲目》

【性味归经】苦、辛，寒。归心、肝经。

【功　　效】清热解毒，凉血消肿。

【应　　用】①疔疮肿毒，乳痈肠痈。②毒蛇咬伤。

【用法用量】煎服，15～30g。外用鲜品适量，捣烂敷患处。

【使用注意】体质虚寒者忌服。

【用药心得】

《中国药典》紫花地丁多用于热毒壅盛之时，内服多配合银花、连翘、野菊花等同用；外用可取新鲜地丁草捣烂外敷疮痈局部。

野菊花《本草正》

【性味归经】苦、辛，微寒。归肝、心经。

【功　　效】清热解毒。

【应　　用】①痈疽疔疖，咽喉肿痛。②目赤肿痛，头痛眩晕。

【用法用量】煎服，10～15g。外用适量。

【用药心得】

《本草汇言》：破血疏肝，解疔散毒。主妇人腹内宿血，解天行火毒丹疔。洗疮疥，又能去风杀虫。

《江西草药》：治白喉，口疮，小儿高热抽搐等症。

【鉴别用药】野菊花与菊花为同科植物，均有清热解毒之功，但野菊花苦寒之性尤胜，长于解毒消痈，疮痈疔毒肿痛多用之；而菊花辛散之力较强，长于清热疏风，上焦头目风热多用之。

重楼《神农本草经》

【性味归经】苦，微寒。有小毒。归肝经。

【功　　效】清热解毒，消肿止痛，凉肝定惊。

【应　　用】①痈肿疔疮，咽喉肿痛，毒蛇咬伤。②惊风抽搐。③跌打损伤。

【用法用量】煎服，3～9g。外用适量，捣敷或研末调涂患处。

【使用注意】体虚、无实火热毒者、孕妇及患阴证疮疡者均忌服。

【用药心得】

《本草纲目》：蛇虫之毒，得此治之即休，故有蚤休、螫休诸名。重台、三层，因其叶状也。金线重楼，因其花状也。一茎独上，茎当叶心，叶绿色，似芍药，凡二、三层，每一层七叶的故称重楼。

重楼与金银花、连翘等配伍应用，治热毒疮疡；与鬼针草等同用，治毒蛇咬伤。用于癌肿，常与石见穿、半枝莲、夏枯草等药配伍应用。

拳参《本草图经》

【性味归经】苦、涩，微寒。归肺、肝、大肠经。

【功　　效】清热解毒，凉血止血，镇肝息风。

【应　　用】①痈肿瘰疬，毒蛇咬伤。②热病神昏，惊痫抽搐。③热泻热痢。④血热出血。

【用法用量】煎服，4.5～9g。外用适量。

【使用注意】无实火热毒者不宜使用。阴证疮疡患者忌服。

【用药心得】

《现代实用中药》：内服治赤痢；含漱作口腔炎之收敛剂；外用治痔疮及肿疡。

《中药志》：清热解毒，散结消肿。治热病惊痫，手足抽搐，破伤风，痈肿瘰疬，蛇虫咬伤。

《广西中药志》：治肠胃湿热，赤痢，外用治口糜，痈肿，火伤。民间作产后补血药。

漏芦《神农本草经》

【性味归经】苦，寒。归胃经。

【功　　效】清热解毒，消痈散结，通经下乳，舒筋通脉。

【应　　用】①乳痈肿痛，瘰疬疮毒。②乳汁不下。③湿痹拘挛。

【用法用量】煎服，5～9g。外用，研末调敷或煎水洗。

【使用注意】气虚、疮疡平塌者及孕妇忌服。

【用药心得】

《本草纲目》：漏芦，下乳汁、消热毒、排脓、止血、生肌、杀虫，故东垣以为手、足阳明药，而古方治痈疽发背，以漏芦汤为首称也。

《本草经疏》：漏芦，苦能下泄，咸能软坚，寒能除热，寒而通利之药也。故主皮肤热，恶疮疽痔，湿痹，下乳汁。

土茯苓《本草纲目》

【性味归经】甘、淡，平。归肝、胃经。

【功　　效】解毒，除湿，通利关节。

【应　　用】①杨梅毒疮，肢体拘挛。②淋浊带下，湿疹瘙痒。③痈肿疮毒。

【用法用量】煎服，15～60g。外用适量。

【使用注意】肝肾阴虚者慎服。服药时忌茶。

【用药心得】

《本草纲目》：土茯苓，有赤白二种，入药用白者良。按《中山经》云，鼓镫之山有草焉，名曰荣草，其叶如柳，其本如鸡卵，食之已风，恐即此也。……土茯苓能健脾胃，去风湿，脾胃健则营卫从，风湿去则筋骨利。

《本草拾遗》：草禹余粮，根如盏连缀，半在土上，皮如茯苓，肉赤味涩，人取以当谷，不饥。……调中止泄。

鱼腥草《名医别录》

【性味归经】辛，微寒。归肺经。

【功　　效】清热解毒，消痈排脓，利尿通淋。

【应　　用】①肺痈吐脓，肺热咳嗽。②热毒疮毒。③湿热淋证。

【用法用量】煎服，15～25g。鲜品用量加倍，水煎或捣汁服。外用适量，捣敷或煎汤熏洗患处。

【使用注意】本品含挥发油，不宜久煎。虚寒证及阴性疮疡忌服。

【用药心得】

《本草纲目》：散热毒痈肿，疮痔脱肛，断店疾，解硇毒。

《滇南本草》：味苦辛，性寒，治肺痈咳嗽带脓血，痰有腥臭，大肠热毒，疔痔疮。治疗肺痈咳吐脓血，鱼腥草、天花粉、侧柏叶等份，煎汤服之。

《名医别录》：多食令人气喘。

《神农本草经读》：生捣治呕血。

金荞麦《新修本草》

【性味归经】微辛、涩，凉。归肺经。

【功　　效】清热解毒，排脓祛瘀。

【应　　用】①肺痈，肺热咳嗽。②瘰疬疮疖，咽喉肿痛。

【用法用量】煎服，15～45g。亦可用水或黄酒隔水密闭炖服。

【用药心得】

《全国中草药汇编》：治闭经，野荞麦鲜叶90g（干叶30g），捣烂，调鸡蛋4个，用茶油煎熟，加米酒共煮，内服。方中金荞麦，活血，为君药。

本品临床用于治疗咽喉肿痛，常配伍灯笼草、筋骨草等同用；用治肺热咳嗽，或肺痈，可单用本品一两，隔水炖汁服，也可配合鱼腥草等药同用。本品有清热解毒作用，用治肺脓肿（肺痈），疗效很好，但必须隔水炖汁煎服；如加水煎汁服，则疗效不显。经体会，本品隔水炖出的汁，味很涩，微苦，用治急性支气管炎引起的咳嗽痰多，也有疗效，可使痰液分泌减少，咳嗽逐渐减轻。

红藤《本草图经》

【性味归经】苦，平。归大肠、肝经。

【功　　效】清热解毒，活血，祛风，止痛。

【应　　用】①肠痈腹痛，热毒疮疡。②跌打损伤，经闭痛经。③风湿痹痛。

【用法用量】煎服，9～15g。外用适量。

【使用注意】孕妇慎服。

【用药心得】

《景岳全书》：治肠痈，生于小肚角，微肿而小腹隐痛不止者是，若毒气不散，渐大，内攻而溃，则成大患。红藤一两许，以好酒二碗，煎一碗，午前一服，醉，卧之。午后用紫花地丁一两许，亦如前煎服，服后痛必渐止为效。然后以当归五钱，蝉蜕、僵蚕各二钱，蜈蚣、大黄各一钱，石礴蚆五钱，老蜘蛛二个（捉放新瓦上，以酒钟盖定，外用火煅干存性），共为末，每空心用酒调送一钱许，日逐渐服自消。

《闽东本草》：治血虚经闭，红藤五钱、益母草三钱、叶下红四钱、香附二钱。水煎，配红砂糖适量调服。

败酱草《神农本草经》

【性味归经】辛、苦，微寒。归胃、大肠、肝经。

【功　　效】清热解毒，消痈排脓，祛瘀止痛。

【应　　用】①肠痈肺痈，痈肿疮毒。②产后瘀阻腹痛。

【用法用量】煎服，6～15g。外用适量。

【使用注意】脾胃虚弱，食少泄泻者忌服。

【用药心得】

《全国中草药汇编》：败酱草性寒，味辛苦。“此草有陈腐气，故以败酱得名”。败酱性辛散善降，其效可达上、中、下三焦。与蒲公英、白及、徐长卿配伍，理气和胃，治胆汁反流性胃炎。与红藤、赤芍、莪术配伍，消热散瘀，治慢性盆腔炎。与薏苡仁、漏芦、虎杖配伍，清热解毒，治湿热痹症。究其药理，败酱草有抗病毒，抗肿瘤，利胆，利尿，促肝细胞再生等作用。

射干《神农本草经》

【性味归经】苦，寒。归肺经。

【功　　效】清热解毒，消痰，利咽。

【应　　用】①咽喉肿痛。②痰盛咳喘。

【用法用量】煎服，3～9g。

【使用注意】本品苦寒，脾虚便溏者不宜使用。孕妇忌用或慎用。

【用药心得】

《本草纲目》：降实火，利大肠，治疟母。射干，能降火，故古方治喉痹咽痛为要药。孙真人《千金方》治喉痹有乌翣膏。张仲景《金匮玉函》方治咳而上气，喉中作水鸣声，有射干麻黄汤。治疟母鳖甲煎丸，亦用乌扇烧过，皆取其降厥阴相火也。火降则血散肿消，而痰结自解，症瘕自除矣。

《本草经集注》：疗毒肿。

山豆根《开宝本草》

【性味归经】苦，寒。有毒。归肺、胃经。

【功　　效】清热解毒，利咽消肿。

【应　　用】①咽喉肿痛。②牙龈肿痛。

【用法用量】煎服，3～6g。外用适量。

【使用注意】本品有毒，过量服用易引起呕吐、腹泻、胸闷、心悸等副作用，故用量不宜过大。脾胃虚寒者慎用。

【用药心得】

《本草经疏》：虚寒者勿服。

《本草汇》：脾虚食少而泻者，切勿沾唇。

《得配本草》：虚火炎肺、咽喉肿痛者禁用。

马勃《名医别录》

【性味归经】辛，平。归肺经。

【功　　效】清热解毒，利咽，止血。

【应　　用】①咽喉肿痛，咳嗽失音。②吐血衄血，外伤出血。

【用法用量】煎服，1.5～6g，布包煎；或入丸、散。外用适量，研末撒，或调敷患处，或作吹药。

【使用注意】风寒伏肺咳嗽失音者禁服。

【用药心得】

《本草从新》：每见用寒凉药敷疮者，虽愈而热毒内攻，变生他病，为害不小，惟马勃辛平而散，甚为稳妥。

《疡科纲要》：马勃，《别录》虽止治恶疮马疥，盖既能散毒，又能燥湿，以疗湿疮，固得其宜，故弘景亦谓敷诸疮甚良。今人用以为金疮止血亦效。寇宗奭治喉痹咽疼，盖既散郁热，亦清肺胃，确是喉症良药。东垣普济消毒饮用之，亦是此意。内服外敷，均有捷验，诚不可以微贱之品而忽之。

青果《日华子本草》

【性味归经】甘、酸，平。归肺、胃经。

【功　　效】清热解毒，利咽，生津。

【应　　用】①咽喉肿痛，咳嗽烦渴。②鱼蟹中毒。

【用法用量】煎服，4.5～9g；鲜品尤佳，可用至30～50g。

【用药心得】

用于肺胃热盛，咽喉肿痛，如《王氏医案》中青龙白虎汤，以该品与鲜萝卜煎汤服，亦可单用该品噙含。用于胃热口渴，或饮酒过度，可用该品绞汁或熬膏服。用于食用河豚等鱼所致的胃肠不和，呕逆腹泻等，如《随息居饮食谱》以该品绞汁煎浓汤服。

锦灯笼《神农本草经》

【性味归经】苦、寒。归肺经。

【功　　效】清热解毒，利咽化痰，利尿通淋。

【应　　用】①咽痛音哑，痰热咳嗽。②小便不利，热淋涩痛。

【用法用量】煎服，5～9g。外用适量，捣敷患处。

【使用注意】脾虚泄泻者及孕妇忌用。

【用药心得】

《名医别录》：治烦热，定志益气，利水道。

《滇南本草》：利小便，治五淋、玉茎痛。攻疮毒，治腹痈，破血、破气。

【鉴别用药】锦灯笼与青果，皆能清热解毒利咽，而治咽喉肿痛。但前者偏于化痰利咽，宜治痰热咳嗽，咽痛音哑；而后者偏于生津利咽，宜治咽干口燥，烦渴音哑。

金果榄《本草纲目拾遗》

【性味归经】苦，寒。归肺、大肠经。

【功　　效】清热解毒，利咽，止痛。

【应　　用】①咽喉肿痛。②痈肿疔毒。

【用法用量】煎服，3～9g。外用适量。

【使用注意】脾胃虚弱者慎用。

【用药心得】

《药性考》：解毒。咽喉痹急，口烂宜服。疽痈发背，焮赤疔瘯，蛇蝎虫伤，磨涂。治目痛，耳胀，热嗽，岚瘴，吐衄，一切外症。

《柑园小识》：祛内外结热，遍身恶毒，消瘴疠，双单喉蛾及齿痛，切薄片含；磨涂疔疮肿毒。

《本草再新》：滋阴降火，止渴生津。

木蝴蝶《本草纲目拾遗》

【性味归经】苦、甘，凉。归肺、肝、胃经。

【功　　效】清肺利咽，疏肝和胃。

【应　　用】①喉痹音哑，肺热咳嗽。②肝胃气痛。

【用法用量】煎服，1.5～3g。

【用药心得】

《云南通志》：焚为灰，可治心气痛。

《滇南本草》：定喘，消痰，破蛊积，除血蛊、气蛊之毒。又能补虚，宽中，进食。

《纲目拾遗》：治心气痛，肝气痛，下部湿热。又项秋子云，凡痈毒不收口，以此贴之。

白头翁《神农本草经》

【性味归经】苦，寒。归胃、大肠经。

【功　　效】清热解毒，凉血止痢。

【应　　用】①热毒血痢。②疮痈肿毒。

【用法用量】煎服，9～15g，鲜品15～30g。外用适量。

【使用注意】虚寒泄痢忌服。

【用药心得】

《兰室秘藏》：张仲景治热痢下重，用白头翁汤主之，盖肾欲坚，急食苦以坚之，痢则下焦虚，故以纯苦之剂坚之。男子阴疝偏坠，小儿头秃膻腥，鼻衄无此不效，毒痢有此获功。

陶弘景：疗毒痢。

马齿苋《本草经集注》

【性味归经】酸，寒。归肝、大肠经。

【功　　效】清热解毒，凉血止血，止痢。

【应　　用】①热毒血痢。②热毒疮疡。③崩漏，便血。

【用法用量】煎服，9～15g，鲜品30～60g。外用适量，捣敷患处。

【使用注意】脾胃虚寒，肠滑作泄者忌服。

【用药心得】

《本草正义》：马齿苋，最善解痈肿热毒，亦可作敷药，《蜀本草》称其酸寒，寇宗奭谓其寒滑，陈藏器谓治诸肿，破痃癖，止消渴，皆寒凉解热之正治。苏恭亦谓饮汁治反胃，金疮流血，诸淋，破血癖症瘕，则不独治痈肿，兼能消痞。苏颂谓治女人赤白带下，则此症多由湿热凝滞，寒滑以利导之，而湿热可泄，又兼能入血破瘀，故亦治赤带。濒湖谓散血消肿，利肠滑胎，解毒通淋，又无一非寒滑二字之成绩也。

《唐本草》：主诸肿瘘疣目，捣揩之；饮汁主反胃，诸淋，金疮血流，破血癖症癖，小儿尤良；用汁洗紧唇、面疱、马汗、射工毒涂之瘥。孟诜：湿癣白秃，以马齿膏和灰涂效。治疳痢及一切风，敷杖疮。

鸦胆子《本草纲目拾遗》

【性味归经】苦，寒。有小毒。归大肠、肝经。

【功　　效】清热解毒，止痢，截疟，腐蚀赘疣。

【应　　用】①热毒血痢，冷积久痢。②各型疟疾。③鸡眼赘疣。

【用法用量】内服，0.5～2g，以干龙眼肉包裹或装入胶囊包裹吞服，亦可压去油制成丸剂、片剂服，不宜入煎剂。外用适量。

【使用注意】本品有毒，对胃肠道及肝肾均有损害，内服需严格控制剂量，不宜多用久服。外用注意用胶布保护好周围正常皮肤，以防止对正常皮肤的刺激。孕妇及小儿慎用。胃肠出血及肝肾病患者，应忌用或慎用。

【用药心得】

《医学衷中参西录》：鸦胆子，性善凉血止血，兼能化瘀生新。凡痢之偏于热者用之皆有捷效，而以治下鲜血之痢，泻血水之痢，则尤效。又善清胃腑之热，胃脘有实热充塞，噤口不食者，服之即可进食。审斯，则鸦胆子不但善利下焦，即上焦有虚热者，用之亦妙，此所以治噤口痢而有捷效也。

《生草药性备要》：凉血，去脾家疮，理跌打。

《本草纲目拾遗》：治痢，痔。

地锦草《嘉祐本草》

【性味归经】辛，平。归肝、大肠经。

【功　　效】清热解毒，凉血止血。

【应　　用】①热毒泻痢。②血热出血证。③湿热黄疸。④热毒疮肿，毒蛇咬伤。

【用法用量】煎服，9～20g。鲜品30～60g。外用适量。

【用药心得】

《本草汇言》：地锦，凉血散血，解毒止痢之药也。善通流血脉，专消解毒疮。凡血病而因热所使者，用之合宜。设非血热为病，而胃气薄弱者，又当斟酌行之。

《名医别录》：主心气，女子阴疝血结。

《嘉祐本草》：主通流血脉，亦可用治气。

委陵菜《救荒本草》

【性味归经】苦，寒。归肝、大肠经。

【功　　效】清热解毒，凉血，止痢。

【应　　用】①热毒泻痢。②血热出血。

【用法用量】煎服，9～15g。外用鲜品适量，煎水洗或捣烂敷患处。

【用药心得】

《中国药植志》：治阿米巴痢。

《贵州民间方药集》：治痢疾，母猪疯，羊癫疯（羊痫风）。

《东北药植志》：煎汤洗疥疮。

翻白草《救荒本草》

【性味归经】苦，寒。归胃、大肠经。

【功　　效】清热解毒，止血，止痢。

【应　　用】①湿热泻痢。②痈肿疮毒。③血热出血。④肺热咳喘。

【用法用量】煎服，9～15g。鲜品30～60g。外用适量，捣敷患处。

【用药心得】

《本草纲目》：治吐血，下血，崩中，疟疾，痈疮。

《本草原始》：主无名肿毒，疗毒疥癞，臁疮溃烂。

《草木便方》：清利肠胃，除风湿。治赤白久痢成痔，涂恶犬咬伤。

半边莲《本草纲目》

【性味归经】辛，平。归心、小肠、肺经。

【功　　效】清热解毒，利水消肿。

【应　　用】①疮痈肿毒，蛇虫咬伤。②腹胀水肿。③湿疮湿疹。

【用法用量】煎服，干品10～15g，鲜品30～60g。外用适量。

【使用注意】虚证水肿忌用。

【用药心得】

《本草纲目》：治蛇虺伤，捣汁饮，以滓围涂之。

《生草药性备要》：敷疮，消肿毒。

《岭南采药录》：治鱼口便毒，跌打伤瘀痛，恶疮，火疮，捣敷之。

《中国药植志》：治血吸虫病腹水。

白花蛇舌草《广西中药志》

【性味归经】微苦、甘，寒。归胃、大肠、小肠经。

【功　　效】清热解毒，利湿通淋。

【应　　用】①痈肿疮毒，咽喉肿痛，毒蛇咬伤。②热淋涩痛。

【用法用量】煎服，15～60g。外用适量。

【使用注意】阴疽及脾胃虚寒者忌用。

【用药心得】

《潮州志·物产志》：茎叶榨汁次服，治盲肠炎，又可治一切肠病。

《广西中药志》：治小儿疳积，毒蛇咬伤，癌肿。外治白疱疮，蛇癞疮。

《闽南民间草药》：清热解毒，消炎止痛。

山慈菇《本草拾遗》

【性味归经】甘、微辛，凉。归肝、脾经。

【功　　效】清热解毒，消痈散结。

【应　　用】①痈疽疔毒，瘰疬痰核。②癥瘕痞块。

【用法用量】煎服，3～9g。外用适量。

【使用注意】正虚体弱者慎用。

【用药心得】

《本草拾遗》：主痈肿疮瘘，瘰疬结核等，醋磨敷之，亦除皯。

《滇南本草》：消阴分之痰，止咳嗽，治喉痹，止咽喉痛。治毒疮，攻痈疽，敷诸疮肿毒，有脓者溃，无脓者消。

《纲目》：主疗肿，攻毒破皮。解诸毒，蛇虫、狂犬伤。

熊胆《新修本草》

【性味归经】苦，寒。归肝、胆、心经。

【功　　效】清热解毒，息风止痉，清肝明目。

【应　　用】①热极生风，惊痫抽搐。②热毒疮痈。③目赤翳障。

【用法用量】内服，0.25～0.5g，入丸、散剂，由于本品有腥苦味，口服易引起呕吐，故宜用胶囊剂。外用适量，调涂患处。

【使用注意】脾胃虚寒者忌服。虚寒证当禁用。

【用药心得】

《药性论》：主小儿五疳，杀虫，治恶疮。

《唐本草》：疗时气热盛变为黄疸，暑月久利，疳匿心痛。

《本草经疏》：熊胆气味与象胆同，其所主亦相似。凡胆皆极苦寒，而能走肝、胆二经，泻有余之热。小儿疳积，多致目内生翳障者，以肝、脾二脏邪热壅滞，则二脏之气血日虚、闭塞日甚故也。用此泻肝、胆、脾家之热，则内邪清而外障去矣。如不因疳证而目生翳障，及痘后蒙闭者，多因肝、肾两虚，宜滋阴、养血、清热为急，诸胆皆不得用。

千里光《本草图经》

【性味归经】苦，寒。归肺、肝、大肠经。

【功　　效】清热解毒，清肝明目。

【应　　用】①痈肿疮毒。②目赤肿痛。③湿热泻痢。

【用法用量】煎服，9～15g，鲜品30g。外用适量。

【使用注意】脾胃虚寒者慎服。

【用药心得】

《本草拾遗》：主疫气，结黄，疟瘴，蛊毒，煮服之吐下，亦捣敷疮、虫蛇犬等咬伤处。

《生草药性备要》：治疳疔，消热毒，治小儿胎毒，黄脓白疱，敷毒疮，捣汁和猪胆熬膏，擦腐烂患疮，生肌去腐。

《采药志》：治时疫，赤鼻，聤耳，火眼，诸疮疖肿毒破烂及鹅掌风。合千里光膏，点赤眼，贴杨梅疮。

白蔹《神农本草经》

【性味归经】苦、辛，微寒。归心、胃经。

【功　　效】清热解毒，消痈散结，敛疮生肌。

【应　　用】①疮痈肿毒，瘰疬痰核。②水火烫伤，手足皲裂。

【用法用量】煎服，4.5～9g。外用适量，煎汤外洗或研成极细粉末敷于患处。

【使用注意】脾胃虚寒者不宜服。不宜与乌头类药材同用。

【用药心得】

《本草衍义》：白蔹、白及古今服饵方少有用者，多见于敛疮方中，二物多相需而行。

《本草经疏》：痈疽已溃者不宜服。

《本经逢原》：阴疽色淡不起，胃气弱者，非其所宜。

四季青《本草拾遗》

【性味归经】苦、涩，寒。归肺、心经。

【功　　效】清热解毒，凉血止血，敛疮。

【应　　用】①水火烫伤，湿疹，疮疡。②肺热咳嗽，咽喉肿痛，热淋，泻痢。③外伤出血。本品有收敛止血之效。

【用法用量】煎服，15～30g。外用适量。

【使用注意】脾胃虚寒，肠滑泄泻者慎用。

【用药心得】

《本草图经》：烧灰，面膏涂之，治皲瘃殊效、兼灭瘢疵。

《纲目》始将冬青从女贞条中分出，并云："冬青亦女贞别种也。山中时有之。但以叶微团而子赤者为冬青，叶长而子黑者为女贞。"

绿豆《日华子本草》

【性味归经】甘，寒。归心、胃经。

【功　　效】清热解毒，消暑，利水。

【应　　用】①痈肿疮毒。②暑热烦渴。③药食中毒。④水肿，小便不利。

【用法用量】煎服，15～30g。外用适量。

【使用注意】脾胃虚寒，滑肠泄泻者忌用。

【用药心得】

《本草经疏》：绿豆，甘寒能除热下气解毒。阳明客热则发出风疹，以胃主肌肉，热极生风故也，解阳明之热，则风疹自除。胀满者，湿热侵于脾胃也，热气奔豚者，湿热客于肾经也，除湿则肿消，压热则气下，益脾胃而肾邪亦自平也。

《千金方》：治寒热、热中，止泄痢、卒澼，利小便胀满。

《日华子本草》：益气，除热毒风，厚肠胃；作枕明目，治头风头痛。

四、清热凉血药

生地黄《神农本草经》

【性味归经】甘、苦，寒。归心、肝、肾经。

【功　　效】清热凉血，养阴生津。

【应　　用】①热入营血，舌绛烦渴、斑疹吐衄。②阴虚内热，骨蒸劳热。③津伤口渴，内热消渴，肠燥便秘。

【用法用量】煎服，10～15g。鲜品用量加倍，或以鲜品捣汁入药。

【使用注意】脾虚湿滞，腹满便溏者不宜使用。

【用药心得】

《汤液本草》：生地黄，钱仲阳泻小肠火与木通同用，以导赤也，清经之血热，与他药相随，亦能治之，溺血便血亦治之。

《本草汇言》：生地，为补肾要药，益阴上品，故凉血补血有功，血得补，则筋受荣，肾得之而骨强力壮。又治胎产劳伤，皆血之愆，血得其养，则胎产获安。又肾开窍于二阴，而血主濡之，二便所以润也。

《本草新编》：生地，凉头面之火，清肺肝之热，热血妄行，或吐血，或衄血，或下血，宜用之为主，而加入荆芥，以归其经，加入三七根末，以止其络。然而此味可多用而不可频用，可暂用而不可久用也。当血之来也，其势甚急，不得已重用生地，以凉血而止血，若血一止，即宜改用温补之剂，不当仍以生地再进也。如日日煎服，久则脾胃大凉，必至泄泻，元气困乏，而血又重来。

玄参《神农本草经》

【性味归经】甘、苦、咸，微寒。归肺、胃、肾经。

【功　　效】清热凉血，泻火解毒，滋阴。

【应　　用】①温邪入营，内陷心包，温毒发斑。②热病伤阴，津伤便秘，骨蒸劳嗽。③目赤咽痛，瘰疬，白喉，痈肿疮毒。

【用法用量】煎服，10～15g。

【使用注意】脾胃虚寒，食少便溏者不宜服用。反藜芦。

【用药心得】

《珍珠囊》：玄参，乃枢机之剂，管领诸气上下，肃清而不浊，风药中多用之。故《活人书》玄参升麻汤，治汗下吐后毒不散，则知为肃清枢机之剂。以此论之，治空中氤氲之气，无根之火，以玄参为圣药。

《本草纲目》：肾水受伤，真阴失守，孤阳无根，发为火病，法宜壮水以制火，故玄参与地黄同功。其消瘰疬亦是散火，刘守真言结核是火病。

《本草正》：玄参，此物味苦而甘，苦能清火，甘能滋阴，以其味甘，故降性亦缓。《本草》言其惟入肾经，而不知其尤走肺脏，故能退无根浮游之火，散周身痰结热痈。

【鉴别用药】玄参与生地黄，均能清热凉血、养阴生津，用治热入营血、热病伤阴、阴虚内热等证，常相须为用。但玄参泻火解毒力较强，故咽喉肿痛、痰火瘰疬多用；生地黄清热凉血力较大，故血热出血、内热消渴多用。

牡丹皮《神农本草经》

【性味归经】苦、甘，微寒。归心、肝、肾经。

【功　　效】清热凉血，活血祛瘀。

【应　　用】①温毒发斑，血热吐衄。②温病伤阴，阴虚发热，夜热早凉、无汗骨蒸。③血滞经闭、痛经、跌打伤痛。④痈肿疮毒。

【用法用量】煎服，6～12g。清热凉血宜生用，活血祛瘀宜酒炙用。

【使用注意】血虚有寒、月经过多及孕妇不宜用。

【用药心得】

《珍珠囊》：牡丹皮，治神志不足，神不足者手少阴，志不足者足少阴，故仲景八味丸用之，能泻阴中之火。牡丹皮入手厥阴、足少阴，治无汗骨蒸；地骨皮（入）足少阴、手少阳，治有汗骨蒸也。牡丹皮治无汗之骨蒸，须与青蒿子、天（麦）门冬、沙参、地黄、五味子、牛膝、枸杞之属同用，始得其力。

《脾胃论》：心虚肠胃积热，心火炽甚，心气不足者，以牡丹皮为君。

《本草纲目》：牡丹皮，治手足少阴、厥阴四经血分伏火。盖伏火即阴火也，阴火即相火也，古方惟以此治相火，故仲景肾气丸用之。后人乃专以黄蘖（檗）治相火，不知丹皮之功更胜也。赤花者利，白花者补，人亦罕悟，宜分别之。

《本经疏证》：牡丹皮入心，通血脉中壅滞与桂枝颇同，特桂枝气温，故所通者血脉中寒滞，牡丹皮气寒，故所通者血脉中热结。

赤芍《开宝本草》

【性味归经】苦、微寒。归肝经。

【功　　效】清热凉血，散瘀止痛。

【应　　用】①温毒发斑，血热吐衄。②目赤肿痛，痈肿疮疡。③肝郁胁痛，经闭痛经，癥瘕腹痛，跌打损伤。

【用法用量】煎服，6～12g。

【使用注意】血寒经闭不宜用。反藜芦。

【用药心得】

《日华子本草》：治风补劳，主女人一切病并产前后诸疾，通月水，退热除烦，益气，天行热疾，瘟瘴惊狂，妇人血运，及肠风泻血；痔瘘、发背、疮疥，头痛，明目，目赤，胬肉。

《本草衍义》：血虚寒人，禁此一物。

《本草经疏》：赤芍药破血，故凡一切血虚病，及泄泻，产后恶露已行、少腹痛已止，痈疽已溃，并不宜服。

紫草《神农本草经》

【性味归经】甘、咸，寒。归心、肝经。

【功　　效】清热凉血，活血，解毒透疹。

【应　　用】①温病血热毒盛，斑疹紫黑，麻疹不透。②疮疡，湿疹，水火烫伤。

【用法用量】煎服，5～10g。外用适量，熬膏或用植物油浸泡涂搽。

【使用注意】本品性寒而滑利，脾虚便溏者忌服。

【用药心得】

《本经》：主邪气腹痛，除血痹，破坚积，寒热疝瘕，止痛，利小便，益气。

《名医别录》：通顺血脉，缓中，散恶血，逐贼血，去水气，利膀胱大小肠，消痈肿，时行寒热，中恶腹痛，腰痛。

《本草经疏》：紫草为凉血之要药，故主心腹邪热之气。五疸者，湿热在脾胃所成，去湿除热利窍，其疸自愈。邪热在内，能损中气，邪热散即能补中益气矣。苦寒性滑，故利九窍而通利水道也。腹肿胀满痛者，湿热瘀滞于脾胃，则中焦受邪而为是病，湿热解而从小便出，则前证自除也。合膏药疗小儿痘疮及面，皆凉血之效也。

水牛角《名医别录》

【性味归经】苦，寒。归心、肝经。

【功　　效】清热凉血，解毒，定惊。

【应　　用】①温病高热，神昏谵语，惊风，癫狂。②血热妄行斑疹、吐衄。③痈肿疮疡，咽喉肿痛。

【用法用量】镑片或粗粉煎服，15～30g，宜先煎3小时以上。水牛角浓缩粉冲服，每次1.5～3g，每日2次。

【使用注意】脾胃虚寒者忌用。

【用药心得】

《名医别录》：疗时气寒热头痛。

《日华子本草》：煎，治热毒风并壮热。

《本草纲目》：治淋，破血。

五、清虚热药

青蒿《神农本草经》

【性味归经】苦、辛，寒。归肝、胆经。

【功　　效】清透虚热，凉血除蒸，解暑，截疟。

【应　　用】①温邪伤阴，夜热早凉。②阴虚发热，劳热骨蒸。③暑热外感，发热口渴。④疟疾寒热。

【用法用量】煎服，6～12g，不宜久煎；或鲜用绞汁服。

【使用注意】脾胃虚弱，肠滑泄泻者忌服。

【用药心得】

《本草新编》：青蒿，专解骨蒸劳热，尤能泄暑热之火，泄火热而不耗气血，用之以佐气血之药，大建奇功，可君可臣，而又可佐可使，无不宜也。但必须多用，因其体既轻，而性兼补阴，少用转不得力。又青蒿之退阴火，退骨中之火也，然不独退骨中之火，即肌肤之火，未尝不共泻之也，故阴虚而又感邪者，最宜用耳。又青蒿最宜沙参、地骨皮共用，则泻阴火更捷，青蒿能引骨中之火，行于肌表，而沙参、地骨皮只能凉骨中之火，而不能外泄也。

《本经逢原》：青蒿亦有两种，一种发于早春，叶青如绵茵陈，专泻丙丁之火，能利水道，与绵茵陈之性不甚相远；一种盛于夏秋，微黄似地肤子，为少阳、厥阴血分之药，茎紫者为良。

《本草拾遗》：主妇人血气，腹内满，及冷热久痢。秋冬用子，春夏用苗，并捣绞汁服。亦暴❶干为末，小便冲服。如觉冷，用酒煮。

白薇《神农本草经》

【性味归经】苦、咸，寒。归胃、肝、肾经。

【功　　效】清热凉血，利尿通淋，解毒疗疮。

【应　　用】①阴虚发热，产后虚热。②热淋，血淋。③疮痈肿毒，毒蛇咬伤，咽喉肿痛。④阴虚外感。

【使用注意】脾胃虚寒、食少便溏者不宜服用。

【用药心得】

《汤液本草》：白薇，《局方》中多有用之治妇人，以《本经》疗伤中下淋露故也。

《名医别录》：疗伤中淋露。下水气，利阴气，益精，久服利人。

地骨皮《神农本草经》

【性味归经】甘，寒。归肺、肝、肾经。

【功　　效】凉血除蒸，清肺降火。

【应　　用】①阴虚发热，盗汗骨蒸。②肺热咳嗽。③血热出血证。

【用法用量】煎服，9～15g。

【使用注意】外感风寒发热及脾虚便溏者不宜用。

【用药心得】

《兰室秘藏》：四物汤内加地骨皮、牡丹皮，治妇人骨蒸最妙。地骨皮治足少阴、手少阳有汗而骨蒸者。

《本草正》：地骨皮，枸杞根也，南者苦味轻，微有甘辛，北者大苦性劣，入药惟南者为佳。其性辛寒，善入血分，凡不因风寒而热在精髓阴分者最宜。此物凉而不峻，可理虚劳，气轻而辛，故亦清肺。

《本草述》：主治虚劳发热，往来寒热，诸见血证、鼻衄、咳血，咳嗽、喘，消瘅，中风，眩晕，痉痫，腰痛，行痹，脚气，水肿，虚烦，悸，健忘，小便不通，赤白浊。

银柴胡《本草纲目拾遗》

【性味归经】甘，微寒。归肝、胃经。

【功　　效】清虚热，除疳热。

【应　　用】①阴虚发热。②疳积发热。

【用法用量】煎服，3～9g。

---

❶ “暴”通“曝”

【使用注意】外感风寒，血虚无热者忌用。

【用药心得】

《本经逢原》：银柴胡，其性味与石斛不甚相远。不独清热，兼能凉血。《和剂局方》治上下诸血，龙脑鸡苏丸中用之。凡人虚劳方中，惟银州者为宜，若用北柴胡，升动虚阳、发热喘嗽，愈无宁字，可不辨而混用乎，按柴胡条下，《本经》推陈致新，明目益精，皆指银夏者而言。非北柴胡所能也。

《本草便读》：银柴胡，无解表之性。从来注《本草》者，皆言其能治小儿腑热，大人痨热，大抵有入肝胆凉血之功。

《医林纂要》：坚肾水，泻相火。

【鉴别用药】银柴胡与柴胡，名称相似且均有退热之功。然银柴胡能清虚热，除疳热，尤善治疗阴虚发热、小儿疳热；而柴胡能发表退热，善治外感发热、邪在少阳之往来寒热。

胡黄连《新修本草》

【性味归经】苦，寒。归肝、胃、大肠经。

【功　　效】退虚热，除疳热，清湿热。

【应　　用】①骨蒸潮热。②小儿疳热。③湿热泻痢。

【用法用量】煎服，1.5～9g。

【使用注意】脾胃虚寒者慎用。

【用药心得】

《唐本草》：主骨蒸劳热，补肝胆，明目。治冷热泄痢，益颜色，厚肠胃，治妇人胎蒸虚惊，三消五痔，大人五心烦热；以人乳浸点目甚良。

《开宝本草》：主久痢成疳，伤寒咳嗽，温疟，骨热，理腰肾，去阴汗，小儿惊痫，寒热，不下食，霍乱下痢。

《丹溪心法》：去果子积。

《本草正》：治吐血、衄血。

【鉴别用药】胡黄连与黄连，名称相似且均为苦寒清热燥湿之品，善除胃肠湿热，同为治湿热泻痢之良药。然胡黄连善退虚热、除疳热；而黄连则善清心火、泻胃火，为解毒要药。

第七章　泻下药

一、攻下药

大黄《神农本草经》

【性味归经】苦，寒。归脾、胃、大肠、肝、心包经。

【功　　效】泻下攻积，清热泻火，凉血解毒，逐瘀通经。

【应　　用】①积滞便秘。②血热吐衄，目赤咽肿。③热毒疮疡，烧烫伤。④瘀血证。⑤湿热痢疾、黄疸、淋证。

【用法用量】煎服，5～15g；入汤剂应后下，或用开水泡服。外用适量。

【使用注意】本品为峻烈攻下之品，易伤正气，如非实证，不宜妄用；本品苦寒，易伤胃气，脾胃虚弱者慎用；其性沉降，且善活血祛瘀，故妇女怀孕、月经期、哺乳期应忌用。

【用药心得】

《药性论》：主寒热，消食，炼五脏，通女子经候，利水肿，破痰实，冷热积聚，宿食，利大小肠，贴热毒肿，主小儿寒热时疾，烦热，蚀脓，破留血。

《日华子本草》：通宣一切气，调血脉，利关节，泄塑滞、水气，四肢冷热不调，温瘴热痰，利大小便，并敷－切疮疖痈毒。

《纲目》：主治下痢亦白，里急腹痛，小便淋沥❶，实热燥结，潮热谵语，黄疸，诸火疮。

【鉴别用药】生大黄泻下力强，久煎则泻下力减弱。酒制大黄泻下力较弱，活血作用较好，宜用于瘀血证。大黄炭则多用于出血证。

芒硝《名医别录》

【性味归经】咸、苦，寒。归胃、大肠经。

【功　　效】泻下攻积，润燥软坚，清热消肿。

【应　　用】①积滞便秘。②咽痛、口疮、目赤及痈疮肿痛。

【用法用量】10～15g，冲入药汁内或开水溶化后服。外用适量。

【使用注意】孕妇及哺乳期妇女忌用或慎用。

---

❶ “沥”通“漓”

【用药心得】

《别录》：主五脏积聚，久热胃闭，除邪气，破留血，腹中痰实结搏，通经脉，利大小便及月水，破五淋，推陈致新。

《药性论》：通女子月闭癥瘕，下瘰疬，黄疸病，主堕胎；患漆疮，汁敷之；主时疾热壅，能散恶血。马牙硝，能主五脏积热伏气。

《日华子本草》：马牙硝末筛点眼亦，去赤肿障翳涩泪痛。

【鉴别用药】芒硝、大黄均为泻下药，常相须用治肠燥便秘。然大黄味苦泻下力强，有荡涤肠胃之功，为治热结便秘之主药；芒硝味咸，可软坚泻下，善除燥屎坚结。

番泻叶《饮片新参》

【性味归经】甘、苦，寒。归大肠经。

【功　　效】泻下通便。

【应　　用】①热结便秘。②腹水肿胀。

【用法用量】温开水泡服，1.5～3g；煎服，2～6g，宜后下。

【使用注意】妇女哺乳期、月经期及孕妇忌用。

【用药心得】

《现代实用中药》：番泻叶，少用为苦味健胃药，能促进消化；服适量能起缓下作用；欲其大泻则服4～6g，作浸剂，约数小时即起效用而泄泻。治热结便秘，积滞腹胀。

《饮片新参》：泄热，利肠府，通大便。

芦荟《药性论》

【性味归经】苦，寒。归肝、胃、大肠经。

【功　　效】泻下通便，清肝，杀虫。

【应　　用】①热结便秘。②烦躁惊痫。③小儿疳积。

【用法用量】入丸、散剂服，每次1～2g。外用适量。

【使用注意】脾胃虚弱，食少便溏及孕妇忌用。

【用药心得】

《本草经疏》：芦荟，寒能除热，苦能泄热燥湿，苦能杀虫，至苦至寒，故为除热杀虫之要药。其主热风烦闷，胸胁间热气，明目，镇心，小儿癫痫凉风，疗五疳，杀三虫者，热则生风，热能使人烦闷，热除则风热烦闷及胸膈间热气自解。凉肝故明目。除烦故镇心。小儿癫痫惊风，热所化也，五疳同为内热脾胃停滞之证；湿热痔病疮瘘，亦皆湿热下客肠脏，致血凝滞之所生，故悉主之。能解巴豆毒，亦除热之力。

《药性论》：杀小儿疳蛔。主吹鼻杀脑疳，除鼻痒。

《海药本草》：主小儿诸疳热。

《开宝本草》：主热风烦闷，胸膈间热气，明目镇心，小儿癫痫惊风，疗五疳，杀三虫及痔病疮瘘。解巴豆毒。

二、润下药

火麻仁《神农本草经》

【性味归经】甘，平。归脾、胃、大肠经。

【功　　效】润肠通便。

【应　　用】肠燥便秘。

【用法用量】煎服，10～15g。

【用药心得】

《伤寒明理论》：《内经》曰，脾欲缓，急食甘以缓之。麻仁、杏仁润物也。《本草》曰，润可去枯。脾胃干燥，必以甘润之物为之主。

《本草经疏》：麻子，性最滑利。甘能补中，中得补则气自益，甘能益血，血脉复则积血破，乳妇产后余疾皆除矣。风并于卫，则卫实而荣虚，荣者，血也、阴也。《经》曰，阴弱者汗自出。麻仁益血补阴，使荣卫调和，风邪去而汗自止也。逐水利小便者，滑利下行，引水气从小便而出也。

《日华子本草》：补虚劳，长肌肉，下乳，止消渴，催生。治横逆产。

郁李仁《神农本草经》

【性味归经】辛、苦、甘，平。归脾、大肠、小肠经。

【功　　效】润肠通便，利水消肿。

【应　　用】①肠燥便秘。②水肿胀满及脚气水肿。

【用法用量】煎服，6～12g。

【使用注意】孕妇慎用。

【用药心得】

《本草纲目》：郁李仁甘苦而润，其性降，故能下气利水。按《宋史·钱乙传》云，一乳妇因悸而病，既愈，目张不得瞑。乙曰，煮郁李酒饮之使醉，即愈。所以然者，目系内连肝胆，恐则气结，郁李去结，随酒入胆，结去，目则能瞑矣。此盖得肯綮之妙者也。

《本草经疏》：郁李仁，主大腹水肿，面目四肢浮肿者，《经》曰，诸湿肿满，皆属脾土，又曰，诸腹胀大，皆属于热。脾虚而湿热客之，则小肠不利，水气泛溢于面目四肢，辛苦能润热结，降下善导癃闭，小便利则水气悉从之而出矣。郁李仁，性专降下，善导大肠燥结，利周身水气，然而下后多令人津液亏损，燥结愈甚，乃治标救急之药。

李杲：专治大肠气滞，燥涩不通。

松子仁《开宝本草》

【性味归经】甘，温。归肺、肝、大肠经。

【功　　效】润肠通便，润肺止咳。

【应　　用】①肠燥便秘。②肺燥干咳。

【用法用量】煎服，5～10g。或入膏、丸剂。

【使用注意】脾虚便溏，湿痰者禁用。

【用药心得】

《全国中草药汇编》润肺，滑肠。用于肺燥咳嗽，慢性便秘。

三、峻下逐水药

甘遂《神农本草经》

【性味归经】苦，寒。有毒。归肺、肾、大肠经。

【功　　效】泄水逐饮，消肿散结。

【应　　用】①水肿，鼓胀，胸胁停饮。②风痰癫痫。③疮痈肿毒。

【用法用量】入丸、散剂服，每次0.5～1g。外用适量，生用。内服醋制用，以减低毒性。

【使用注意】虚弱者及孕妇忌用。不宜与甘草同用。

【用药心得】

《疡科纲要》：甘遂苦寒，攻水破血，力量颇与大戟相类。《本经》《别录》中记载甘遂主治腹满浮肿，下水、留饮，破症坚积聚，亦与大戟主治大同小异，但兼能消食，通利谷道，稍与大戟不同，则攻坚之力，殆尤为过之。所主疝瘕，盖以湿热壅结者言之，而寒气凝滞之症，非其所宜。《别录》又申之以热气肿满一句，则此之能泄水肿，皆以湿热实症言，而脾肾虚寒，以致水道不利诸症，误用此药，实为鸩毒，从可知矣。五水者，盖言五藏经脉中停留饮水气耳。

《珍珠囊》：水结胸中，非此（甘遂）不能除。

《汤液本草》：甘遂可以通水，而其气直透达所结处。

京大戟《神农本草经》

【性味归经】苦，寒。有毒。归肺、脾、肾经。

【功　　效】泄水逐饮，消肿散结。

【应　　用】①水肿、鼓胀、胸胁停饮。②痈肿疮毒，瘰疬痰核。

【用法用量】煎服，1.5～3g；入丸、散剂服，每次1g。外用适量，生用。内服醋制用，以减低毒性。

【使用注意】虚弱者及孕妇忌用。不宜与甘草同用。

【用药心得】

《疡科纲要》：大戟，《本经》谓主十二水腹满急痛积聚。盖谓十二经之水湿积聚，以致外肿内满，而为急痛耳。然苟非体充邪实者、亦不可概投。"中风皮肤疼痛"六字，当作一句读，盖指风湿热之袭于肌腠者，则辛能疏散，而苦寒又专泄降，是以治之，非泛言外受之风寒，石顽谓指风水肤胀，亦颇有理。吐逆，是指水饮停于上焦，而不能下泄以致上逆者，此以辛苦泄破，通达下降，是以主之。《别录》主颈腋痈肿，皆痰饮凝络之症治。头痛，亦指饮邪凝聚，水气上凌者而言。发汗，则驱除水湿之溢于肤腠者耳。利大小便，固通泄攻破之专职矣。

《别录》：主颈腋痈肿，头痛，发汗，利大小肠。

《药性论》：下恶血癖块、腹内雷鸣，通月水，善治瘀血，能堕胎孕。

芫花《神农本草经》

【性味归经】苦、辛，温。有毒。归肺、脾、肾经。

【功　　效】泄水逐饮，祛痰止咳，杀虫疗疮。

【应　　用】①胸胁停饮，水肿，鼓胀。②咳嗽痰喘。③头疮、白秃、顽癣及痈肿。

【用法用量】煎服，1.5～3g；入丸、散剂服，每次0.6g。外用适量。内服醋制用，以降低毒性。

【使用注意】虚弱者及孕妇忌用。不宜与甘草同用。

【用药心得】

《本草纲目》：张仲景治伤寒太阳证，表不解，心下有水气，干呕发热而咳，或喘或利者，小青龙汤主之；若表已解，有时头痛出汗恶寒，心下有水气，干呕痛引两胁，或喘或咳者，十枣汤主之。盖小青龙治未发散表邪，使水气自毛窍而出，乃《内经》所谓开鬼门法也；十枣汤驱逐里邪，使水气自大小便而泄，乃《内经》所谓洁净府，去陈莝法也。芫花、甘遂、大戟之性，逐水泄湿，能直达水饮窠囊隐僻之处，但可徐徐用之，取效甚捷，不可过剂，泄人真元也。陈言《三因方》以十枣汤剂为末，用枣肉和丸，以治水气喘急浮肿之证，盖善变通者也。杨士瀛《直指方》云，破癖须用芫花，行水后便养胃可也。

《药性论》：治心腹胀满，去水气，利五脏寒痰，涕唾如胶者。主通利血脉，治恶疮风痹湿，一切毒风，四肢挛急，不能行步，能泄水肿胀满。

【鉴别用药】甘遂、京大戟、芫花均为峻下逐水药，具有泄水逐饮之效，作用峻猛，常同用治疗水肿、鼓胀、胸胁停饮之证。但甘遂作用最强，其次为京大戟，最弱者为芫花。其中甘遂善行经隧之水湿，大戟偏行脏腑水湿，芫花以泻胸胁水饮，并祛痰止咳见长。另外，三者均有毒，且不宜与甘草同用；内服时，多醋制，可降低其毒性。

商陆《神农本草经》

【性味归经】苦，寒。有毒。归肺、脾、肾、大肠经。

【功　　效】泄下逐水，消肿散结。

【应　　用】①水肿，鼓胀。②疮痈肿毒。

【用法用量】煎服，5～10g。醋制以降低毒性。外用适量。

【使用注意】孕妇忌用。

【用药心得】

《本草纲目》：商陆其性下行，专于行水，与大戟、甘遂盖异性而同功。方家治肿满小便不利者，以赤根捣烂，入麝香三分，贴于脐心，以帛束之，得小便利即肿消。又治湿水，以指画肉上随散不成文者，用白商陆、香附子炒干，出火毒，以酒浸一夜，日干为末，每服三钱，米饮下，或以大蒜同商陆煮汁服亦可。其茎叶作蔬食，亦可治肿疾。

牵牛子《名医别录》

【性味归经】苦，寒。有毒。归肺、肾大肠经。

【功　　效】泻下逐水，去积杀虫。

【应　　用】①水肿，鼓胀。②痰饮喘咳。③虫积腹痛。

【用法用量】煎服，3～9g。入丸、散剂服，每次1.5～3g。本品炒用药性减缓。

【使用注意】孕妇忌用。不宜与巴豆、巴豆霜同用。

【用药心得】

《兰室秘藏》：牵牛子……味苦寒能除湿，利小水，治下疰脚气。据所说，气味主治俱误矣，何以明之？凡药中用牵牛者，少则动大便，多则下水，此乃泻[1]气之药，试取尝之，即得辛辣之味，久而嚼之，猛烈雄壮，渐渐不绝，非辛如何？续注家乃谓味苦寒，其苦寒果安在哉？若以为泻湿之药，犹不知其的也。何则？此物但能泻气中之湿热，不能泻血中之湿热。夫湿者水之别称，有形者也，若肺先受湿，则宜用之。今用药者不问有湿无湿，但伤食，或欲动大便，或有热服，或作常服，克化之药俱用牵牛，岂不误哉？殊不知牵牛辛烈，泻人元气，比诸辛药泻气尤甚，以其辛之雄烈故也。今重为备言之，若病湿胜，湿气不得施化，致大小便不通，则宜用之耳，湿去则气得周流，所谓五脏有邪，更相平也。

《汤液本草》：牵牛，以气药引则入气，以大黄引则入血。

巴豆《神农本草经》

【性味归经】辛，热。有大毒。归胃、大肠经。

【功　　效】峻下冷积，逐水退肿，祛痰利咽，外用蚀疮。

【应　　用】①寒积便秘。②腹水鼓胀。③喉痹痰阻。④痈肿未溃、疥癣恶疮。

【用法用量】入丸、散剂服，每次0.1～0.3g。大多数制成巴豆霜用，以减低毒性。外用适量。

【使用注意】孕妇及体弱者忌用。不宜与牵牛子同用。

【用药心得】

《汤液本草》：巴豆，若急治为水谷道路之剂，去皮心膜油，生用；若缓治为消坚磨积之剂，炒去烟令紫黑，研用。可以通肠，可以止泄，世所不知也。

【鉴别用药】巴豆辛热燥烈，药力刚猛，峻下冷积，开通闭塞，主治冷积便秘重症；大黄苦寒泄降，峻下实热，荡涤胃肠，主治实热积滞便秘急症。

---

[1] “泻”通“泄”

千金子《蜀本草》

【性味归经】亦称续随子。辛，温。有毒。归肝、肾、大肠经。

【功　　效】逐水消肿，破血消癥。

【应　　用】①水肿、鼓胀。②癥瘕、经闭。

【用法用量】1～2g；去壳，去油用，多入丸、散剂服。外用适量，捣烂敷患处。

【使用注意】孕妇及体弱便溏者忌服。

【用药心得】

《纲目》：续随子与大戟、泽漆、甘遂茎叶相似，主疗亦相似，其功皆长于利水，惟在用之得法，亦皆要药也。

《本草经疏》：续随子，味辛气温，而其性有毒，实攻击克伐之药也。长于解蛊毒，以致腹痛胀满，攻积聚，下恶滞物，及散痰饮。至于妇人月闭、症瘕、痃癖、瘀血，大小肠不利诸病，则各有成病之由，当求其本而治，不宜概施。盖此药之为用，乃以毒攻毒之功也。

第八章　祛风湿药

一、祛风寒湿药

独活《神农本草经》

【性味归经】辛、苦，微温。归肾、膀胱经。

【功　　效】祛风湿，止痛，解表。

【应　　用】①风寒湿痹。②风寒挟湿表证。③少阴头痛。

【用法用量】煎服，3～9g。外用，适量。

【用药心得】

《汤液本草》：独活，治足少阴伏风，而不治太阳，故两足寒湿，浑不能动止，非此不能治。

《本草经疏》：独活，其主风寒所击金疮止痛者，金疮为风寒之所袭击，则血气壅而不行，故其痛愈甚，独活之苦甘辛温，能辟风寒，邪散则肌表安和，气血流通，故其痛自止也。奔豚者，肾之积，肾经为风寒乘虚客之，则成奔豚，此药本入足少阴，故治奔豚。痫与痓皆风邪之所成也，风去则痫痓自愈矣。女子疝瘕者，寒湿乘虚中肾家所致也，苦能燥湿，温能辟寒，辛能发散，寒湿去而肾脏安，故主女子疝瘕，及疗诸贼风、百节痛风无久新也。

【鉴别用药】羌活与独活，均能祛风湿，止痛，解表，以治风寒湿痹，风寒挟湿表证，头痛。但羌活药性较燥烈，发散力强，常用于风寒湿痹，痛在上半身者，治头痛因于风寒者；独活性较缓和，发散力较羌活为弱，多用于风寒湿痹在下半身者，治头痛属少阴者。若风寒湿痹，一身尽痛，两者常配伍应用。

威灵仙《新修本草》

【性味归经】辛、咸，温。归膀胱经。

【功　　效】祛风湿，通络止痛，消骨鲠。

【应　　用】①风湿痹证。②骨鲠咽喉。

【用法用量】煎服，6～9g。外用，适量。

【使用注意】本品辛散走窜，气血虚弱者慎服。

【用药心得】

《本草经疏》：威灵仙，主诸风，而为风药之宣导善走者也。腹内冷滞，多由于寒湿，心膈痰水，乃饮停于上、中二焦也，风能胜湿，湿病喜燥，故主之也。膀胱宿脓恶水，靡不由湿所成，腰膝冷疼，亦缘湿流下部侵筋致之，祛风除湿，病随去矣。其日久积瘕、痃癖、气块及折伤，则病于血分者多，气分者少，而又未必皆由于湿，施之恐亦无当，取节焉可也。

《唐本草》：腰、肾、脚膝、积聚、肠内诸冷病，积年不瘥，服之效。

《开宝本草》：主诸风，宣通五藏，去腹内冷滞，心隔痰水久积，癥瘕痃癖气块，膀胱宿脓恶水，腰膝冷疼及疗折伤。

川乌《神农本草经》

【性味归经】辛、苦，热。有大毒。归心、肝、肾、脾经。

【功　　效】祛风湿，温经止痛。

【应　　用】①风寒湿痹。②心腹冷痛，寒疝疼痛。③跌打损伤，麻醉止痛。

【用法用量】煎服，1.5～3g；宜先煎、久煎。外用，适量。

【使用注意】孕妇忌用；不宜与贝母类、半夏、白及、白蔹、天花粉、瓜蒌类同用；内服一般应炮制用，生品内服宜慎；酒浸、酒煎服易致中毒，应慎用。

【用药心得】

《圣惠方》治风腰脚冷痹疼痛：宜用贴焙川乌头三分（去皮、脐，生用），捣细罗为散，以酽醋调涂于故帛上敷之，须臾痛止。

蕲蛇《雷公炮制论》

【性味归经】甘、咸，温。有毒。归肝经。

【功　　效】祛风，通络，止痉。

【应　　用】①风湿顽痹，中风半身不遂。②小儿惊风，破伤风。③麻风，疥癣。

【用法用量】煎汤，3～9g；研末吞服，每次1～1.5g，每日2～3次。或酒浸、熬膏、入丸、散服。

【使用注意】阴虚内热者忌服。

【用药心得】

《雷公炮制论》：治风。引药至于有风疾处。

《开宝本草》：主中风湿痹不仁，筋脉拘急，口面喎❶斜，半身不遂，骨节疼痛，大风疥癞及暴风瘙痒，脚弱不能久立。

《本草纲目》：能透骨搜风，截惊定搐，为风痹、惊搐、癞癣、恶疮要药，取其内走脏腑，外彻皮肤，无处不到也。

乌梢蛇《药性论》

【性味归经】甘，平。归肝经。

【功　　效】祛风，通络，止痉。

【应　　用】①风湿顽痹，中风半身不遂。②小儿惊风，破伤风。③麻风，疥癣。

❶ “喎”通“㖞”

【用法用量】煎服，9～12g；研末，每次2～3g；或入丸剂、酒浸服。外用，适量。

【使用注意】血虚生风者慎服。

【用药心得】

《太平圣惠方》乌蛇丸，治疗风痹，手足缓弱，不能伸举。

木瓜《名医别录》

【性味归经】酸，温。归肝、脾经。

【功　　效】舒筋活络，和胃化湿。

【应　　用】①风湿痹证。②脚气水肿。③吐泻转筋。

【用法用量】煎服，6～9g。

【使用注意】内有郁热，小便短赤者忌服。

【用药心得】

《本草纲目》：木瓜所主霍乱吐利❶转筋、脚气，皆脾胃病，非肝病也。肝虽主筋，而转筋则由湿热、寒湿之邪袭伤脾胃所致，故筋转必起于足腓，腓及宗筋皆属阳明。木瓜治转筋，非益筋也，理脾而伐肝也，土病则金衰而木盛，故用酸温以收脾胃之耗散，而借其走筋以平肝邪，乃土中泻木以助金也。木平则土得令而金受荫矣。《素问》云：酸走筋，筋病无多食酸。孟诜云：多食木瓜损齿及骨。皆伐肝之明验，而木瓜入手、足太阴，为脾胃药，非肝药，益可征矣。

蚕沙《名医别录》

【性味归经】甘、辛，温。归肝、脾、胃经。

【功　　效】祛风湿，和胃化浊。

【应　　用】①风湿痹证。②吐泻转筋。③风疹湿疹瘙痒。

【用法用量】煎服，5～15g；宜布包入煎。外用，适量。

【用药心得】

《名医别录》：主肠鸣，热中，消渴，风痹，瘾疹。

《本草拾遗》：炒黄，袋盛浸酒，去风缓诸节不随，皮肤顽痹，腹内宿冷，冷血，腰脚疼冷；炒令热，袋盛热熨之，主偏风筋骨瘫缓，手足不随，及腰脚软，皮肤顽痹。

【鉴别用药】蚕沙与木瓜均能祛风湿、和胃化湿，以治湿痹拘挛及湿阻中焦之吐泻转筋。但蚕沙作用较缓，又善祛风，故凡风湿痹痛，不论风重、湿重均可应用；木瓜善舒筋活络，长于治筋脉拘挛，除常用于湿阻中焦吐泻转筋外，也可用于血虚肝旺，筋脉失养，挛急疼痛等。

伸筋草《本草拾遗》

【性味归经】微苦、辛，温。归肝、脾、肾经。

【功　　效】祛风湿，舒筋活络。

---

❶ “利”通“痢”

【应　　用】①风寒湿痹，肢软麻木。②跌打损伤。

【用法用量】煎服，3～12g。外用，适量。

【使用注意】孕妇慎用。

【用药心得】

《本草拾遗》：主久患风痹，脚膝疼冷，皮肤不仁，气力衰弱。

《生草药性备要》：消肿，除风湿。浸酒饮，舒筋活络。其根治气结疼痛，损伤，金疮内伤，去痰止咳。

寻骨风《植物名实图考》

【性味归经】辛，苦，平。归肝经。

【功　　效】祛风湿，通络止痛。

【应　　用】①风湿痹证。②跌打损伤。

【用法用量】煎服，10～15g。外用，适量。

【用药心得】

《饮片新参》：散风痹，通络，治骨节痛。

《南京民间药草》：全草浸酒服，治筋骨痛及肚痛。

松节《名医别录》

【性味归经】苦、辛，温。归肝、肾经。

【功　　效】祛风湿，通络止痛。

【应　　用】①风寒湿痹。②跌打损伤。

【用法用量】煎服，10～15g。外用，适量。

【使用注意】阴虚血燥者慎服。

【用药心得】

《名医别录》：主百节久风，风虚，脚痹疼痛。

《日华子本草》：治脚软骨节风。

《本草衍义补遗》：炒焦治骨间病，能燥血中之湿。

海风藤《本草再新》

【性味归经】辛、苦，微温。归肝经。

【功　　效】祛风湿，通络止痛。

【应　　用】①风寒湿痹。②跌打损伤。

【用法用量】煎服，6～12g。外用，适量。

【用药心得】

《开宝本草》：主风血，补衰老，起阳，强腰脚，除痹，变白，逐冷气，排风邪。亦煮汁服，亦浸酒服，冬月用之。

《本草图经》：治腰痛。

《滇南本草》：治寒湿痹伤筋，祛风，筋骨疼痛，利小便及茎中痛，热淋初起，利小便急速。

《纲目》：煮汁服，治上气咳嗽。

青风藤《本草纲目》

【性味归经】苦、辛，平。归肝、脾经。

【功　　效】祛风湿，通经络，利小便。

【应　　用】①风湿痹证。②水肿，脚气。

【用法用量】煎服，6～12g。外用，适量。

【用药心得】

《本草图经》：治风。

《纲目》：治风湿流注，历节鹤膝，麻痹瘙痒，损伤疮肿，入酒药中用。

《浙江天目山药植志》：行水利尿，泻下焦血分湿热。治风水肿，脚气，风湿关节疼痛，口眼歪斜，痈肿恶疮。

丁公藤《中国药典》

【性味归经】辛，温。有小毒。归肝、脾、胃经。

【功　　效】祛风湿，消肿止痛。

【应　　用】①风湿痹痛，半身不遂。②跌打损伤。

【用法用量】煎服，3～6g；或配制酒剂，内服或外搽。

【使用注意】本品有强烈的发汗作用，虚弱者慎用，孕妇忌服。

【用药心得】

广州空军《常用中草药手册》：解表发汗，驱风湿，除痹痛，消肿止痛。治风湿痹痛，半身不遂，跌打肿痛。

昆明山海棠《滇南本草》

【性味归经】苦、辛，温。有大毒。归肝、脾、肾经。

【功　　效】祛风湿，祛瘀通络，续筋接骨。

【应　　用】①风湿痹证。②跌打损伤，骨折。

【用法用量】煎服，根6～15g，茎枝20～30g，宜先煎。或酒浸服。外用，适量。

【使用注意】孕妇及体弱者忌服。

【用药心得】

《本草纲目》：因其花红，而性热如火。故名火把花。因药性毒烈而名断肠草。

《云南中草药》：本品有剧毒，不可多服。忌酸、冷、鱼腥、豆类。中毒可用茶叶煎水服解救。

《中国民族药志》：忌食牛、羊肉、蛋类。

雪上一枝蒿《科学的民间药草》

【性味归经】苦、辛，温。有大毒。归肝经。

【功　　效】祛风湿，活血止痛。

【应　　用】①疼痛证。②疮疡肿毒，虫蛇咬伤。

【用法用量】研末服，0.02～0.04g。外用，适量。

【使用注意】内服须经并严格控制剂量，孕妇、老弱、小儿及心脏病、溃疡病患者忌服。

【用药心得】

《全国中草药汇编》消炎止痛，祛风除湿。用于跌打损伤，风湿骨痛，牙痛；外用治骨折，扭伤，疮疡肿毒。

路路通《本草纲目拾遗》

【性味归经】又称枫果。苦，平。归肝、肾经。

【功　　效】祛风活络，利水，通经。

【应　　用】①风湿痹痛，中风半身不遂。②跌打损伤。③水肿。④经行不畅，闭经。⑤乳少，乳汁不通。

【用法用量】煎服，5～9g。外用，适量。

【使用注意】月经量过多及孕妇忌服。

【用药心得】

《本草纲目拾遗》：枫果，树似白杨，内圆如蜂窝，即路路通。其性大能通行十二经穴，故《救生苦海》治水肿胀用之，以其能搜逐伏水也。

《岭南采药录》：治风湿流注疼痛及痈疽肿毒。

二、祛风湿热药

秦艽《神农本草经》

【性味归经】辛、苦，平。归胃、肝、胆经。

【功　　效】祛风湿，通络止痛，退虚热，清湿热。

【应　　用】①风湿痹证。②中风不遂。③骨蒸潮热，疳积发热。④湿热黄疸。

【用法用量】煎服，3～9g。

【用药心得】

《本草纲目》：秦艽，手足不遂，黄疸，烦渴之病须之，取其去阳明之湿热也。阳明有湿，则身体酸疼烦热，有热则日晡潮热骨蒸。

《本草经疏》：秦艽，苦能泄，辛能散，微温能通利，故主寒热邪气，寒湿风痹，肢节痛，下水，利小便。性能祛风除湿，故《别录》疗风无问久新，及通身挛急。能燥湿散热结，故《日华子》治骨蒸及疳热；甄权治酒疸解酒毒；元素除阳明风湿，及手足不遂，肠风泻血，养血荣筋；好古泄热，益胆气。咸以其除湿散结，清肠胃之功也。

防己《神农本草经》

【性味归经】苦、辛，寒。归膀胱、肺经。

【功　　效】祛风湿，止痛，利水消肿。

【应　　用】①风湿痹证。②水肿，小便不利，脚气。③湿疹疮毒。

【用法用量】煎服，4.5～9g。

【使用注意】本品大苦大寒易伤胃气，胃纳不佳及阴虚体弱者慎服。

【用药心得】

《医学起源》：去下焦湿肿与痛，并泄膀胱火邪，必用汉防己、草龙胆为君，黄柏、知母、甘草佐之。

《兰室秘藏》：《本草》十剂云，通可去滞，通草、防己之属是也。夫防己大苦寒，能泄血中湿热，通其滞塞，亦能泻大便，补阴泻阳……至于十二经有湿热壅塞不通及下注脚气，除膀胱积热，而庇其基本，非此药不可，真行经之仙药，无可代之者。若夫饮食劳倦，阴虚生内热，元气谷食已亏，以防己泄大便，则重亡其血，此不可用一；如人大渴引饮，是热在上焦肺经气分，宜渗泄，而防己乃下焦血分药，此不可用二也；外伤风寒，邪传肺经，气分湿热而小便黄赤，乃至不通，此上焦气病，禁用血药，此不可用三也。大抵上焦湿热者皆不可用；下焦湿热流入十二经，致二阴不通者，然后审而用之。

【鉴别用药】汉防己与木防己均有祛风湿、利水之功。但汉防己偏于利水消肿，木防己偏于祛风湿止痛；若症偏于下部，湿重于风者，多用汉防己；症偏于上部，风重于湿者，多用木防己。

桑枝《本草图经》

【性味归经】微苦，平。归肝经。

【功　　效】祛风湿，利关节。

【应　　用】风湿痹证。

【用法用量】煎服，9～15g。外用，适量。

【用药心得】

《本草撮要》：桑枝，功专去风湿拘挛，得桂枝治肩臂痹痛；得槐枝、柳枝、桃枝洗遍身痒。

豨莶草《新修本草》

【性味归经】辛、苦，寒。归肝、肾经。

【功　　效】祛风湿，利关节，解毒。

【应　　用】①风湿痹痛，中风半身不遂。②风疹，湿疮，疮痈。

【用法用量】煎服，9～12g。外用，适量。治风湿痹痛、半身不遂宜制用，治风疹湿疮、疮痈宜生用。

【用药心得】

《本草拾遗》：主久疟、痰饮，生捣绞汁服，得吐出痰；亦碎敷蜘蛛咬、虫蚕咬、蠼螋溺疮。

《本草蒙筌》：疗暴中风行邪，口眼喎斜者立效；治久渗湿痹，腰脚酸痛者殊功。

《本草纲目》：治肝肾风气，四肢麻痹，骨痛膝弱，风湿诸疮。

【鉴别用药】豨莶草能祛风湿，通经络，利关节。生用性寒，善清热解毒，化湿热，除风痒，故宜于风湿热痹，关节红肿热痛以及湿热疮疡、风疹、湿毒瘙痒等证；酒蒸制后转为甘温，祛风除湿之中寓有补益肝肾之功，故可用于风湿四肢麻痹，筋骨疼痛，腰膝酸软及中风半身不遂等证，但单用作用缓慢，久服方效。

臭梧桐《本草图经》

【性味归经】辛、苦、甘，凉。归肝经。

【功　　效】祛风湿，通经络，平肝。

【应　　用】①风湿痹证。②风疹，湿疮。③肝阳上亢，头痛眩晕。

【用法用量】煎服，5～15g；研末服，每次3g。外用，适量。用于高血压病时不宜久煎。

【用药心得】

《本草纲目拾遗》：洗鹅掌风，一切疮疥，煎汤洗汗斑，湿火腿肿久不愈者，同菴闾子浸酒服。并能治一切风湿，止痔肿，煎涌服，治臁疮，捣烂作饼，加桐油贴。

《岭南采药录》：治一切痈疽，捣烂罨之。

海桐皮《海药本草》

【性味归经】苦、辛，平。归肝经。

【功　　效】祛风湿，通络止痛，杀虫止痒。

【应　　用】①风湿痹证。②疥癣，湿疹。

【用法用量】煎服，5～15g；或酒浸服。外用，适量。

【用药心得】

《本草求真》：海桐皮，能入肝经血分，祛风除湿，及行经络，以达病所。用者须审病自外至则可。若风自内成，未可妄用，须随症酌治可耳。

《日华子本草》：治血脉麻痹疼痛，及煎洗目赤。

络石藤《神农本草经》

【性味归经】苦，微寒。归心、肝、肾经。

【功　　效】祛风通络，凉血消肿。

【应　　用】①风湿热痹。②喉痹，痈肿。③跌扑损伤。

【用法用量】煎服，6～12g。外用，适量，鲜品捣敷。

【用药心得】

《唐本草》：疗产后血结。蝮蛇疮，绞取汁洗之，服汁亦去蛇毒心闷；刀斧伤诸疮，封之。

《本草纲目》：络石，气味平和，其功主筋骨关节风热痈肿，变白耐老，即医家鲜知用者，岂以其近贱而忽之耶。服之当浸酒耳。

《得配本草》：络石，配射干、山栀，治毒气攻喉。配参、苓、龙骨，治白浊已甚。

【鉴别用药】络石藤与海风藤均能祛风通络，常用于风湿所致的关节屈伸不利，筋脉拘挛及跌打损伤。但海风藤性微温，适用于风寒湿痹，肢节疼痛，筋脉拘挛，屈伸不利者；络石藤性微寒，尤宜于风湿热痹，筋脉拘挛，腰膝酸痛者。

雷公藤《本草纲目拾遗》

【性味归经】苦、辛，寒。有大毒。归肝、肾经。

【功　　效】祛风湿，活血通络，消肿止痛，杀虫解毒。

【应　　用】①风湿顽痹。②麻风、顽癣、湿疹、疥疮、皮炎、皮疹。③疔疮肿毒。

【用法用量】煎汤，10～25g（带根皮者减量），文火煎1～2h；研粉，每日1.5～4.5g。外用，适量。

【使用注意】内脏有器质性病变及白细胞减少者慎服；孕妇忌用。

【用药心得】

《中国药用植物志》：舒筋活血，祛风除湿。主治风湿性关节炎，跌打损伤。

《湖南药物志》：杀虫，消炎，解毒。

老鹳草《救荒本草》

【性味归经】辛、苦，平。归肝、肾、脾经。

【功　　效】祛风湿，通经络，清热毒，止泻痢。

【应　　用】①风湿痹证。②泄泻痢疾。③疮疡。

【用法用量】煎服，9～15g；或熬膏、酒浸服。外用，适量。

【用药心得】

《本经》：主大热，恶疮，痈疽，浸淫，赤熛，皮肤赤，身热。

《药性论》：治瘰疬鼠漏，寒热时节来往。

《唐本草》：捣敷热肿丹毒。

《日华子本草》：以盐挪贴，消肿毒并风疹疥癣。

穿山龙《东北药用植物志》

【性味归经】苦，微寒。归肝、肺经。

【功　　效】祛风湿，活血通络，清肺化痰。

【应　　用】①风湿痹证。②痰热咳喘。

【用法用量】煎服，10～15g；或酒浸服。外用，适量。

【用药心得】

《东北药植志》：舒筋活血，治腰腿疼痛，筋骨麻木。

《山东中药》：治风寒湿痹。

《陕西植药调查》：制疟，止疼，消肿。

《陕西中草药》：治咳嗽，风湿性关节炎，大骨节病关节痛，消化不良，疟疾，跌打损伤，痈肿恶疮。

丝瓜络《本草纲目》

【性味归经】甘，平。归肺、胃、肝经。

【功　　效】祛风，通络，活血。

【应　　用】①风湿痹证。②胸胁胀痛。③乳汁不通，乳痈。

【用法用量】煎服，4.5～9g。外用，适量。

【用药心得】

《本草便读》：丝瓜络，入经络，解邪热。热除则风去，络中津液不致结合而为痰，变成肿毒诸症，故云解毒耳。

《医林纂要》：凉血渗血，通经络，托痘毒。

《本草再新》：通经络，和血脉，化痰顺气。

三、祛风湿强筋骨药

五加皮《神农本草经》

【性味归经】辛、苦，温。归肝、肾经。

【功　　效】祛风湿，补肝肾，强筋骨，利水。

【应　　用】①风湿痹证。②筋骨痿软，小儿行迟，体虚乏力。③水肿，脚气。

【用法用量】煎服，4.5～9g；或酒浸、入丸、散剂服。

【用药心得】

《本经》：主心腹疝气，腹痛，益气疗躄，小儿不能行，疽疮阴蚀。

《本草经疏》：五加皮，观《本经》所主诸证，皆因风寒湿邪伤于（足少阴、厥阴）二经之故，而湿气尤为最也。《经》云，伤于湿者，下先受之。又云，地之湿气，感则害人皮肉筋脉。肝肾居下而主筋骨，故风寒湿之邪，多自二经先受，此药辛能散风，温能除寒，苦能燥湿，二脏得其气而诸证悉瘳矣。又湿气浸淫，则五脏筋脉缓纵；湿气留中，则虚羸气乏。湿邪既去，则中焦治而筋骨自坚，气日益而中自补也。其主益精强志者，肾藏精与志也。

《别录》：疗男子阴痿，囊下湿，小便余沥，女人阴痒及腰脊痛，两脚疼痹风弱，五缓虚羸，补中益精，坚筋骨，强志意。

桑寄生《神农本草经》

【性味归经】苦、甘，平。归肝、肾经。

【功　　效】祛风湿，补肝肾，强筋骨，安胎。

【应　　用】①风湿痹证。②崩漏经多，妊娠漏血，胎动不安。

【用法用量】煎服，9～15g。

【用药心得】

《本经逢原》：寄生得桑之余气而生，性专祛风逐湿，通调血脉，故《本经》取治妇人腰痛，小儿背强等病，血脉通调而肌肤眉须皆受其荫，即有痈肿，亦得消散矣。

《本经》：主腰痛，小儿背强，痈肿，安胎，充肌肤，坚发、齿，长须眉。

《药性论》：能令胎牢固，主怀妊漏血不止。

《日华子本草》：助筋骨，益血脉。

狗脊《神农本草经》

【性味归经】苦、甘，温。归肝、肾经。

【功　　效】祛风湿，补肝肾，强腰膝。

【应　　用】①风湿痹证。②腰膝酸软，下肢无力。③遗尿，白带过多。

【用法用量】煎服，6～12g。

【使用注意】肾虚有热，小便不利，或短涩黄赤者慎服。

【用药心得】

《神农本草经》：主腰背强，机关缓急，周痹寒湿，膝痛。颇利老人。

《名医别录》：疗失溺不节，男子脚弱腰痛，风邪淋露，少气目眩，坚脊，利俯仰，女子伤中，关节重。

《药性论》：治男子女人毒风软脚，邪气湿痹，肾气虚弱，补益男子，续筋骨。

千年健《本草纲目拾遗》

【性味归经】苦、辛，温。归肝、肾经。

【功　　效】祛风湿，强筋骨。

【应　　用】风寒湿痹。

【用法用量】煎服，4.5～9g；或酒浸服。

【使用注意】阴虚内热者慎服。

【用药心得】

《本草正义》：千年健，今恒用之于宣通经络，祛风逐痹，颇有应验。盖气味皆厚，亦辛温走窜之作用也。

《柑园小识》：可入药酒，风气痛老人最宜。

《纲目拾遗》：壮筋骨，浸酒；止胃痛，酒磨服。

雪莲花《本草纲目拾遗》

【性味归经】甘、微苦，温。归肝、肾经。

【功　　效】祛风湿，强筋骨，补肾阳，调经止血。

【应　　用】①风湿痹证。②阳痿。③月经不调，经闭痛经，崩漏带下。

【用法用量】煎服，6～12g。外用，适量。

【使用注意】孕妇忌服。

【用药心得】

《本草拾遗》：主野鸡瘘疮。

《四川中药志》：除寒痰水饮，壮阳，补血，温暖子宫。治男子阳痿，女子月经不调及崩带。

鹿衔草《滇南本草》

【性味归经】甘、苦，温。归肝、肾经。

【功　　效】祛风湿，强筋骨，止血。

【应　　用】①风湿痹证。②月经过多，崩漏，咯血，外伤出血。③久咳劳嗽。

【用法用量】煎服，9～15g。外用，适量。

【用药心得】

《滇南本草》：治筋骨疼痛、痰火之症，煎点水酒服。

《植物名实图考》：治吐血，通经，强筋，健骨，补腰肾，生津液。

《中国药植志》：治虚痨，止咳。

石楠叶《神农本草经》

【性味归经】辛、苦，平。有小毒。归肝、肾经。

【功　　效】祛风湿，通经络，益肾气。

【应　　用】①风湿痹证。②头风头痛。③风疹瘙痒。

【用法用量】煎服，10～15g。外用，适量。

【用药心得】

《神农本草经》：养肾气，内伤阴衰，利筋骨皮毛。

《名医别录》：疗脚弱，五脏邪气，除热。

第九章　化湿药

藿香《名医别录》

【性味归经】辛，微温。归脾、胃、肺经。

【功　　效】化湿，止呕，解暑。

【应　　用】①湿阻中焦。②呕吐。③暑湿、湿温。

【用法用量】煎服，5～10g。鲜品加倍。

【使用注意】阴虚血燥者不宜用。

【用药心得】

《药品化义》：藿香，其气芳香，善行胃气，以此调中，治呕吐霍乱，以此快气，除秽恶痞闷。且香能和合五脏，若脾胃不和，用之助胃而进饮食，有醒脾开胃之功。辛能通利九窍，若岚瘴时疫用之，不使外邪内侵，有主持正气之力。凡诸气药，独此体轻性温，大能卫气，专养肺胃。但叶属阳，为发生之物，其性锐而香散，不宜多服。

《别录》：疗风水毒肿，去恶气，疗霍乱、心痛。

《本草图经》：治脾胃吐逆，为最要之药。

《珍珠囊》：补卫气，益胃气，进饮食，又治吐逆霍乱。

佩兰《神农本草经》

【性味归经】辛，平。归脾、胃、肺经。

【功　　效】化湿，解暑。

【应　　用】①湿阻中焦。②暑湿、湿温。

【用法用量】煎服，5～10g。鲜品加倍。

【用药心得】

《本草经疏》：肺主气，肺气郁结，则上窍闭而下窍不通，胃主纳水谷，胃气郁滞，则水谷不以时化而为痰癖，兰草辛平能散结滞，芬芳能除秽恶，则上来诸证自瘳，大都开胃除恶，清肺消痰，散郁结之圣药也。

《开宝本草》煮水以浴，疗风。

苍术《神农本草经》

【性味归经】辛，苦，温。归脾、胃、肝经。

【功　　效】燥湿健脾，祛风散寒。

【应　　用】①湿阻中焦证。②风湿痹证。③风寒挟湿表证。

【用法用量】煎服，5～10g。

【使用注意】阴虚内热，气虚多汗者忌用。

【用药心得】

《丹溪心法》：苍术治湿，上、中、下皆有可用；又能总解诸郁，痰、火、湿、食、气、血六郁，皆因传化失常，不得升降，病在中焦，故药必兼升降，将欲开之，必先降之，将欲降之，必先升之，故苍术为足阳明经药，气味辛烈，强胃健脾，发谷之气，能径入诸药，疏泄阳明之湿，通行敛涩，香附乃阴中快气之药，下气最速，一升一降，故郁散而平。

《本草纲目》：张仲景辟一切恶气，用赤术同猪蹄甲烧烟，陶隐居亦言术能除恶气，弭灾诊，故今病疫及岁旦，人家往往烧苍术以辟邪气。

【鉴别用药】苍术、藿香、佩兰均为芳香化湿药，具有化湿之力，用于湿阻中焦证。但苍术苦温燥烈，可燥湿健脾，不仅适用于湿阻中焦，亦可用于其他湿邪泛滥之症；而藿香、佩兰性微温或平，以化湿醒脾为主，多用于湿邪困脾之症。

厚朴《神农本草经》

【性味归经】苦、辛，温。归脾、胃、肺、大肠经。

【功　　效】燥湿消痰，下气除满。

【应　　用】①湿阻中焦，脘腹胀满。②食积气滞，腹胀便秘。③痰饮喘咳。

【用法用量】煎服，3～10g。或入丸、散剂。

【使用注意】本品辛苦温燥湿，易耗气伤津，故气虚津亏者及孕妇当慎用。

【用药心得】

《兰室秘藏》：厚朴，苦能下气，故泄实满；温能益气，故能散湿满。

《丹溪心法》：厚朴，气药也。温而能散，消胃中之实也。厚朴能治腹胀，因其味辛以提其气。

《医学衷中参西录》：厚朴，治胃气上逆，恶心呕哕，胃气郁结胀满疼痛，为温中下气之要药。为其性温味又兼辛，其力不但下行，又能上升外达，故《本经》谓其主中风、伤寒头痛，《金匮》厚朴麻黄汤用治咳而脉浮。与橘、夏并用，善除湿满；与姜、术并用，善开寒痰凝结；与硝、黄并用，善通大便燥结；与乌药并用，善治小便因寒白浊。味之辛者，又能入肺以治外感咳逆；且能入肝，平肝之横恣，以愈胁下掀疼。兼入血分，甄权谓其破宿血，古方治月闭亦有单用立者。诸家多谓其误服能脱元气，独叶香岩谓多用则破气，少用则通阳，诚为确当之论。

【鉴别用药】厚朴、苍术均为化湿药，性能辛苦温，具有燥湿之功，常相须为用，治疗湿阻中焦之证。但厚朴以苦味为重，苦降下气消积除胀满，又下气消痰平喘，既可除无形之湿药，又可消有形之实满，为消除胀满的要药；而苍术辛散温燥为主，为治湿阻中焦之要药，又可祛风湿。

砂仁《药性论》

【性味归经】辛，温。归脾、胃、肾经。

【功　　效】化湿行气，温中止泻，安胎。

【应　　用】①湿阻中焦及脾胃气滞证。②脾胃虚寒吐泻。③气滞妊娠恶阻及胎动不安。

【用法用量】煎服，3～6g，入汤剂宜后下。

【使用注意】阴虚血燥者慎用。

【用药心得】

《珍珠囊》：治脾胃气结滞不散。

《汤液本草》：缩砂，与白檀、豆蔻为使则入肺，与人参、益智为使则入脾，与黄柏、茯苓为使则入肾，与赤、白石脂为使则入大、小肠。

白豆蔻《名医别录》

【性味归经】辛，温。归肺、脾、胃经。

【功　　效】化湿行气，温中止呕。

【应　　用】①湿阻中焦及脾胃气滞证。②呕吐。

【用法用量】煎服，3～6g，入汤剂宜后下。

【使用注意】阴虚血燥者慎用。

【用药心得】

《本草经疏》：白豆蔻，主积冷气及伤冷吐逆，因寒反胃。暖能消物，故又主消谷；温能通行，故主下气。东垣用以散肺中滞气，宽膈进食，去白睛翳膜，散滞之功也。

《本草通玄》：白豆蔻，其功全在芳香之气，一经火炒，便减功力；即入汤液，但当研细，待诸药煎好，乘沸点服尤妙。

【鉴别用药】豆蔻、砂仁同为化湿药，具有化湿行气，温中止呕、止泻之功，常相须为用，用治湿阻中焦及脾胃气滞证。但豆蔻化湿行气之力偏中上焦，而砂仁偏中下焦。故豆蔻临床上可用于湿温痞闷，温中偏胃而善止呕；砂仁化湿行气力略胜，温中重在脾而善止泻。

草豆蔻《雷公炮制论》

【性味归经】辛，温。归脾、胃经。

【功　　效】燥湿行气，温中止呕。

【应　　用】①寒湿中阻证。②寒湿呕吐。

【用法用量】煎服，3～6g。入散剂较佳。入汤剂宜后下。

【使用注意】阴虚血燥者慎用。

【用药心得】

《本草纲目》：豆蔻治病，取其辛热浮散，能入太阴、阳明，除寒燥湿，开郁化食之力而已。南地卑下，山岚烟瘴，饮啖酸咸，脾胃常多寒湿郁滞之病，故食料必用，与之相宜。然过多亦能助脾热，伤肺损目。

《开宝本草》：下气，止霍乱。

草果《饮膳正要》

【性味归经】辛，温。归脾、胃经。

【功　　效】燥湿温中，除痰截疟。

【应　　用】①寒湿中阻证。②疟疾。

【用法用量】煎服，3～6g。

使用用量：阴虚血燥者慎用。

【用药心得】

《本草纲目》：草果，与知母同用，治瘴疟寒热，取其一阴一阳无偏胜之害，盖草果治太阴独胜之寒，知母治阳明独胜之火也。

《本草求真》：草果与草豆蔻，诸书皆载气味相同，功效无别，服之皆能温胃逐寒。然此气味浮散，凡冒巅雾不正瘴疟，服之直入病所而皆有效。

第十章　利水渗湿药

一、利水消肿药

茯苓《神农本草经》

【性味归经】甘、淡，平。归心、脾、肾经。

【功　　效】利水消肿，渗湿，健脾，宁心。

【应　　用】①水肿。②痰饮。③脾虚泄泻。④心悸，失眠。

【用法用量】煎服，9～15g。

【使用注意】虚寒精滑者忌服。

【用药心得】

《名医别录》：茯苓，白色者补，赤色者利。

《汤液本草》：茯苓，伐肾邪，小便多能止之，小便涩能利之，与车前子相似，虽利小便而不走气。酒浸与光明朱砂同用，能秘真。

《本草衍义补遗》：茯苓，仲景利小便多用之，此治暴新病之要药也，若阴虚者，恐未为宜。

《医学启源》：除湿，利腰脐间血，和中益气为主。治溺黄或赤而不利。《主治秘诀》云，止泻，除虚热，开腠理，生津液。

王好古：泻膀胱，益脾胃。治肾积奔豚。

薏苡仁《神农本草经》

【性味归经】甘、淡，凉。归脾、胃、肺经。

【功　　效】利水消肿，渗湿，健脾，除痹，清热排脓。

【应　　用】①水肿，小便不利，脚气。②脾虚泄泻。③湿痹拘挛。④肺痈，肠痈。

【用法用量】煎服，9～30g。清利湿热宜生用，健脾止泻宜炒用。

【使用注意】津液不足者慎用。

【用药心得】

《本草正》：薏苡仁，味甘淡，气微凉，性微降而渗，故能去湿利水，以其渗湿，故能利关节，除脚气，治痿弱拘挛湿痹，消水肿疼痛，利小便热淋，亦杀蛔虫。以其微降，故亦治咳嗽唾脓，利膈开胃。以其性凉，故能清热，止烦渴、上气。但其功力甚缓，用为佐使宜倍。

《本草述》：薏苡仁，除湿而不如二术助燥，清热而不如芩、连辈损阴，益气而不如参、术辈犹滋湿热，诚为益中气要药。然其味淡，其力缓，如不合群以济，厚集以投，冀其奏的然之效也能乎哉？

【鉴别用药】薏苡仁与茯苓：功能相近，均利水消肿，渗湿，健脾。然薏苡仁性凉而清热，排脓消痈，又擅除痹。茯苓性平，且补益心脾，宁心安神。

猪苓《神农本草经》

【性味归经】甘、淡，平。归肾、膀胱经。

【功　　效】利水消肿，渗湿。

【应　　用】水肿，小便不利，泄泻。

【用法用量】煎服，6～12g。

【用药心得】

《本草汇言》：猪苓，渗湿气，利水道，分解阴阳之的药也。此药味甘淡微苦，苦虽下降，而甘淡又能渗利走散，升而能降，降而能升，故善开腠理，分理表阳里阴之气而利小便，故前古主痃疟。甄氏方主伤寒瘟疫大热，能发汗逐邪，此分利表阳之气于外也。张氏方主腹满肿胀急痛，疟痢瘴泻，此分利里阴之气于内也。张仲景治太阳病脉浮、发热、消渴而小便不利者，用五苓散，以止其吐；冬时寒嗽，兼寒热如疟状者，名为痰风，用五苓散以定其嗽。此三法俱重在猪苓，开达腠理，分利阴阳之妙用也。

《本草述》：方书有云，湿在脾胃者，必用猪苓、泽泻以分理之也。按猪苓从阳畅阴，洁古所谓升而微降者是，阳也；泽泻从阴达阳，洁古所谓沉而降者是，阴也。二味乃合为分理阴阳。

《珍珠囊》：渗泄，止渴，又治淋肿。

《医学启源》：大燥除湿。

《主治秘要》云，去心悸。

【鉴别用药】猪苓与茯苓：均利水消肿，渗湿，用治水肿，小便不利等证。然猪苓利水作用较强，无补益之功。而茯苓性平和，能补能利，既善渗泄水湿，又能健脾宁心。

泽泻《神农本草经》

【性味归经】甘，寒。归肾、膀胱经。

【功　　效】利水消肿，渗湿，泄热。

【应　　用】①水肿，小便不利，泄泻。②淋证，遗精。

【用法用量】煎服，5～10g。

【用药心得】

《本草蒙筌》：泽泻，多服虽则目昏，暴服亦能明目，其义何也？盖泻伏水，去留垢，故明目；小便利，肾气虚，故目昏。二者不可不知。

冬瓜皮《开宝本草》

【性味归经】甘，凉。归脾、小肠经。

【功　　效】利水消肿，清热解暑。

【应　　用】①水肿。②暑热证。

【用法用量】煎服，15～30g。

【用药心得】

《本草图经》：功用与冬瓜等。

《滇南本草》：止渴，消痰，利小便。治中风。

《纲目》：主驴马汗入疮肿痛，阴干为末涂之，又主折伤损痛。

玉米须《滇南本草》

【性味归经】甘，平。归膀胱、肝、胆经。

【功　　效】利水消肿，利湿退黄。

【应　　用】①水肿。②黄疸。

【用法用量】煎服，30～60g。鲜者加倍。

【用药心得】

《滇南本草》：宽肠下气。治妇人乳结，乳汁不通，红肿疼痛，怕冷发热，头痛体困。

《岭南采药录》：和猪肉煎汤治糖尿病。又治小便淋沥[1]砂石，苦痛不可忍，煎汤频服。

《现代实用中药》：为利尿药，对肾脏病、浮肿性疾患、糖尿病等有效。又为胆囊炎、胆石、肝炎性黄疸等的有效药。

葫芦《日华子本草》

【性味归经】甘，平。归肺、肾经。

【功　　效】利水消肿。

【应　　用】水肿。

【用法用量】煎服，15～30g。鲜者加倍。

【用药心得】

《滇南本草》：利水道，通淋，除心肺烦热。

《本草再新》：利水，治腹胀，黄疸。

香加皮《中药志》

【性味归经】辛、苦，温。有毒。归肝、肾、心经。

【功　　效】利水消肿，祛风湿，强筋骨。

【应　　用】①水肿，小便不利。②风湿痹证。

【用法用量】煎服，3～6g。浸酒或入丸、散剂，酌量。

【使用注意】本品有毒，服用不宜过量。

---

[1] “淋沥”通“淋漓”

【用药心得】

《四川中药志》：镇痛，除风湿。治风寒湿痹，脚膝拘挛，筋骨疼痛。

《陕甘宁青中草药选》：祛风湿，壮筋骨，强腰膝。

【鉴别用药】五加科植物细柱五加的根皮，为五加皮，习称“南五加皮”。萝藦科植物杠柳的根皮，为香加皮，习称“北五加皮”。两者均能祛风湿，强筋骨。但南、北五加皮，科属不同，功效也有不同。南五加皮无毒，祛风湿、补肝肾，强筋骨作用较好；北五加皮有强心利尿作用，有毒，故两药临床不可混用。

枳椇子《新修本草》

【性味归经】甘、酸，平。归脾经。

【功　　效】利水消肿，解酒毒。

【应　　用】①水肿证。②酒醉。

【用法用量】煎服，10～15g。

【用药心得】

《唐本草》：主头风，小腹拘急。

《本草拾遗》：止渴除烦，润五脏，利大小便，去膈上热，功用如蜜。

《滇南本草》：治一切左瘫右痪，风湿麻木，能解酒毒；或泡酒服之，亦能舒筋络。小儿服之，化虫，养脾。

《滇南本草图说》：补中益气。痰火闭结于胸中，用此可解。

泽漆《神农本草经》

【性味归经】辛、苦，微寒。有毒。归大肠、小肠、肺经。

【功　　效】利水消肿，化痰止咳，解毒散结。

【应　　用】①水肿证。②咳喘证。③瘰疬，癣疮。

【用法用量】煎服，5～10g。外用适量。

【使用注意】本品苦寒降泄，易伤脾胃，脾胃虚寒者及孕妇慎用。本品有毒，不宜过量或长期使用。

【用药心得】

《本草纲目》：泽漆利水，功类大戟，故人见其茎有白汁，遂误以为大戟，然大戟根苗皆有毒，泄人，而泽漆根硬不可用，苗亦无毒，可作菜食，而利丈夫阴气盛，不相侔也。

《长沙药解》：泽漆，苦寒之性，长于泄水，故能治痰饮阻格之咳。

《本经》：主皮肤热，大腹水气，四肢面目浮肿，丈夫阴气不足。

《名医别录》：利大小肠，明目。

蝼蛄《神农本草经》

【性味归经】咸，寒。归膀胱、大肠、小肠经。

【功　　效】利水消肿，通淋。

【应　　用】①水肿证。②淋证。

【用法用量】煎服，6～9g。研末服，每次3～5g。外用适量。

【使用注意】本品下行，通利之功较强，气虚体弱者及孕妇忌用。

【用药心得】

《本经》：主难产，出肉中刺，溃痈肿，下哽噎，解毒，除恶疮。

《日华子本草》：治恶疮，水肿，头面肿。

《纲目》：利大小便，通石淋，治瘰疬，骨鲠。

荠菜《千金方》

【性味归经】甘，凉。归肝、胃经。

【功　　效】利水消肿，明目，止血。

【应　　用】①水肿。②肝热目赤，目生翳膜。③血热出血证。

【用法用量】煎服，15～30g。鲜品加倍。外用适量。

【用药心得】

《名医别录》：主利肝气，和中。

《药性论》：烧灰（服），能治赤白痢。

《千金·食治》：杀诸毒。根，主目涩痛。

《日用本草》：凉肝明目。

二、利尿通淋药

车前子《神农本草经》

【性味归经】甘，微寒。归肝、肾、肺、小肠经。

【功　　效】利尿通淋，渗湿止泻，明目，祛痰。

【应　　用】①淋证，水肿。②泄泻。③目赤肿痛，目暗昏花，翳障。④痰热咳嗽。

【用法用量】煎服，9～15g。宜包煎。

【使用注意】肾虚遗滑者慎用。

【用药心得】

《医林纂要》：车前子，功用似泽泻，但彼专去肾之邪水，此则兼去脾之积湿；彼用根，专下部，此用子，兼润心肾。又甘能补，故古人谓其强阴益精。

滑石《神农本草经》

【性味归经】甘、淡，寒。归膀胱、肺、胃经。

【功　　效】利尿通淋，清热解暑，收湿敛疮。

【应　　用】①热淋，石淋，尿热涩痛。②暑湿，湿温。③湿疮，湿疹，痱子。

【用法用量】煎服，10～20g。宜包煎。外用适量。

【使用注意】脾虚、热病伤津及孕妇忌用。

【用药心得】

《医学衷中参西录》：因热小便不利者，滑石最为要药。若寒温外感诸证，上焦燥热，下焦滑泻无度，最为危险之候，可用滑石与生山药各两许，煎汤服之，则上能清热，下能止泻，莫不随手奏效。又：外感大热已退而阴亏脉数不能自复者，可于大滋真阴药中少加滑石，则外感余热不至为滋补之药逗留，仍可从小便泻出，则其病必易愈。若与甘草为末服之，善治受暑及热痢；若与赭石为末服之，善治因热吐血衄血；若其人蕴有湿热，周身漫肿，心腹膨胀，小便不利者，可用滑石与土狗研为散服之，小便通利，肿胀自消；至内伤阴虚作热，宜用六味地黄汤以滋阴者，亦可加滑石以代苓、泽，则退热较速。盖滑石虽为石类，而其质甚软，无论汤剂丸散，皆与脾胃相宜，故可加于六味汤中以代苓、泽。其渗湿之力，原可如苓、泽行熟地之滞泥，而其性凉于苓、泽，故又善佐滋阴之品以退热也。

《医学启源》：滑石，治前阴窍涩不利性沉重，能泄气上令下行，故曰滑则利窍，不与诸淡渗药同白者佳，捣细用。色红者服之令人淋。

木通《开宝本草》

【性味归经】苦，寒。有毒。归心、小肠、膀胱经。

【功　　效】利尿通淋，清心火，通经下乳。

【应　　用】①热淋涩痛，水肿。②口舌生疮，心烦尿赤。③经闭乳少。

【用法用量】煎服，3～6g。

【使用注意】本品有毒，故用量不宜过大，也不宜久服，肾功能不全者及孕妇忌服，内无湿热者、儿童与年老体弱者慎用。

【用药心得】

《用药法象》：《本草》十剂，通可去滞，通草、防己之属是也。夫防己大苦寒，能泻血中湿热之滞，又通大便、通草甘淡，利小便，专泻气滞也。肺受热邪，津液气化之原绝，则寒水断流，膀胱受湿热，癃闭约缩，小便不通，宜此治之。其症胸中烦热，口燥舌干，咽干大渴引饮，小便淋沥或闭塞不通，胫酸脚热，并宜通草主之。凡气味与之同者，茯苓、泽泻、灯草、猪苓、琥珀、瞿麦、车前子之类，皆可以渗湿利小便，泄其滞气也。木通下行，泄小肠火，利小便，与琥珀同功，无他药可比。

《本草经疏》：木通，《本经》主除脾胃寒热者，以其通气利湿热也。其曰通利九窍血脉关节，以其味淡渗而气芬芳也。令人不忘者，心主记，心家之热去，则心清而不忘矣。疗脾疸常欲眠，心烦哕者，脾家湿热壅盛则成疸，心脾之热不清，则昏昏欲眠而心烦哕，音声出于肺，肺家之湿热去，则肺金之气清而音声出矣。治耳聋者，泄肾家之湿火也。

通草《本草拾遗》

【性味归经】甘、淡，微寒。归肺、胃经。

【功　　效】利尿通淋，通气下乳。

【应　　用】①淋证，水肿。②产后乳汁不下。

【用法用量】煎服，6～12g。

【使用注意】孕妇慎用。

【用药心得】

《用药法象》：通草泻肺利小便，甘平以缓阴血也，与灯草同功，宜生用之。

《本草纲目》：通草，色白而气寒，味淡而体轻，故入太阴肺经，引热下降而利小便；入阳明胃经，通气上达而下乳汁；其气寒，降也，其味淡，开也。

《本草正义》：通草，其气味则李东垣《用药法象》谓甘淡无毒。案此甘字，非大甜之谓，实即淡字，如泉水、食米皆谓味甘之例。此物无气无味，以淡用事，故能通行经络，清热利水，性与木通相似，但无其苦，则泄降之力缓而无峻厉之弊，虽能通利，不甚伤阴，湿热之不甚者宜之。若热甚闭结之症，必不能及木通之捷效，东垣谓利阴窍，治五淋，除水肿癃，亦惟轻症乃能有功耳。又谓泻肺利小便，与灯草同功，盖皆色白而气味轻清，所以亦能上行，泄肺之热切，宣其上窍，则下窍自利，说亦可取。

瞿麦《神农本草经》

【性味归经】苦，寒。归心、小肠经。

【功　　效】利尿通淋，破血通经。

【应　　用】①淋证。②闭经，月经不调。

【用法用量】煎服，9～15g。

【使用注意】孕妇忌服。

【用药心得】

《本草经疏》：瞿麦，苦能破血，阴寒而降，能通利下窍而行小便，故主关格，癃结小便不通因于小肠热甚者。寒能散热，辛能散结，故决痈肿。除湿热，故明目去翳。辛寒破血，故破胎堕子而下闭血也。去肾家热，故云养肾气。逐膀胱邪逆者，亦泄湿热故也。湿热客中焦，则清浊不分而为为霍乱，通利湿热，则霍乱自解矣。

《本草正》：瞿麦，性滑利，能通小便，降阴火，除五淋，利血脉。兼凉药亦消眼目肿痛；兼血药则能通经破血下胎。凡下焦湿热疼痛诸病，皆可用之。

萹蓄《神农本草经》

【性味归经】苦，微寒。归膀胱经。

【功　　效】利尿通淋，杀虫止痒。

【应　　用】①淋证。②虫证，湿疹，阴痒。

【用法用量】煎服，9～15g。鲜者加倍。外用适量。

【使用注意】脾虚者慎用。

【用药心得】

《本经》：主浸淫，疥瘙疽痔，杀三虫。

《名医别录》：疗女子阴蚀。

《药性论》：主丹石毒发冲目肿痛，又敷热肿效。

《滇南本草》：利小便。治五淋白浊，热淋，瘀精涩闭关窍，并治妇人气郁，胃中湿热，或白带之症。

地肤子《神农本草经》

【性味归经】辛、苦，寒。归肾、膀胱经。

【功　　效】利尿通淋，清热利湿，止痒。

【应　　用】①淋证。②阴痒带下，风疹，湿疹。

【用法用量】煎服，9～15g。外用适量。

【用药心得】

《芷园臆草题药》：地肤之功，上治头而聪耳明目，下入膀胱而利水去疝，外去皮肤热气而令润泽。服之病去，必小水通长为外征也。

《本草述》：地肤之味，始微甘而后纯苦，且其气寒，应属清热之剂。每见用之者或假酒力，或不须酒。愚谓清热则酒可不用，如用之起阴达阳，则宜以火酒浸一日夜，于饭上蒸透，晒干以去其寒性，乃为得之。

《日华子本草》：治客热丹肿。

海金沙《嘉祐本草》

【性味归经】甘、咸，寒。归膀胱、小肠经。

【功　　效】利尿通淋，止痛。

【应　　用】淋证。

【用法用量】煎服，6～15g。宜包煎。

【使用注意】肾阴亏虚者慎服。

【用药心得】

《本草经疏》：海金沙，甘寒淡渗之药，故主通利小肠，得牙硝、栀子，皆咸寒苦寒之极，又得蓬砂之季，所以能治伤寒热狂大热，当利小便，此釜底抽薪之意也。淡能利窍，故治热淋、血淋、膏淋等病。

《本草述》：海金沙，方书但知其治血淋、膏淋、石淋等症，讵知其种种所患，皆本于湿土之气不能运化，而又有火以合之，乃结聚于水道有如是耳，岂可徒取责于行水之脏腑乎？试观东垣治脾湿方，更如续随子丸之亦治通身肿满、喘闷不快者，则可以思其功之所主，固不徒在行水之脏腑矣。

《江西草药》：清热解毒，利尿除湿。治肝炎，肾性水肿，皮肤湿疹，水痘，尿血，痄腮，风火牙痛，喉蛾，白喉，带状疱疹，小儿疳积。

石韦《神农本草经》

【性味归经】甘、苦，微寒。归肺、膀胱经。

【功　　效】利尿通淋，清肺止咳，凉血止血。

【应　　用】①淋证。②肺热咳喘。③血热出血。

【用法用量】煎服，6～12g。

【用药心得】

《本草崇原》：石韦，主治劳热邪气者，劳热在骨，邪气在皮，肺肾之所主也。五癃者，五液癃闭，小便不利也。石韦助肺肾之精气，上下相交，水精上濡，则上窍外窍皆通，肺气下化，则水道行而小便利矣。

《本经逢原》：石韦，其性寒利，故《本经》治劳热邪气，指劳力伤津，癃闭不通之热邪而言，非虚劳之谓。治妊娠转胞，同车前煎服。

《长沙药解》：石韦，清金泄热，利水开癃，《金匮》鳖甲煎丸用之治疟日久结为症瘕，以其泄水而消瘀也。

冬葵子《神农本草经》

【性味归经】甘、涩，凉。归大肠、小肠、膀胱经。

【功　　效】利尿通淋，下乳，润肠。

【应　　用】①淋证。②乳汁不通、乳房胀痛。③便秘。

【用法用量】煎服，3～9g。

【使用注意】本品寒润滑利，脾虚便溏者与孕妇慎用。

【用药心得】

《本草纲目》：葵，气味俱薄，淡滑为阳，故能利窍通乳，消肿滑胎也，其根叶与子，功用相同。通大便，消水气，滑胎，治痢。

《药性论》：治五淋，主奶肿，下乳汁。

《本草衍义》：患痈疖毒热内攻，未出脓者，水吞三、五枚，遂作窍，脓出。

灯心草《开宝本草》

【性味归经】甘、淡，微寒。归心、肺、小肠经。

【功　　效】利尿通淋，清心降火。

【应　　用】①淋证。②心烦失眠，口舌生疮。

【用法用量】煎服，1～3g。外用适量。

【用药心得】

《本草经疏》：灯心草，其质轻通，其性寒，味甘淡，故能通利小肠热气，下行从小便出，小肠为心之腑，故亦除心经热也。

《本草述》：灯心草，降心火，通气，为此味专长。心火降，则肺气下行而气通，故曰泻肺。心主血，火降气通，则血和而水源畅矣。小肠以下水分穴，下合膀胱水腑，使气化出焉，故主五淋，利阴窍。阴窍，肝所主也，肺气降则肝气和而阴窍利矣。其治喉痹最捷者，降心火，下肺气，和血散气之义也。

《本草衍义补遗》：治急喉痹，小儿夜啼。

萆薢《神农本草经》

【性味归经】苦，平。归肾、胃经。

【功　　效】利湿去浊，祛风除痹。

【应　　用】①膏淋，白浊。②风湿痹痛。

【用法用量】煎服，10～15g。

【使用注意】肾阴亏虚遗精滑泄者慎用。

【用药心得】

《本草通玄》：萆薢，胃与肝药也，搜风去湿，补肾强筋，主白浊茎中痛，阴痿失溺，恶疮。入肝搜风，故能理风与筋之病。入胃祛湿，故能理浊与疮之病。古人或称其摄溺之功，或称其逐水之效，何两说相悬耶？不知闭蛰封藏之本在肾，气强旺则收摄，而妄水亦无容藏之地，且善清胃家湿热，故能去浊分清也，杨氏萆薢分清饮，正合此意。

《药性论》：治冷风顽痹，腰脚不遂，手足惊掣，主男子腰痛久冷，是肾间有膀胱宿水。

《日华子本草》：治瘫缓软风，头旋目疾，补水藏，坚筋骨，益精明目，中风失音。

三、利湿退黄药

茵陈《神农本草经》

【性味归经】苦、辛，微寒。归脾、胃、肝、胆经。

【功　　效】利湿退黄，解毒疗疮。

【应　　用】①黄疸。②湿疮瘙痒。

【用法用量】煎服，6～15g。外用适量。煎汤熏洗。

【使用注意】蓄血发黄者及血虚萎黄者慎用。

【用药心得】

《汤液本草》：仲景茵陈栀子大黄汤，治湿热也；栀子檗皮汤，治燥热也；湿则泻之，燥则润之可也。此二药治阳黄也。韩祗和治阴黄用茵陈附子汤，大抵以茵陈为君主，佐以大黄、附子各随其寒热也。

《本草经疏》：茵陈，其主风湿寒热，邪气热结，黄疸，通身发黄，小便不利及头热，皆湿热在阳明、太阴所生病也。苦寒能燥湿除热，湿热去，则诸证自退矣，除湿散热结之要药也。

《本草拾遗》：通关节，去滞热，伤寒用之。

金钱草《本草纲目拾遗》

【性味归经】甘、咸，微寒。归肝、胆、肾、膀胱经。

【功　　效】利湿退黄，利尿通淋，解毒消肿

【应　　用】①湿热黄疸。②石淋，热淋。③痈肿疔疮、毒蛇咬伤。

【用法用量】煎服，15～60g。鲜品加倍。外用适量。

【用药心得】

《百草镜》：治跌打损伤，疟疾，产后惊风，肚痈，便毒，痔漏；擦鹅掌风；汁漱

牙疼。

王安卿《采药志》：发散头风风邪。治脑漏，白浊热淋，玉茎肿痛，捣汁冲酒吃。

《纲目拾遗》：去风散毒。煎汤洗一切疮疥。

虎杖《名医别录》

【性味归经】微苦，微寒。归肝、胆、肺经。

【功　　效】利湿退黄，清热解毒，散瘀止痛，化痰止咳。

【应　　用】①湿热黄疸，淋浊，带下。②水火烫伤，痈肿疮毒，毒蛇咬伤。③经闭，癥瘕，跌打损伤。④肺热咳嗽。

【用法用量】煎服，9～15g。外用适量。

【使用注意】孕妇忌服。

【用药心得】

《本草述》：虎杖之主治，其行血似与天名精类，其疗风似与王不留行类，第前哲多谓其最解暑毒，是则从血所生化之原以除结热，故手厥阴之血脏与足厥阴之风脏，其治如鼓应桴也。方书用以疗痉病者，同于诸清热之味，以其功用为切耳，然于他证用之亦鲜，何哉？方书用以治淋，即丹溪疗老人气血受伤之淋，亦以为要药，于补剂中用之矣。谓虚人服之有损者，与补剂并行，其庶几乎。

《名医别录》主通利月水，破留血症结。

《药性论》：治大热烦躁，止渴，利小便，压一切热毒。

地耳草《生草药性备要》

【性味归经】苦、甘，凉。归肝、胆经。

【功　　效】利湿退黄，清热解毒，活血消肿。

【应　　用】①黄疸。②痈肿。③跌打损伤。有活血消肿之功，用治跌打损伤瘀肿疼痛，单用或配骨碎补、乳香、没药等煎服，可同时用鲜品捣烂外敷。

【用法用量】煎服，15～30g。外用适量。

【用药心得】

《生草药性备要》：治酒病，消肿胀，敷大恶疮，理疳疮肿。

《质问本草》：涂火毒，消阳症结疽。

《分类草药性》：解一切蛇虫毒，清火，止泄泻，刀伤用良。

《岭南采药录》：去硝黄火毒，敷虾箝疮，理跌打、蛇伤。

《福建民间草药》：活血，破瘀，消肿，解毒。

垂盆草《本草纲目拾遗》

【性味归经】甘、淡、微酸，微寒。归心、肝、胆经。

【功　　效】利湿退黄，清热解毒。

【应　　用】①黄疸。②痈肿疮疡，喉痛，蛇伤，烫伤。

【用法用量】煎服，15～30g。鲜品250g。

【用药心得】

《上海常用中草药》治水火烫伤，痈肿疮疡，毒蛇咬伤：鲜垂盆草30～120g，洗净，捣汁服；外用鲜草适量，捣烂敷患处。方中垂盆草清热解毒，利水消肿，为君药。

鸡骨草《岭南采药录》

【性味归经】甘、微苦，凉。归肝、胃经。

【功　　效】利湿退黄，清热解毒，疏肝止痛。

【应　　用】①黄疸。②乳痈。本品有清热解毒之功，治疗乳痈，可用本品鲜叶捣烂外敷。③胁肋不舒，胃脘胀痛。

【用法用量】煎服，15～30g。

【用药心得】

《南宁市药物志》：消炎解毒。治传染性肝炎，跌打驳骨。叶，捣绒敷乳疮。

《中国药植图鉴》：治风湿骨痛，跌打瘀血内伤；并作清凉解热药。

《岭南草药志》：清郁热，舒肝，和脾，续折伤。

珍珠草《生草药性备要》

【性味归经】甘、苦，凉。归肝、肺经。

【功　　效】利湿退黄，清热解毒，明目，消积。

【应　　用】①湿热黄疸，泄痢，淋证。②疮疡肿毒，蛇犬咬伤。③目赤肿痛。④小儿疳积。

【用法用量】煎服，15～30g。鲜品30～60g。外用适量。

【使用注意】苦凉之品，阳虚体弱者慎用。

【用药心得】

《生草药性备要》：治小儿疳眼、疳积，煲肉食或煎水洗。治头上生疮仔成堆，痛痒难抵，煎水洗，研末开油搽亦可。

第十一章　温里药

附子《神农本草经》

【性味归经】辛、甘，大热。有毒。归心、肾、脾经。

【功　　效】回阳救逆，补火助阳，散寒止痛。

【应　　用】①亡阳证。②阳虚证。③寒痹证。

【用法用量】煎服，3～15g；本品有毒，宜先煎0.5～1h，至口尝无麻辣感为度。

【使用注意】孕妇及阴虚阳亢者忌用。反半夏、瓜蒌、贝母、白蔹、白及。生品外用，内服须。若内服过量，或、煎煮方法不当，可引起中毒。

【用药心得】

《本草衍义》：乌头、乌喙、天雄、附子、侧子凡五等，皆一物也，止以大小、长短、似象而名之。后世补虚寒，则须用附子，仍取其端平而圆大及半两以上者，其力全，不僭。风家即多用天雄，亦取其大者，以其尖角多热性，不肯就下，故取敷散也。此用乌头、附子之大略如此。余三等则量其材而用之。

《医学起源》：附子以白术为佐，乃除寒湿之圣药，湿药少加之引经。益火之原，以消阴翳，则便溺有节，乌、附是也。

《汤液本草》：附子，入手少阳三焦、命门之剂，浮中沉，无所不至，味辛大热，为阳中之阳，故行而不止，非若干姜止而不行也。非身表凉而四肢厥者不可僭用，如用之者以其治逆也。

《丹溪心法》：气虚热甚者，宜少用附子以行参、芪，肥人多湿，亦宜少加乌、附行经。《衍义》论附子有五等，同为一物，以其形命名而为用，至哉言矣，然犹未明也。仲景八味丸以附子为少阴向导，其补自是地黄为主，后世因以附子为补药误矣。附子之性走而不守，但取其健悍走下之性，以行地黄之滞，可致远尔。

干姜《神农本草经》

【性味归经】辛，热。归脾、胃、肾、心、肺经。

【功　　效】温中散寒，回阳通脉，温肺化饮。

【应　　用】①腹痛，呕吐，泄泻。②亡阳证。③寒饮喘咳。

【用法用量】煎服，3～10g。

【使用注意】本品辛热燥烈，阴虚内热、血热妄行者忌用。

【用药心得】

《珍珠囊》：干姜本辛，炮之稍苦，故止而不移，所以能治里寒，非若附子行而不止也。理中汤用之者，以其回阳也。

《用药法象》：干姜，生辛炮苦，阳也，生用逐寒邪而发表，炮则除胃冷而守中，多用之耗散元气，辛以散之，是壮火食气故也，须以生甘草缓之。辛热以散里寒，同五味子用以温肺，同人参用以温胃也。

《别录》：治寒冷腹痛，中恶、霍乱、胀满，风邪诸毒，皮肤间结气，止唾血。

《药性论》：治腰肾中疼冷，冷气，破血，去风，通四肢关节，开五脏六腑，去风毒冷痹，夜多小便。治嗽，主温中，霍乱不止，腹痛，消胀满冷痢，治血闭。病人虚而冷，宜加用之。

肉桂《神农本草经》

【性味归经】辛、甘，大热。归肾、脾、心、肝经。

【功　　效】补火助阳，散寒止痛，温经通脉，引火归源。

【应　　用】①阳痿，宫冷。②腹痛，寒疝。③腰痛，胸痹，阴疽，闭经，痛经。④虚阳上浮诸症。

【用法用量】煎服，1～4.5g，宜后下或焗服；研末冲服，每次1～2g。

【使用注意】阴虚火旺，里有实热，血热妄行出血及孕妇忌用。畏赤石脂。

【用药心得】

《汤液本草》：诸桂数等，皆大小老壮之不同。……《本草》所言有小毒，亦从类化，与黄芩、黄连为使，小毒何施；与乌、附为使，止是全得热性；若与有毒者同用，则小毒既去，大毒转甚；与人参、麦门冬、甘草同用，能调中益气，则可久服。可知此药能护荣气而实卫气，则在足太阳经也，桂心入心，则在手少阴也。若指荣字立说，止是血药，故《经》言通血脉也。若与巴豆、硇砂、干漆、穿山甲、水蛭、虻虫如此有毒之类同用，则小毒化为大毒。其类化可知矣。

《丹溪心法》：桂心，入二、三分于补阴药中，则能行血药凝滞而补肾，由味辛属肺而能生水行血，外肾偏肿痛者亦验。

《本草纲目》：治寒痹，风喑，阴盛失血，泻痢，惊痫治阳虚失血，内托痈疽痘疮，能引血化汗化脓，解蛇蝮毒。

【鉴别用药】肉桂、附子、干姜性味均辛热，能温中散寒止痛，用治脾胃虚寒之脘腹冷痛、大便溏泄等。然干姜主入脾胃，长于温中散寒、健运脾阳而止呕；肉桂、附子味甘而大热，散寒止痛力强，善治脘腹冷痛甚者及寒湿痹痛证，二者又能补火助阳，用治肾阳虚证及脾肾阳虚证。肉桂还能引火归源、温经通脉、用治虚阳上浮及胸痹、阴疽、闭经、痛经等。附子、干姜能回阳救逆，用治亡阳证。此功附子力强，干姜力弱，常相须为用。干姜尚能温肺化饮，用治肺寒痰饮咳喘。

肉桂、桂枝性味均辛甘温，能散寒止痛、温经通脉，用治寒凝血滞之胸痹、闭经、痛经、风寒湿痹证。肉桂长于温里寒，用治里寒证；又能补火助阳，引火归源，用治肾阳不足、命门火衰之阳痿宫冷，下元虚衰、虚阳上浮之虚喘、心悸等。桂枝长于散表寒，用治风寒表证；又能助阳化气，用治痰饮、蓄水证。

吴茱萸《神农本草经》

【性味归经】辛、苦，热；有小毒。归肝、脾、胃、肾经。

【功　　效】散寒止痛，降逆止呕，助阳止泻。

【应　　用】①寒凝疼痛。②胃寒呕吐。③虚寒泄泻。

【使用注意】本品辛热燥烈，易耗气动火，故不宜多用、久服。阴虚有热者忌用。

【用药心得】

《本草纲目》：茱萸，辛热能散能温，苦热能燥能坚，故所治之证，皆取其散寒温中，燥湿解郁之功而已。咽喉口舌生疮者，以茱萸末醋调，贴两足心，移夜便愈。其性虽热，而能引热下行，盖亦从治之义，而谓茱萸之性上行不下行者，似不然也。有人治小儿痘疮口噤者，啮茱萸一、二粒抹之即开，亦取其辛散耳。

《阴证略例》：冲脉为病，逆气里急，宜以（吴茱萸）主之。故仲景吴茱萸汤、当归四逆汤方治厥阴病温脾胃，皆用此也。

《名医别录》：主痰冷，腹内绞痛，诸冷实不消，中恶，心腹痛，逆气，利五脏。

小茴香《新修本草》

【性味归经】辛，温。归肝、肾、脾、胃经。

【功　　效】散寒止痛，理气和胃。

【应　　用】①寒疝腹痛，睾丸偏坠胀痛，小腹冷痛，痛经。②中焦虚寒气滞证。

【用法用量】煎服，3～6g。外用适量。

【使用注意】阴虚火旺者慎用。

【用药心得】

《本草述》：茴香之主治在疝证，世医漫谓颓疝有湿热不宜用，殊不知疝之初起，皆由于寒水之郁，而气化不宣，乃有湿，由湿郁不化，乃有热，是初起之疝，固即宜用之矣。至湿郁不化而为热，虽曰宜酌，然热之成者，因于湿也，湿之为病者，由于阳虚也，就外淫而论，固未有不因于寒以郁热者，即不因于外受，亦必由肾中之阳虚，乃致阴不得化而邪盛，令阴中之阳转郁，遂病于肝以为疝也。试参滑寿及杜名医之治案，俱用楝实、茴香，盖别有利湿热之味以助其奏功，断不能舍此温散的剂能致火于水者，俾正入膀胱寒水之经以责效也。至于专属小腹，或膀胱，非病于疝者，则此二腑若因热以为患，又能不切切致慎乎哉。或曰，此味所疗，如腰痛、泄泻、积聚、虚劳腹痛种种诸证，亦藉其致火于水，以益肾中之元阳乎？曰，诸证投此味，或辅或使，种种不离前义，然不如治疝之专而且多者，以其为功于寒水之经有最切耳，第与附子补阳除湿之义，各有攸当也，须细审之。

丁香《雷公炮制论》

【性味归经】辛，温。归脾、胃、肺、肾经。

【功　　效】温中降逆，散寒止痛，温肾助阳。

【应　　用】①胃寒呕吐、呃逆。②脘腹冷痛。③阳痿，宫冷。

【用法用量】煎服，1～3g。外用适量。

【使用注意】热证及阴虚内热者忌用。畏郁金。

【用药心得】

《雷公炮制论》：凡使（丁香）。有雌雄，雄颗小，雌颗大，似枣核。方中多使雌，力大，膏煎中用雄。

《本草经疏》：丁香，其主温脾胃、止霍乱壅胀者，盖脾胃为仓凛之官，饮食生冷，伤于脾胃，留而不去，则为壅塞胀满，上涌下泄，则为挥霍撩乱，辛温暖脾胃而行滞气，则霍乱止而壅胀消矣。齿疳者，亦阳明湿热上攻也，散阳明之邪，则疳自除。疗风毒诸肿者，辛温散结，而香气又能走窍除秽浊也。

《药性论》：治冷气腹痛。

《海药本草》：主风疳匿，骨槽劳臭。治气，乌髭发，杀虫，疗五痔，辟恶去邪。治奶头花，止五色毒痢，正气，止心腹痛。

高良姜《名医别录》

【性味归经】辛，热。归脾、胃经。

【功　　效】散寒止痛，温中止呕。

【应　　用】①胃寒冷痛。②胃寒呕吐。

【用法用量】煎服，3～6g。研末服，每次3g。

【用药心得】

《本经逢原》：良姜。寒疝小腹掣痛，须同茴香用之：产后下焦虚寒，瘀血不行，小腹结痛者加用之。

《本草求真》：良姜，同姜、附则能入胃散寒；同香附则能除寒祛郁。若伤暑泄泻，实热腹痛切忌。此虽与干姜性同，但干姜经炮经制，则能以去内寒，此则辛散之极，故能以辟外寒之气也。

胡椒《新修本草》

【性味归经】辛，热。归胃、大肠经。

【功　　效】温中散寒，下气消痰。

【应　　用】①胃寒腹痛，呕吐泄泻。②癫痫证。

【用法用量】煎服，2～4g；研末服，每次0.6～1.5g。外用适量。

【用药心得】

《本草衍义》：胡椒，去胃中寒痰吐水，食已即吐，甚验，过剂则走气。大肠寒滑亦用，须各以他药。

《本草求真》：胡椒比之蜀椒，其热更甚。凡因火衰寒入，痰食内滞，肠滑冷痢，及阴毒腹痛。胃寒吐水，牙齿浮热作痛者，治皆有效，以其寒气既除，而病自可愈也。但此上有除寒散邪之力。非同桂、附终有补火益元之妙。况走气动火，阴热气薄，最其所忌。

花椒《神农本草经》

【性味归经】辛、温。归脾、胃、肾经。

【功　　效】温中止痛，杀虫止痒。

【应　　用】①中寒腹痛，寒湿吐泻。②虫积腹痛，湿疹，阴痒。

【用法用量】煎服，3～6g。外用适量，煎汤熏洗。

【用药心得】

《神农本草经》：主风邪气，温中，除寒痹，坚齿发，明目。主邪气咳逆，温中，逐骨节皮肤死肌，寒湿痹痛，下气。

《名医别录》：疗喉痹，吐逆，疝瘕，去老血，产后余疾腹痛，出汗，利五脏。除六腑寒冷，伤寒，温疟，大风汗不出，心腹留饮，宿食，肠僻下痢，泄精，女子字乳余疾，散风邪瘕结，水肿，黄疸，杀虫鱼毒，开腠理，通血脉，坚齿发，调关节，耐寒暑，可作膏药。

《药性论》：治恶风，遍身四肢顽痹，口齿浮肿摇动；主女人月闭不通，治产后恶血痢，多年痢，主生发，疗腹中冷痛。治头风下泪，腰脚不遂，虚损留结，破血，下诸石水，腹内冷而痛，除齿痛。

荜茇《新修本草》

【性味归经】辛，热。归胃、大肠经。

【功　　效】温中散寒，下气止痛。

【应　　用】胃寒腹痛，呕吐，呃逆，泄泻。

【用法用量】煎服，1.5～3g。外用适量。

【用药心得】

《本草正义》：荜茇，脾肾虚寒之主药。惟濒湖谓是头痛、鼻渊要药，取其辛热能入阳明而散浮热。按头痛固有真寒一症之宜用大辛大温者，但鼻渊、牙痛，本皆火症，古人偶用辛散之药，盖亦反佐之义，用作向导，濒湖竟以为散浮热，恐是误会，石顽和之，非也。

《本草拾遗》：温中下气，补腰脚，消食，除胃冷，阴疝，痃癖。

《海药本草》：主老冷心痛，水泻，虚痢，呕逆醋心，产后泄利。

《日华子本草》：治霍乱，冷气，心痛血气。

荜澄茄《雷公炮制论》

【性味归经】辛，温。归脾、胃、肾、膀胱经。

【功　　效】温中散寒，行气止痛。

【应　　用】①胃寒腹痛，呕吐，呃逆。②寒疝腹痛。

【用法用量】煎服，1.5～3g。

【用药心得】

《本草述钩玄》：荜澄茄，疗肾气膀胱冷，少类于蜀椒；治阴逆下气塞，少类于吴萸，以温为补，洵属外伤于寒及内虚为寒之对药。至于温益脾胃，令人能食，其本在暖补肾与膀胱之气也。

《本草撮要》：荜澄茄，功专治膀胱冷气，得白豆蔻治噎食不纳，得高良姜治寒呃，得薄荷、荆芥治鼻塞不通，得荜拨为末擦牙，治齿浮热痛，若蜈蚣咬伤，荜澄茄研末调敷。

《海药本草》：主心腹卒痛，霍乱吐泻，痰癖冷气。

《日华子本草》：治一切气，并肾气膀胱冷。

《开宝本草》：主下气消食，皮肤风，心腹间气胀，令人能食。

第十二章　理气药

陈皮《神农本草经》

【性味归经】辛、苦，温。归脾、肺经。

【功　　效】理气健脾，燥湿化痰。

【应　　用】①脾胃气滞证。②呕吐、呃逆证。③湿痰、寒痰咳嗽。④胸痹证。

【用法用量】煎服，3～9g。

【用药心得】

《本草经疏》：橘皮，主胸中瘕热逆气，气冲胸中呕咳者，以肺主气，气常则顺，气变则逆，逆则热聚于胸中而成瘕，瘕者假也，如痞满郁闷之类也，辛能散，苦能泄，温能通行，则逆气下，呕咳止，胸中瘕热消矣。脾为运动磨物主脏，气滞则不能消化水谷，为吐逆、霍乱、泄泻等证，苦温能燥脾家之湿，使滞气运行，诸证自瘳矣。肺为水之上源，源竭则下流不利，热结膀胱，肺得所养而津液贯输，气化运动，故膀胱留热，停水、五淋皆通也。去臭及寸白者，辛能散邪，苦能杀虫也。

《医林纂要》：橘皮，上则泻肺邪，降逆气；中则燥脾湿，和中气；下则舒肝木，润肾命。主于顺气、消痰、去郁。

《日华子本草》：消痰止嗽，破症瘕痃癖。

青皮《本草图经》

【性味归经】苦、辛，温。归肝、胆、胃经。

【功　　效】疏肝破气，消积化滞。

【应　　用】①肝郁气滞证。②气滞脘腹疼痛。③食积腹痛。④癥瘕积聚、久疟痞块。

【用法用量】煎服，3～9g。醋炙疏肝止痛力强。

【用药心得】

《用药法象》：青皮，有滞气则破滞气，无滞气则损真气。又破滞削坚积，皆治在下者效。引药至厥阴之分，下食入太阴之仓。

《丹溪心法》：青皮乃肝、胆二经气分药，敌人多怒，有滞气，胁下有郁积或小腹疝疼，用之以疏通二经，行其气也。若二经虚者，当先补而后用之。又疏肝气加青皮，炒黑则入血分也。

《本草经疏》：青皮，性最酷烈，削坚破滞是其所长，然误服之，立损人真气，为害不浅。凡欲施用，必与人参、术、芍药等补脾药同用，庶免遗患，必不可单行也。

【鉴别用药】陈皮、青皮二者皆可理中焦之气而健胃，用于脾胃气滞之脘腹胀痛，食积不化等症。但陈皮性温而不峻，行气力缓，偏入脾肺，长于燥湿化痰，用于痰饮停滞肺胃之咳嗽气喘、呕哕、腹痛、泄泻；青皮性较峻烈，行气力猛，苦泄下行，偏入肝胆，能疏肝破气，散结止痛，消积化滞，主治肝郁乳房胀痛或结块，胁肋胀痛，疝气疼痛，食积腹痛，癥瘕积聚等症。

枳实《神农本草经》

【性味归经】苦、辛、酸，温。归脾、胃、大肠经。

【功　　效】破气除痞，化痰消积。

【应　　用】①胃肠积滞，湿热泻痢。②胸痹、结胸。③气滞胸胁疼痛。④产后腹痛。

【用法用量】煎服，3～9g，大量可用至30g。炒后性较平和。

【使用注意】孕妇慎用。

【用药心得】

《医学起源》：治心下痞及宿食不消，并用枳实、黄连。

《汤液本草》：枳实，益气则佐之以人参、干姜、白术；破气则佐之以大黄、牵牛、芒硝；此《本经》所以言益气而复言消痞也。非白术不能去湿，非枳实不能除痞。壳主高而实主下，高者主气，下者主血，主气者在胸膈，主血者在心腹。

木香《神农本草经》

【性味归经】辛、苦，温。归脾、胃、大肠、胆、三焦经。

【功　　效】行气止痛，健脾消食。

【应　　用】①脾胃气滞证。②泻痢里急后重。③腹痛胁痛，黄疸，疝气疼痛。④气滞血瘀之胸痹。

【用法用量】煎服，1.5～6g。生用行气力强，煨用行气力缓而实肠止泻，用于泄泻腹痛。

【用药心得】

《汤液本草》：木香，《本经》云，主气劣气不足，补也；通壅气导一切气，破也；安胎健脾胃，补也；除痃癖块，破也。与本条补破不同何也？易老以为破气之剂，不言补也。

《丹溪心法》：调气用木香。其味辛，气能上升，如气郁不达者宜之。若阴火冲上者，则反助火邪，当用黄柏、知母，而少以木香佐之。

《本草汇言》：广木香，《本草》言治气之总药，和胃气、通心气、降肺气、疏肝气、快脾气、暖肾气、消积气、温寒气、顺逆气、达表气、通里气，管统一身上下内外诸气，独推其功。然性味香燥而猛，如肺虚有热者，血枯脉躁者，阴虚火冲者，心胃痛属火者，元气虚脱者，诸病有伏热者，慎勿轻犯。

沉香《名医别录》

【性味归经】辛、苦，微温。归脾、胃、肾经。

【功　　效】行气止痛，温中止呕，纳气平喘。

【应　　用】①胸腹胀痛。②胃寒呕吐。③虚喘证。

【用法用量】煎服，1.5～4.5g，宜后下；或磨汁冲服，或入丸、散剂，每次0.5～1g。

【用药心得】

《用药法象》：沉香，能养诸气，用为使，最相宜。

《雷公药性解》：沉香属阳而性沉，多功于下部，命肾之所由入也。然香剂多燥，未免伤血，必下焦虚寒者宜之。若水脏衰微，相火盛炎者，误用则水益枯而火益烈，祸无极矣，今多以为平和之剂，无损于人，辄用以化气，其不祸人者几希。

檀香《名医别录》

【性味归经】辛，温。归脾、胃、心、肺经。

【功　　效】行气止痛，散寒调中。

【应　　用】胸腹寒凝气滞证。

【用法用量】煎服，2～5g，宜后下；入丸、散剂，1～3g。

【使用注意】阴虚火旺，实热吐衄者慎用。

【用药心得】

《本草拾遗》：主心腹霍乱，中恶，杀虫。

《日华子本草》：治心痛，霍乱。肾气腹痛，浓煎服；水磨敷外肾并腰肾病处。

《珍珠囊》：引胃气止升，进食。

川楝子《神农本草经》

【性味归经】苦，寒。有小毒。归肝、胃、小肠、膀胱经。

【功　　效】行气止痛，杀虫。

【应　　用】①肝郁化火所致诸痛证。②虫积腹痛。

【用法用量】煎服，4.5～9g。外用适量。炒用寒性减低。

【使用注意】本品有毒，不宜过量或持续服用，以免中毒。又因性寒，脾胃虚寒者慎用。

【用药心得】

《本草纲目》：楝实，导小肠膀胱之热，因引心胞[1]相火下行，故心腹痛及疝气为要药。

《本草经疏》：楝实，主温疾伤寒，大热烦狂者，邪在阳明也，苦寒能散阳明之邪热，则诸证自除。膀胱为州都之官，小肠为受盛之官，二经热结，则小便不利，此药味苦气寒，走二经而导热结，则水道利矣。

《药性论》：主人中大热，狂，失心躁闷，作汤浴。

《珍珠囊》：主上下部腹痛，心暴痛。

---

[1] “心胞”通“心包”

乌药《本草拾遗》

【性味归经】辛，温。归肺、脾、肾、膀胱经。

【功　　效】行气止痛，温肾散寒。

【应　　用】①寒凝气滞之胸腹诸痛证。②尿频，遗尿。

【用法用量】煎服，3～9g。

【用药心得】

《本草拾遗》：主中恶心腹痛，宿食不消，天行疫瘴，膀胱肾间冷气攻冲背膂，妇人血气，小儿腹中诸虫。

《日华子本草》：治一切气，除一切冷，霍乱及反胃吐食，泻痢，痈疖疥癞，并解冷热。

《本草经疏》：乌药，辛温散气，病属气虚者忌之。世人多以香附同用，治女人一切气病，不知气有虚有实，有寒有热，冷气、暴气用之固宜，气虚、气热用之，能无贻害耶。

青木香《新修本草》

【性味归经】辛、苦，寒。归肝、胃经。

【功　　效】行气止痛，解毒消肿。

【应　　用】①胸胁、脘腹疼痛。②泻痢腹痛。③疔疮肿毒，皮肤湿疮，毒蛇咬伤。

【用法用量】煎服，3～9g。散剂每次1.5～2g，温开水送服。外用适量，研末敷患处。

【使用注意】本品不宜多服，过量可引起恶心、呕吐等胃肠道反应。

【用药心得】

《本草求真》：青木香，诸书皆言可升可降，可吐可利。凡人感受恶毒，而致胸膈不快，则可用此上吐，以其气辛而上达也。感受风湿，而见阴气上逆，则可用此下降，以其苦能泄热也。

《唐本草》：主积聚。诸毒热肿、蛇毒，水摩为泥封之，日三、四；疗疔肿大效。

【鉴别用药】木香与青木香均有行气止痛之功，均可用治脘腹胁肋胀痛，泄泻或呕吐，以及泻痢、里急后重等症。但二者行气的特点不同：木香辛散苦降，芳香温通，主入脾胃，通理三焦，而尤擅调中宣滞，脾胃气滞而有寒者用之最宜，并可用治黄疸，疝气疼痛等症；青木香辛散苦泄，微寒清热，主入肝胃，兼能解毒消肿祛湿，肝胃气滞而兼热者用之最宜，尤善治夏季饮食不洁所致的泻痢腹痛。

荔枝核《本草衍义》

【性味归经】辛、微苦，温。归肝、胃经。

【功　　效】行气散结，散寒止痛。

【应　　用】①疝气痛，睾丸肿痛。②胃脘久痛，痛经，产后腹痛。

【用法用量】煎服，4.5～9g。或入丸、散剂。

【用药心得】

《本草纲目》：行散滞气。治㿗疝气痛，妇人血气刺痛。

《本草备要》：辟寒邪，治胃脘痛。

《本草从新》：无寒湿滞气者勿服。

《景岳全书》荔香散：治心腹胃脘久痛，屡触屡发者，荔枝核一钱，木香八分，为末。每服一钱，清汤调服。

香附《名医别录》

【性味归经】辛、微苦、微甘、平。归肝、脾、三焦经。

【功　　效】疏肝解郁，调经止痛，理气调中。

【应　　用】①肝郁气滞胁痛、腹痛。②月经不调，痛经，乳房胀痛。③脾胃气滞腹痛。

【用法用量】煎服，6～9g。醋炙止痛力增强。

【用药心得】

《阴证略例》：香附，凡气郁血气必用之，炒黑能止血，治崩漏，多用亦能走气。

《本草衍义补遗》：香附子，必用童便浸，凡血气药必用之，引至气分而生血，此阳生阴长之义也。

【鉴别用药】木香与香附均有理气止痛之功，并能宽中消食，均用于治疗脾胃气滞、脘腹胀痛、食少诸症，二者可配伍应用。但木香药性偏燥，主入脾胃，善治脾胃气滞之食积不化，脘腹胀痛，泄痢里急后重，兼可用于治疗胁痛、黄疸、疝气疼痛以及胸痹心痛，为理气止痛之要药；香附性质平和，主入肝经，以疏肝解郁、调经止痛见长，主治肝气郁结之胁肋胀痛、乳房胀痛、月经不调、癥瘕疼痛等症，为妇科调经之要药。

佛手《滇南本草》

【性味归经】辛、苦，温。归肝、脾、胃、肺经。

【功　　效】疏肝解郁，理气和中，燥湿化痰。

【应　　用】①肝郁胸胁胀痛。②气滞脘腹疼痛。③久咳痰多，胸闷作痛。

【用法用量】煎服，3～9g。

【用药心得】

《滇南本草》：补肝暖胃，止呕吐，消胃寒痰，治胃气疼痛，止面寒疼，和中行气。

《本草纲目》：煮酒饮，治痰气咳嗽。煎汤，治心下气痛。

《本经逢原》：专破滞气。治痢下后重，取陈年者用之。

香橼《本草拾遗》

【性味归经】辛、微苦、酸，温。归肝、脾、胃、肺经。

【功　　效】疏肝解郁，理气和中，燥湿化痰。

【应　　用】①肝郁胸胁胀痛。②气滞脘腹胀痛。③痰饮咳嗽，胸膈不利。

【用法用量】煎服，3～9g。

【用药心得】

《本经逢原》：柑橼乃佛手、香橼两种，性味相类，故《纲目》混论不分。盖柑者佛手也，橼者香橼也，兼破痰水，近世治咳嗽气壅，亦取陈者。除去瓤核用之，庶无酸收之患。

《本草拾遗》：去气，除心头痰水。

《饮膳正要》：下气，开胸膈。

《本草通玄》：理上焦之气，止呕逆，进食，健脾。

《本经逢原》：治咳嗽气壅。

玫瑰花《食物本草》

【性味归经】甘、微苦，温。归肝、脾经。

【功　　效】疏肝解郁，活血止痛。

【应　　用】①肝胃气痛。②月经不调、经前乳房胀痛。③跌打伤痛。

【用法用量】煎服，1.5～6g。

【用药心得】

《本草正义》：玫瑰花，香气最浓，清而不浊，和而不猛，柔肝醒胃，流气活血，宣通窒滞而绝无辛温刚燥之弊，断推气分药之中、最有捷效而最为驯良者，芳香诸。

《药性考》：行血破积，损伤瘀痛，浸酒饮。

绿萼梅《本草纲目》

【性味归经】微酸、涩，平。归肝、胃、肺经。

【功　　效】疏肝解郁，和中，化痰。

【应　　用】①肝胃气痛。②梅核气。

【用法用量】煎服，3～5g。

【用药心得】

《本草纲目拾遗》：《百花镜》开胃散邪，煮粥食，助清阳之气上升，蒸露点茶，生津止渴，解暑涤烦。

《饮片新参》：绿萼梅平肝和胃，止脘痛、头晕，进饮食。

娑罗子《本草纲目》

【性味归经】甘，温。归肝、胃经。

【功　　效】疏肝解郁，和胃止痛。

【应　　用】胸闷胁痛、脘腹胀痛，妇女经前乳房胀痛。

【用法用量】煎服，3～9g。

【用药心得】

《益部方物略记》：久食已风挛。

《本草纲目拾遗》：葛祖遗方，治心胃寒痛，虫痛。宽中下气，治胃脘肝膈膨胀，疳积疟痢，吐血劳伤，平胃通络。

《药性考》：娑罗子，一枝七叶九叶，苞如人面，花如牡丹，香白。

薤白《神农本草经》

【性味归经】辛、苦，温。归肺、胃、大肠经。

【功　　效】通阳散结，行气导滞。

【应　　用】①胸痹证。②脘腹痞满胀痛，泻痢里急后重。

【用法用量】煎服，5～9g。

【用药心得】

《长沙解药》：肺病则逆，浊气不降，故胸膈痹塞；肠病则陷，清气不升，故肛门重坠。薤白，辛温通畅，善散壅滞，故痹者下达而变冲和，重者上达而化轻清。其诸主治：断泄痢，除带下，安胎妊，散疮疡，疗金疮，下骨鲠，止气痛，消咽肿，缘其条达凝郁故也。

《本草求真》：薤，味辛则散，散则能使在上寒滞立消；味苦则降，降则能使在下寒滞立下；气温则散，散则能使在中寒滞立除；体滑则通，通则能使久痼寒滞立解。是以下痢可除，瘀血可散，喘急可止，水肿可敷，胸痹刺痛可愈，胎产可治，汤火及中恶卒死可救，实通气、滑窍、助阳佳品也。功用有类于韭，但韭则入血行气及补肾阳，此则专通寒滞及兼滑窍之为异耳。

《本草图经》：凡用葱、薤，皆去青留白，云白冷而青热也，故断赤下方取薤白同黄柏煮服之，言其性冷而解毒也。

《本草衍义》：《千金》治肺气喘急，用薤白。亦取其滑泄也。

《汤液本草》：下重者，气滞也，四逆散加此（薤白），以泄气滞。

天仙藤《本草图经》

【性味归经】苦，温。归肝、脾经。

【功　　效】理气，祛湿，活血止痛。

【应　　用】①胃脘痛、疝气痛、产后腹痛。②妊娠水肿。③风湿痹痛。④癥瘕积聚。

【用法用量】煎服，4.5～9g。

【用药心得】

《本草汇言》：天仙藤，流气活血，治一切诸痛之药也。人身之气，顺则和平，逆则痛闷作矣。如杨氏《直指方》天仙藤治痰注臂痛，气留疝痛，瘕聚，奔豚腹痛，产后血气腹痛，他如妊娠水肿，面浮气促，男子风劳，久嗽不愈，悉以此药治之，无不寝安。盖谓其善于流行血气故也。

《本草求真》：天仙藤，观书所论主治，止属妊娠子肿、腹痛、风痨等症，而于他症则未及焉。即其所治之理，亦不过因味苦主于疏泄，性温得以通活，故能活血通道，而使水无不利，风无不除，血无不活，痛与肿均无不治故也。

《本草备要》：治风劳腹痛，妊娠水肿。

大腹皮《开宝本草》

【性味归经】辛，微温。归脾、胃、大肠、小肠经。

【功　　效】行气宽中，利水消肿。

【应　　用】①胃肠气滞，脘腹胀闷，大便不爽。②水肿胀满，脚气浮肿，小便不利。

【用法用量】煎服，4.5～9g。

【用药心得】

《本草经疏》：大腹皮，即槟榔皮也。其气味所主，与槟榔大略相同，第槟榔性烈，破气最捷，腹皮性缓，下气稍迟。入阳明、太阴经，二经虚则寒热不调，逆气攻走，或痰滞中焦，结成膈证；或湿热郁积，酸味醋心；辛温暖胃豁痰，通行下气，则诸证除矣。大肠壅毒，以其辛散破气而走阳明，故亦主之也。

《本草述》：治虚肿者，用大补气之味，而少入腹皮。又见有治痰火者，常以此味少少入健脾之剂，或皆取其能导壅顺气而不甚酷烈乎？用者审之。

《开宝本草》：主冷热气攻心腹，大肠壅毒，痰膈，醋心。并以姜盐同煎，入疏气药良。

甘松《本草拾遗》

【性味归经】辛、甘，温。归脾、胃经。

【功　　效】行气止痛，开郁醒脾。

【应　　用】①脘腹闷胀，疼痛。②思虑伤脾，不思饮食。③湿脚气。

【用法用量】煎服，3～6g。外用适量，泡汤漱口、煎汤洗脚或研末敷患处。

【用药心得】

《本草汇言》：甘松，醒脾畅胃之药也。《开宝方》主心腹卒痛，散满下气，皆取温香行散之意。其气芳香，入脾胃药中，大有扶脾顺气、开胃消食之功。入八珍散、三合粉中，治老人脾虚不食，久泻虚脱，温而不热，香而不燥，甘而不滞，至和至美，脾之阳分用药也，与山柰合用更善。

《日华子本草》：治心腹胀，下气。

《开宝本草》：主恶气，卒心腹痛满。

九香虫《本草纲目》

【性味归经】咸，温。归肝、脾，肾经。

【功　　效】理气止痛，温肾助阳。

【应　　用】①胸胁、脘腹胀痛。②阳痿、腰膝冷痛、尿频。

【用法用量】煎服，3～9g。入丸、散剂服，1.5～3g。

【用药心得】

《本草新编》：九香虫，虫中之至佳者、入丸散中，以扶衰弱最宜。但不宜入于汤剂，以其性滑，恐动大便耳。九香虫亦兴阳之物，然非人参、白术、巴戟天、肉苁蓉、补骨脂之类，亦未见其大效也。

《纲目》：治膈脘滞气，脾肾亏损，壮元阳。

刀豆《救荒本草》

【性味归经】甘，温。归胃、肾经。

【功　　效】降气止呃，温肾助阳。

【应　　用】①呃逆，呕吐。②肾虚腰痛。

【用法用量】煎服，6～9g。

【用药心得】

《本草纲目》：刀豆，《本草》失载，惟近时小书载其暖而补元阳也。又有人病后呃逆不止，声闻邻家，或令取刀豆子烧存性，白汤调服二钱，即止。此亦取其下气归元而逆自止也。……温中下气，利肠胃，止呃逆，益肾补元。

《医林纂要》：和胃，升清，降浊。

《滇南本草》：治风寒湿气，利肠胃，烧灰，酒送下，子，能健脾。

《四川中药志》：治胸中痞满及腹痛，疗肾气不归元及痢疾。

柿蒂《本草拾遗》

【性味归经】苦、涩，平。归胃经。

【功　　效】降气止呃。

【应　　用】呃逆证。

【用法用量】煎服，4.5～9g。

【用药心得】

《本草求真》：柿蒂，虽与丁香同为止呃之味，然一辛热而一苦平，合用深得寒热兼济之妙。如系有寒，则丁香在所必用，不得固执从治，必当佐以柿蒂。有热无寒，则柿蒂在所必需，不得泥以兼济之必杂以丁香。是以古人用药，有合数味而见效者，有单用一味而见效者，要使药与病对，不致悖谬而枉施耳。

《滇南本草》：治气隔反胃。

第十三章　消食药

山楂《神农本草经集注》

【性味归经】酸、甘，微温。归脾、胃、肝经。

【功　　效】消食化积，行气散瘀。

【应　　用】①饮食积滞证。②泻痢腹痛，疝气痛。③瘀阻胸腹痛，痛经。

【用法用量】煎服，10～15g，大剂量30g。生山楂、炒山楂多用于消食散瘀，焦山楂、山楂炭多用于止泻痢。

【使用注意】脾胃虚弱而无积滞者或胃酸分泌过多者均慎用。

【用药心得】

《丹溪心法》：山楂，大能克化饮食。若胃中无食积，脾虚不能运化，不思食者，多服之，反克伐脾胃生发之气也。

《本草经疏》：山楂，《本经》云味酸气冷，然观其能消食积，行瘀血，则气非冷矣。有积滞则成下痢，产后恶露不尽，蓄于太阴部分则为儿枕痛。山楂能入脾胃消积滞，散宿血，故治水痢及产妇腹中块痛也。大抵其功长于化饮食，健脾胃，行结气，消瘀血，故小儿产妇宜多食之。《本经》误为冷，故有洗疮痒之用。

《医学衷中参西录》：山楂，若以甘药佐之，化瘀血而不伤新血，开郁气而不伤正气，其性尤和平也。

《唐本草》：汁服主利，洗头及身上疮痒。

神曲《药性论》

【性味归经】甘、辛，温。归脾、胃经。

【功　　效】消食和胃。

【应　　用】饮食积滞证。

【用法用量】煎服，6～15g。消食宜炒焦用。

【用药心得】

《珍珠囊》：养胃气。治赤白痢。

《本草经疏》：古人用曲，即造酒之曲，其气味甘温，性专消导，行脾胃滞气，散脏腑风冷。神曲乃后人专造，以供药用，加倍于酒曲。

麦芽《药性论》

【性味归经】甘，平。归脾、胃、肝经。

【功　　效】消食健胃，回乳消胀。

【应　　用】①米面薯芋食滞证。②断乳、乳房胀痛。

【用法用量】煎服，10～15g，大剂量30～120g。生麦芽功偏消食健胃；炒麦芽多用于回乳消胀。

【使用注意】授乳期妇女不宜使用。

【用药心得】

《本草纲目》：麦蘖❶、谷芽、粟蘖，皆能消导米面诸果食积。观造饧者用之，可以类推。但有积者能消化，无积而久服，则消人元气也，不可不知。若久服者，须同白术诸药兼用，则无害。

《本草经疏》：麦蘖，功用与米蘖相同，而此消化之力更紧，其发生之气，又能助胃气上升，行阳道而资健运，故主开胃补脾，消化水谷及一切结积冷气胀满。

《医学衷中参西录》：大麦芽，能入脾胃，消化一切饮食积聚，为补助脾胃之辅佐品，若与参、术、芪并用，能运化其补益之力，不至作胀满，为其性善消化，兼能通利二便，虽为脾胃之药，而实善舒肝气。夫肝主疏泄，为肾行气，为其力能舒肝，善助肝木疏泄以行肾气，故又善于催生。至妇人乳汁为血所化，因其善于消化，微兼破血之性，故又善回乳。入丸散剂可炒用，入汤剂皆宜生用。

稻芽《名医别录》

【性味归经】甘，温。归脾、胃经。

【功　　效】消食和中，健脾开胃。

【应　　用】米面薯芋食滞证及脾虚食少消化不良。

【用法用量】煎服，9～15g。生用长于和中；炒用偏于消食。

【用药心得】

《本经逢原》：谷芽，启脾进食，宽中消谷，而能补中，不似麦芽之克削也。

【鉴别用药】谷芽、麦芽均具消食和中，健胃之功，主治米面薯芋类食滞证及脾虚食少等。但麦芽消食健胃力较强；而稻芽力较弱，故稻芽更宜于轻证，或病后脾虚者。但二药临床常相须为用。

莱菔子《日华子本草》

【性味归经】辛、甘，平。归肺、脾、胃经。

【功　　效】消食除胀，降气化痰。

【应　　用】①食积气滞证。②咳喘痰多，胸闷食少。

【用法用量】煎服，6～10g。生用吐风痰，炒用消食下气化痰。

【使用注意】本品辛散耗气，故气虚及无食积、痰滞者慎用。不宜与人参同用。

【用药心得】

《丹溪心法》：莱菔子治痰，有推墙倒壁之功。

---

❶“蘖”通“糵”

《本草纲目》：莱菔子之功，长于利气。生能升，熟能降，升则吐风痰，散风寒，发疮疹；降则定痰喘咳嗽，调下痢后重，止内痛，皆是利气之效。

《本草经疏》：莱菔子，味辛过于根，以其辛甚，故升降之功亦烈于根也。

《医学衷中参西录》：莱菔子，无论或生或炒，皆能顺气开郁，消胀除满，此乃化气之品，非破气之品。盖凡理气之药，单服久服，未有不伤气者，而莱菔子炒熟为末，每饭后移时服钱许，借以消食顺气，转不伤气，因其能多进饮食，气分自得其养也。若用以除满开郁，而以参、芪、术诸药佐之，虽多服久服，亦何至伤气分乎。

【鉴别用药】莱菔子、山楂均有良好的消食化积之功，主治食积证。但山楂长于消积化滞，主治肉食积滞；而莱菔子尤善消食行气消胀，主治食积气滞证。

鸡内金《神农本草经》

【性味归经】甘，平。归脾、胃、小肠、膀胱经。

【功　　效】消食健胃，涩精止遗。

【应　　用】①饮食积滞，小儿疳积。②肾虚遗精、遗尿。③砂石淋证，胆结石。

【用法用量】煎服，3～10g；研末服，每次1.5～3g。研末服效果比煎剂好。

【使用注意】脾虚无积滞者慎用。

【用药心得】

《医学衷中参西录》：鸡内金，鸡之脾胃也。中有瓷石、铜、铁皆能消化，其善化瘀积可知。(脾胃）居中焦以升降气化，若有瘀积，气化不能升降，是以易致胀满，用鸡内金为脏器疗法。若再与白术等分并用，为消化瘀积之要药，更为健补脾胃之妙品，脾胃健壮，益能运化药力以消积也。不但能消脾胃之积，无论脏腑何处有积，鸡内金皆能消之，是以男子痃癖，女子症瘕，久久服之，皆能治愈。又凡虚劳之证，其经络多瘀滞，加鸡内金于滋补药中，以化其经络之瘀滞，而病始可愈。至以治室女月信一次未见者，尤为要药。盖以能助归、芍以通经，又能助健补脾胃之药，多进饮食以生血也。

《神农本草经》：主泄利。

鸡矢藤《生草药性备要》

【性味归经】甘、苦，微寒。归脾、胃、肝、肺经。

【功　　效】消食健胃，化痰止咳，清热解毒，止痛。

【应　　用】①饮食积滞、小儿疳积。②热痰咳嗽。③热毒泻痢，咽喉肿痛，痈疮疖肿，烫火伤等。④胃肠疼痛，胆绞痛，肾绞痛，痛经，分娩疼痛，神经痛以及各种外伤、骨折、手术后疼痛等。

【用法用量】煎服，15～60g。外用适量，捣敷或煎水洗。

【用药心得】

《李氏草秘》：煎洗腿足诸风，寒湿痛，拘挛不能转舒。

《生草药性备要》：其头治新内伤，煲肉食，补虚益肾，除火补血；洗疮止痛，消热散毒。其叶擂米加糖食，止痢。

《纲目拾遗》：中暑者以根、叶作粉食之。虚损者杂猪胃煎服。治瘰疬用，根煎酒，未破者消，已溃者敛。

《本草求原》：理脚湿肿烂，蛇伤，同米擂食并敷。

隔山消《本草纲目》

【性味归经】甘、苦，平。归脾、胃、肝经。

【功　　效】消食健胃，理气止痛，催乳。

【应　　用】①饮食积滞证。②脘腹胀痛。③乳汁不下或不畅。

【用法用量】煎服，9~15g；研末服，1~3g。研末吞服比煎服效果好。

【使用注意】过量服用易引起中毒。

【用药心得】

《本草纲目》：主腹胀积滞。

《草木便方》：醋磨涂癣。

《分类草药性》：消食积，下乳，补虚弱。

《贵州民间方药集》：外用治疮毒、鱼口。

《陕西中草药》：滋阴养血，健脾顺气，镇静止痛，催乳。治胃痛腹胀，虚劳，肾虚腰痛，阳痿，小儿痞块，白带，乳汁不足。

阿魏《新修本草》

【性味归经】苦、辛，温。归肝、脾、胃经。

【功　　效】化癥散痞，消积，杀虫。

【应　　用】①癥瘕、痞块。②肉食积滞。

【用法用量】内服，1~1.5g，多入丸、散剂，不宜入煎剂。外用适量，多入膏药。

【使用注意】脾胃虚弱及孕妇忌用。

【用药心得】

《本草纲目》：按《百一选方》云，谭远病疟半年，用真阿魏、好丹砂各一两研匀，米糊和丸皂子大。每空心人参汤化服一丸即愈。草窗周密云：此方治疟以无根水下，治痢以黄连、木香汤下，疟痢亦多起于积滞故尔。

《本草经疏》：阿魏，其气臭烈殊常，故善杀诸虫，专辟恶气。辛则走而不守，温则通而能行，故能消积，利诸窍，除秽恶也。

第十四章　驱虫药

使君子《开宝本草》

【性味归经】甘，温。归脾、胃经。

【功　　效】杀虫消积。

【应　　用】①蛔虫病，蛲虫病。②小儿疳疾。

【用法用量】煎服，9～12g，捣碎；取仁炒香嚼服，6～9g。小儿每岁1～1.5粒，一日总量不超过20粒。空腹服用，每日1次，连用3d。

【使用注意】大量服用可致呃逆、眩晕、呕吐、腹泻等反应。若与热茶同服，亦能引起呃逆、腹泻，故服用时当忌饮茶。

【用药心得】

《本草经疏》：使君子，为补脾健胃之要药。小儿五辩，便浊泻痢及腹虫，莫不皆由脾虚胃弱，因而乳食停滞，湿热瘀塞而成。脾健胃开，则乳饮自消，湿热自散，水道自利，而前证俱除矣。不苦不辛，而能杀疳蛔，此所以为小儿上药也。

《本草正》：使君子，凡小儿食此，亦不宜频而多，大约性滑，多则能伤脾也。但使君子专杀蛔虫，榧子专杀寸白虫耳。

苦楝皮《名医别录》

【性味归经】苦，寒。有毒。归肝、脾、胃经。

【功　　效】杀虫，疗癣。

【应　　用】①蛔虫，蛲虫，钩虫等病。②疥癣，湿疮。

【用法用量】煎服，4.5～9g。鲜品15～30g。外用适量。

【使用注意】本品有毒，不宜过量或持续久服。有效成分难溶于水，须文火久煎。

【用药心得】

《新修本草》：此有两种，有雄有雌。雄者根赤无子有毒，服之多使人吐不能止，时有至死者。雌者根白有子微毒，用当取雌者。

《福建药物志》：苦楝根皮驱虫有效，但有一定的毒性，应结合患者的年龄、体质等情况，慎重投药。

槟榔《名医别录》

【性味归经】苦，辛，温。归胃、大肠经。

【功　　效】杀虫消积，行气，利水，截疟。

【应　　用】①多种肠道寄生虫病。②食积气滞，泻痢后重。③水肿，脚气肿痛。④疟疾。

【用法用量】煎服，3～10g。驱绦虫、姜片虫30～60g。生用力佳，炒用力缓；鲜者优于陈久者。

【使用注意】脾虚便溏或气虚下陷者忌用；孕妇慎用。

【用药心得】

《用药心法》：槟榔，苦以破滞，辛以散邪，专破滞气下行。

《医林纂要》：槟榔全无辛味，惟合浮留藤叶及蜃灰嚼之，则有辛味，本草言味辛，误也。又入口甚涩，涩与酸同，实有补肺敛气之功，人第知其下气破气，而不知其顺气敛气，逐邪乃以安正也。又回味甚甘，则亦能和能补矣。

南瓜子《现代实用中药学》

【性味归经】甘，平。归胃、大肠经。

【功　　效】杀虫。

【应　　用】绦虫病。

【用法用量】研粉，60～120g。冷开水调服。

【用药心得】

《现代实用中药》：驱除绦虫。

《安徽药材》：能杀蛔虫。

《中国药植图鉴》炒后煎服，治产后手足浮肿，糖尿病。

鹤草芽《中华医学杂志》

【性味归经】苦、涩，凉。归肝、小肠、大肠经。

【功　　效】杀虫。

【应　　用】绦虫病。

【用法用量】研粉吞服，每日30～45g，小儿0.7～0.8g/kg，每日1次，早起空腹服。

【使用注意】不宜入煎剂，因有效成分几乎不溶于水，遇热易被破坏。服药后偶见恶心、呕吐、腹泻、头晕、出汗等反应。

雷丸《神农本草经》

【性味归经】微苦，寒。有小毒。归胃、大肠经。

【功　　效】杀虫消积。

【应　　用】①绦虫病，钩虫病，蛔虫病。②小儿疳积。

【用法用量】入丸、散剂，15～21g。每次5～7g，饭后用温开水调服，每日3次，连服3d。

【使用注意】不宜入煎剂。因本品含蛋白酶，加热60℃左右即易于破坏而失效。有虫积而脾胃虚寒者慎服。

【用药心得】

《本经逢原》：雷丸，《千金》治小儿伤寒，不能服药，治方中恒用之，取其逐毒气之功也。

鹤虱《新修本草》

【性味归经】苦、辛、平。有小毒。归脾、胃经。

【功　　效】杀虫消积。

【应　　用】①虫积腹痛。②小儿疳疾。

【用法用量】煎服，3～10g，或入丸、散剂。外用适量。

【使用注意】本品有小毒，服后可有头晕、恶心、耳鸣、腹痛等反应，故孕妇、腹泻者忌用；又南鹤虱有抗生育作用，孕妇忌用。

榧子《名医别录》

【性味归经】甘，平。归肺、胃、大肠经。

【功　　效】杀虫消积，润肠通便，润肺止咳。

【应　　用】①虫积腹痛。②肠燥便秘。③肺燥咳嗽。

【用法用量】煎服，10～15g。炒熟嚼服，一次用15g。

【使用注意】入煎剂宜生用。大便溏薄，肺热咳嗽者不宜用。服榧子时，不宜食绿豆，以免影响疗效。

【用药心得】

《本草经集注》：疗寸白。

《本草再新》：治肺火，健脾土，补气化痰，止咳嗽，定咳喘，去瘀生新。

芜荑《神农本草经》

【性味归经】辛、苦，温。归脾、胃经。

【功　　效】杀虫消积。

【应　　用】①虫积腹痛。②小儿疳积。

【用法用量】煎服，3～10g。入丸、散剂，每次2～3g。外用适量，研末调敷。

【使用注意】脾胃虚弱者、肺及脾燥热者忌服。

【用药心得】

《食疗本草》：治热疮，捣和猪脂涂，又和白蜜治湿癣，和沙牛酪疗一切疮。长食治五痔。

《本草汇言》：芜荑，杀三虫，散五疳，治小儿百病之药也，前古诸书，主诸积冷气，肠胃虫癖，食症血瘔，及皮肤骨节中风毒诸疾，缘其气臭辛难闻，性专走逐，故诸滞成疾，食积虫血，皆可荡化。凡诸疾羸瘦，结气发热，疳劳疳胀，疳痢疳积，嗜食与不能食，咸宜服之。中病即止，如久服多服，不免有伤胃气，司业者当自量之。

第十五章　止血药

一、凉血止血药

小蓟《名医别录》

【性味归经】甘、苦，凉。归心、肝经。

【功　　效】凉血止血，散瘀解毒消痈。

【应　　用】①血热出血证。②热毒痈肿。

【用法用量】煎服，10～15g，鲜品加倍。外用适量，捣敷患处。

【用药心得】

《医学衷中参西录》：鲜小蓟根，性凉濡润，善入血分，最清血分之热，凡咳血、吐血、衄血、二便下血之因热者，服着莫不立愈。又善治肺病结核，无论何期，用之皆宜，即单用亦可奏效。并治一切疮疡肿疼，花柳毒淋，下血涩疼。盖其性不但能凉血止血，兼能活血解毒，是以有以上诸效也。其凉润之性，又善滋阴养血，治血虚发热。至女子血崩赤带，其因热者用之亦效。

大蓟《名医别录》

【性味归经】甘、苦，凉。归心、肝经。

【功　　效】凉血止血，散瘀解毒消痈。

【应　　用】①血热出血证。②热毒痈肿。

【用法用量】煎服，10～15g，鲜品可用30～60g。外用适量，捣敷患处。

【用药心得】

《唐本草》：根，疗痈肿。大、小蓟皆能破血，但大蓟兼疗痈肿，而小蓟专主血，不能消痈肿也。

【鉴别用药】大、小二蓟，因其性状、功用有相似之处，故大小蓟常混称。二者均能凉血止血，散瘀解毒消痈，广泛用治血热出血诸证及热毒疮疡。然大蓟散瘀消痈力强，止血作用广泛，故对吐血、咯血及崩漏下血尤为适宜；小蓟兼能利尿通淋，故以治血尿、血淋为佳。

地榆《神农本草经》

【性味归经】苦、酸、涩，微寒。归肝、大肠经。

【功　　效】凉血止血，解毒敛疮。

【应　　用】①血热出血证。②烫伤、湿疹、疮疡痈肿。

【用法用量】煎服，10～15g，大剂量可用至30g；或入丸、散剂。外用适量。止血多炒炭用，解毒敛疮多生用。

【使用注意】本品性寒酸涩，凡虚寒性便血、下痢、崩漏及出血有瘀者慎用。对于大面积烧伤患者，不宜使用地榆制剂外涂，以防其所含鞣质被大量吸收而引起中毒性肝炎。

【用药心得】

《本草纲目》：地榆，除下焦热，治大小便血证。止血，取上截切片炒用，其梢则能行血，不可不知。杨士瀛云：诸疮痛者加地榆，痒者加黄芩。

《本经》：主妇人七伤，带下病，止痛，除恶肉，止汗，疗金疮。

槐花《日华子本草》

【性味归经】苦，微寒。归肝、大肠经。

【功　　效】凉血止血，清肝泻火。

【应　　用】①血热出血证。②目赤、头痛。

【用法用量】煎服，10～15g。外用适量。止血多炒炭用，清热泻火宜生用。

【使用注意】脾胃虚寒及阴虚发热而无实火者慎用。

【用药心得】

《本草纲目》：炒香频嚼，治失音及喉痹。又疗吐血，衄，崩中漏下。

《本草正》：凉大肠，杀疳虫。治痈疽疮毒，阴疮湿痒，痔漏，解杨梅恶疮，下疳伏毒。

《医林纂要》：泄肺逆，泻心火，清肝火，坚肾水。

【鉴别用药】地榆、槐花均能凉血止血，用治血热妄行之出血诸证，因其性下行，故以治下部出血证为宜。然地榆凉血之中兼能收涩，凡下部之血热出血，诸如便血、痔血、崩漏、血痢等皆宜；槐花无收涩之性，其止血功在大肠，故以治便血、痔血为佳。

侧柏叶《名医别录》

【性味归经】苦、涩，寒。归肺、肝、脾经。

【功　　效】凉血止血，化痰止咳，生发乌发。

【应　　用】①血热出血证。②肺热咳嗽。③脱发、须发早白。

【用法用量】煎服，10～15g。外用适量。止血多炒炭用，化痰止咳宜生用。

【用药心得】

《本草求真》：侧柏叶，《别录》称为补益，似属未是，但涂汤火伤损、生肌杀虫，炙罨冻疮最佳。

《名医别录》：主吐血、衄血、痢血、崩中赤白。轻身益气，令人耐寒暑，去湿痹，生肌。

《医林纂要》：泄肺逆，泻心火，平肝热，清血分之热。

白茅根《神农本草经》

【性味归经】甘，寒。归肺、胃、膀胱经。

【功　　效】凉血止血，清热利尿，清肺胃热。

【应　　用】①血热出血证。②水肿、热淋、黄疸。③胃热呕吐、肺热咳喘。

【用法用量】煎服，15~30g，鲜品加倍，以鲜品为佳，可捣汁服。多生用，止血亦可炒炭用。

【用药心得】

《医学衷中参西录》：白茅根必用鲜者，其效方着。春前秋后剖用之味甘，至生苗盛茂时，味即不甘，用之亦有效验，远胜干者。

【鉴别用药】白茅根、芦根均能清肺胃热而利尿，治疗肺热咳嗽、胃热呕吐和小便淋痛，且常相须为用。然白茅根偏入血分，以凉血止血见长；而芦根偏入气分，以清热生津为优。

苎麻根《名医别录》

【性味归经】甘，寒。归心、肝经。

【功　　效】凉血止血，安胎，清热解毒。

【应　　用】①血热出血证。②胎动不安、胎漏下血。③热毒痈肿。

【用法用量】煎服，10~30g；鲜品30~60g，捣汁服。外用适量，煎汤外洗，或鲜品捣敷。

【用药心得】

《日华子本草》：治心膈热，漏胎下血，产前后心烦闷，天行热疾，大渴大狂，署毒箭、蛇虫咬。

《本草纲目拾遗》：治诸毒，活血，止血，功能发散，止渴，安胎；涂小儿丹毒，通蛊胀，崩漏，白浊，滑精，牙痛，喉闭，骨哽，疝气，火丹，疖毒，胡蜂、毒蛇咬，发背，疔疮，跌扑损伤。

羊蹄《神农本草经》

【性味归经】苦、涩，寒。归心、肝、大肠经。

【功　　效】凉血止血，解毒杀虫，泻下。

【应　　用】①血热出血证。②疥癣、疮疡、烫伤。③大便秘结。

【用法用量】煎服，10~15g；鲜品30~50g，也可绞汁去渣服用。外用适量。

【用药心得】

《本经》：主头秃疥瘙，除热，女子阴蚀。

《名医别录》：主浸淫疽痔，杀虫。

二、化瘀止血药

三七《本草纲目》

【性味归经】甘、微苦，温。归肝、胃经。

【功　　效】化瘀止血，活血定痛。

【应　　用】①出血证。②跌打损伤，瘀血肿痛。

【用法用量】多研末吞服，1～1.5g；煎服，3～10g，亦入丸、散剂。外用适量，研末外掺或调敷。

【使用注意】孕妇慎用。

【用药心得】

《医学衷中参西录》：三七，诸家多言性温，然单服其末数钱，未有觉温者。善化瘀血，又善止血妄行，为吐衄要药，病愈后不至瘀血留于经络，证变虚劳（凡用药强止其血者，恒至血瘀经络成血痹虚劳）。兼治二便下血，女子血崩，痢疾下血鲜红久不愈（宜与鸦胆子并用），肠中腐烂，寝成溃疡，所下之痢色紫腥臭，杂以脂膜，此乃肠烂欲穿（三七能化腐生新，是以治之）。为其善化瘀血，故又善治女子症瘕，月事不通，化瘀血而不伤新血，尤为理血妙品。外用善治金疮，以其末敷伤口，立能血止疼愈。若跌打损伤，内连脏腑经络作疼痛者，外敷内服，奏效尤捷。疮疡初起肿痛者，敷之可消（当与大黄末等分，醋调敷）。凡疮之毒在于骨者，皆可用三七托之外出也。

茜草《神农本草经》

【性味归经】苦，寒。归肝经。

【功　　效】凉血化瘀止血，通经。

【应　　用】①出血证。②血瘀经闭、跌打损伤，风湿痹痛。

【用法用量】煎服，10～15g，大剂量可用30g。亦入丸、散剂。止血炒炭用，活血通经生用或酒炒用。

【用药心得】

《本草纲目》：茜草，气温行滞，味酸入肝，而咸走血，专于行血活血。俗方治女子经水不通，以一两煎酒服之，一日即通，甚效。

蒲黄《神农本草经》

【性味归经】甘，平。归肝、心包经。

【功　　效】止血，化瘀，利尿。

【应　　用】①出血证。②瘀血痛证。③血淋尿血。

【用法用量】煎服，3～10g，包煎。外用适量，研末外掺或调敷。止血多炒用，化瘀、利尿多生用。

【用药心得】

《本草汇言》：蒲黄，性凉而利，能洁膀胱之原，清小肠之气，故小便不通，前人所必用也。至于治血之方，血之上者可清，血之下者可利，血之滞者可行，血之行者可止。凡生用则性凉，行血而兼消；炒用则味涩，调血而且止也。

《药品化义》：蒲黄，若诸失血久者，炒用之以助补脾之药，摄血归源，使不妄行。又取体轻行滞，味甘和血，上治吐衄咯血，下治肠红崩漏。但为收功之药，在失血之初，用之无益。若生用亦能凉血消肿。

花蕊石《嘉祐本草》

【性味归经】酸、涩，平。归肝经。

【功　　效】化瘀止血。

【应　　用】出血证。

【用法用量】煎服，10～15g；研末吞服，每次1～1.5g，包煎。外用适量，研末外掺或调敷。

【使用注意】孕妇忌用。

【用药心得】

《嘉祐本草》：主金疮止血，又疗产妇血晕、恶血。

《本草纲目》：治一切失血伤损，内漏，目翳。

《医林纂要》：泻肝行瘀血，敛肺生皮肉。

降香《证类本草》

【性味归经】辛，温。归肝、脾经。

【功　　效】化瘀止血，理气止痛。

【应　　用】①出血证。②胸胁疼痛、跌损瘀痛。③呕吐腹痛。

【用法用量】煎服，3～6g，宜后下；研末吞服，每次1～2g。外用适量，研末外敷。

【用药心得】

《本经逢原》：降真香色赤，入血分而下降，故内服能行血破滞，外涂可止血定痛。又虚损吐红，色瘀味不鲜者宜加用之，其功与花蕊石散不殊。

《本草再新》：治一切表邪，宣五脏郁气，利三焦血热，止吐，和脾胃。

三、收敛止血药

白及《神农本草经》

【性味归经】苦、甘、涩，寒。归肺、胃、肝经。

【功　　效】收敛止血，消肿生肌。

【应　　用】①出血证。②痈肿疮疡、手足皲裂、水火烫伤。

【用法用量】煎服，3～10g；大剂量可用至30g；亦可入丸、散剂，每次用2～5g；研末吞服，每次1.5～3g。外用适量。

【使用注意】不宜于乌头类药材同用。

【用药心得】

《本草纲目》：白及，性涩而收，故能入肺止血，生肌治疮也。

《本草求真》：白及，方书既载功能入肺止血，又载能治跌扑折骨，汤火灼伤，恶疮痈肿，败疽死肌，得非似收不收，似涩不涩，似止不止乎？不知书言功能止血者，是因性涩之谓也；书言能治痈疽损伤者，是因味辛能散之谓也。此药涩中有散，补中有破，故书又载去腐、逐瘀、生新。

仙鹤草《神农本草经》

【性味归经】苦、涩，平。归心、肝经。

【功　　效】收敛止血，止痢，截疟，补虚。

【应　　用】①出血证。②腹泻、痢疾。③疟疾寒热。④脱力劳伤。

【用法用量】煎服，3～10g；大剂量可用至30～60g。外用适量。

【用药心得】

《滇南本草》：治妇人月经或前或后，赤白带下，面寒腹痛，日久赤白血痢。

《生草药性备要》：理跌打伤，止血，散疮毒。

《百草镜》：下气活血，理百病，散痞满；跌扑吐血，血崩，痢，肠风下血。

紫珠《本草拾遗》

【性味归经】苦、涩，凉。归肝、肺、胃经。

【功　　效】凉血收敛止血，清热解毒。

【应　　用】①出血证。②烧烫伤、热毒疮疡。

【用法用量】煎服，10～15g；研末1.5～3g。外用适量。

【用药心得】

《本草拾遗》：解诸毒物，痈疽，喉痹，毒肿，下瘘，蛇虺虫螫，狂犬毒，并煮汁服；亦煮汁洗疮肿，除血长肤。

棕榈炭《本草拾遗》

【性味归经】苦、涩，平。归肝、肺、大肠经。

【功　　效】收敛止血。

【应　　用】出血证。

【用法用量】煎服，3～10g；研末服1～1.5g。

【使用注意】出血兼有瘀滞，湿热下痢初起者慎用。

【用药心得】

《本草拾遗》：棕榈初生子（指棕榈之花蕊）黄白色，作房如鱼子，有小毒，破血。

《纲目》：棕鱼（即棕笋）皆言有毒不可食，而广、蜀人蜜煮醋浸以寄远，乃制去其毒尔。

血余炭《神农本草经》

【性味归经】苦，平。归肝、胃经。

【功　　效】收敛止血，化瘀利尿。

【应　　用】①出血证。②小便不利。

【用法用量】煎服，6～10g；研末服1.5～3g。外用适量。

【用药心得】

《名医别录》：主咳嗽，五淋，大小便不通，小儿惊痫。止血，鼻衄烧之吹内立已。

《医学衷中参西录》：血余者，发也，不煅则其质不化，故必煅为炭然后入药。其性能化瘀血、生新血有似三七，故善治吐血、衄血。而常服之又可治劳瘵，因劳瘵之人，其血必虚而且瘀，故《金匮》谓之血痹虚劳……其化瘀之力，又善治鼻衄，是以久服之，自能奏效。血余能化瘀血、生新血，使血管流通最有其效。其化瘀生新之力，又善治大便下血腥臭，肠中腐烂及女子月信闭塞，不以时至。

藕节《药性论》

【性味归经】甘、涩，平。归肝、肺、胃经。

【功　　效】收敛止血。

【应　　用】出血证。

【用法用量】煎服，10～15g，大剂量可用至30g；鲜品30～60g，捣汁饮用。亦可入丸、散。

【用药心得】

《本草纲目拾遗》：藕节粉：开膈，补腰肾，和血脉，散瘀血，生新血；产后及吐血者食之尤佳。

檵木《植物名实图考》

【性味归经】苦、涩，平。归肝、胃、大肠经。

【功　　效】收敛止血，清热解毒，止泻。

【应　　用】①出血证。②水火烫伤。③泄泻、痢疾。

【用法用量】煎服，花6～10g，茎叶15～30g，根30～60g，鲜品加倍。外用适量。

四、温经止血药

艾叶《名医别录》

【性味归经】辛、苦，温。有小毒。归肝、脾、肾经。

【功　　效】温经止血，散寒调经，安胎。

【应　　用】①出血证。②月经不调、痛经。③胎动不安。

【用法用量】煎服，3～10g。外用适量。温经止血宜炒炭用，其余生用。

【用药心得】

《名医别录》：主灸百病。可作煎，止下痢，吐血，下部疮，妇人漏血。利阴气，生肌肉，辟风寒，使人有子。

《本草经集注》：捣叶以灸百病，亦止伤血。汁又杀蛔虫。苦酒煎叶疗癣。

《本草再新》：调经开郁，理气行血。治产后惊风，小儿脐疮。

炮姜《珍珠囊》

【性味归经】苦、涩，温。归脾、肝经。

【功　　效】温经止血，温中止痛。

【应　　用】①出血证。②腹痛、腹泻。

【用法用量】煎服，3～6g。

【用药心得】

《本草正》：阴盛格阳，火不归原，及阳虚不能摄血而为吐血、下血者，但宜炒熟留性用之，最为止血要药。

《得配本草》：炮姜守而不走，燥脾胃之寒湿，除脐腹之寒痞，暖心气，温肝经，能去恶生新，使阳生阴长，故吐衄下血有阴无阳者宜之。

【鉴别用药】生姜、干姜和炮姜本为一物，均能温中散寒，适用于脾胃寒证。由于鲜干质量不同与炮制不同，其性能亦异。生姜长于散表寒，又为呕家之圣药；干姜偏于祛里寒，为温中散寒之至药；炮姜善走血分，长于温经而止血。

灶心土《名医别录》

【性味归经】辛，温。归脾、胃经。

【功　　效】温中止血，止呕，止泻。

【应　　用】①出血证。②胃寒呕吐。③脾虚久泻。

【用法用量】煎服，15～30g，布包，先煎；或60～120g，煎汤代水。亦可入丸、散剂。外用适量。

【用药心得】

《名医别录》：主妇人漏中，吐下血，止咳逆，止血，消痈肿毒气。

《本草汇言》：伏龙肝，温脾渗湿，性燥而平，气温而和，味甘而敛，以藏为用者也。故善主血失所藏，如《金匮》之疗先便血；《名医别录》方之止妇人血漏，漏带赤白；《蜀本草》之治便血血痢，污秽久延；《杂病方》之定心胃卒痛，温汤调服七剂即定。他如藏寒下泄，脾胃因寒湿而致动血络，成一切失血诸疾，无用不宜尔。

《本草便读》：伏龙肝即灶心土，须对釜脐下经火久炼而成形者，具土之质，得火之性，化柔为刚，味兼辛苦。其功专入脾胃，有扶阳退阴散结除邪之意。凡诸血病，由脾胃阳虚而不能统摄者，皆可用之，《金匮》黄土汤即此意。

第十六章　活血化瘀药

一、活血止痛药

川芎《神农本草经》

【性味归经】辛，温。归肝、胆、心包经。

【功　　效】活血行气，祛风止痛。

【应　　用】①血瘀气滞痛证。②头痛，风湿痹痛。

【用法用量】煎服，3～9g。

【使用注意】阴虚火旺，多汗，热盛及无瘀之出血证和孕妇慎用。

【用药心得】

《丹溪心法》：川芎味辛，但能升上而不能下守，血贵宁静而不贵躁动，四物汤用之以畅血中之元气，使血自生，非谓其能养血也。即痈疽诸疮肿痛药中多用之者，以其入心而散火邪耳。又开郁行气，止胁痛、心腹坚痛、诸寒冷气疝气，亦以川芎辛温，兼入手、足厥阴气分，行气血而邪自散也。

延胡索《雷公炮制论》

【性味归经】辛、苦，温。归心、肝、脾经。

【功　　效】活血，行气，止痛。

【应　　用】用于气血瘀滞之痛证。

【用法用量】煎服，3～10g。研粉吞服，每次1～3g。

【用药心得】

《医学启源》：治脾胃气结滞不散，主虚劳冷泻，心腹痛，下气消食。

《本草纲目》：活血，利气，止痛，通小便。

郁金《药性论》

【性味归经】辛、苦，寒。归肝、胆、心经。

【功　　效】活血止痛，行气解郁，清心凉血，利胆退黄。

【应　　用】①气滞血瘀之胸、胁、腹痛。②热病神昏，癫痫痰闭。③吐血、衄血、倒经、尿血、血淋。④肝胆湿热黄疸、胆石症。

【用法用量】煎服，5～12g；研末服，2～5g。

【使用注意】畏丁香。

【用药心得】

《本草纲目》：治血气心腹痛，产后败血冲心欲死，失心颠狂❶。

【鉴别用药】香附与郁金均能疏肝解郁，可用于肝气郁结之证。然香附药性偏温，专入气分，善疏肝行气，调经止痛，长于治疗肝郁气滞之月经不调；而郁金药性偏寒，既入血分，又入气分，善活血止痛，行气解郁，长于治疗肝郁气滞血瘀之痛证。

姜黄《新修本草》

【性味归经】辛、苦，温。归肝、脾经。

【功　　效】活血行气，通经止痛。

【应　　用】①气滞血瘀所致的心、胸、胁、腹诸痛。②风湿痹痛。

【用法用量】煎服，3～10g。外用适量。

【使用注意】血虚无气滞血瘀者慎用，孕妇忌用。

【用药心得】

《本草拾遗》：姜黄，性热不冷，《本经》云寒，误也。

《本草纲目》：姜黄、郁金、莪药三物，形状功用皆相近，但郁金入心治血，而姜黄兼入脾，兼治气，莪药则入肝，兼治气中之血，为不同尔。古方五痹汤，用片子姜黄治风寒湿气手臂痛。戴原礼《要诀》云，片子姜黄能入手臂治痛，其兼理血中之气可知。

【鉴别用药】郁金、姜黄为同一植物的不同药用部位，均能活血散瘀、行气止痛，用于气滞血瘀之证。但姜黄药用其根茎，辛温行散，祛瘀力强，以治寒凝气滞血瘀之证为好，且可祛风通痹而用于风湿痹痛。郁金药用块根，苦寒降泄，行气力强，且凉血，以治血热瘀滞之证为宜，又能利胆退黄，清心解郁而用于湿热黄疸、热病神昏等证。

乳香《名医别录》

【性味归经】辛、苦，温。归心、肝、脾经。

【功　　效】活血行气止痛，消肿生肌。

【应　　用】①跌打损伤、疮疡痈肿。②气滞血瘀之痛证。

【用法用量】煎服，3～10g，宜炒去油用。外用适量，生用或炒用，研末外敷。

【使用注意】胃弱者慎用，孕妇及无瘀滞者忌用。

【用药心得】

《医学衷中参西录》：乳香、没药，二药并用，为宣通脏腑、流通经络之要药，故凡心胃胁腹肢体关节诸疼痛皆能治之。又善治女子行经腹疼，产后瘀血作痛，月事不以时下。其通气活血之力，又善治风寒湿痹，周身麻木，四肢不遂及一切疮疡肿疼，或其疮硬不疼。外用为粉以敷疮疡，能解毒、消肿、生肌、止疼，虽为开通之品，不至耗伤气血，诚良药也。乳香、没药，最宜生用，若炒用之则其流通之力顿减，至用于丸散中者，生轧作粗渣入锅内，隔纸烘至半熔，俟冷轧之即成细末，此乳香、没药

---

❶ “颠狂”通“癫狂”

去油之法。

没药《开宝本草》

【性味归经】辛、苦，平。归心、肝、脾经。

【功　　效】活血止痛，消肿生肌。

【应　　用】与乳香相似。

【用法用量】煎服，3～10g。外用适量。

【使用注意】同乳香。

【用药心得】

《用药法象》：没药在治疮散血之科。此药推陈致新，故能破宿血，消肿止痛，为疮家奇药也。

五灵脂《开宝本草》

【性味归经】苦、咸、甘，温。归肝经。

【功　　效】活血止痛，化瘀止血。

【应　　用】①瘀血阻滞之痛证。②瘀滞出血证。

【用法用量】煎服，3～10g，宜包煎。

【使用注意】血虚无瘀及孕妇慎用。“十九畏”认为人参畏五灵脂，一般不宜同用。

【用药心得】

《开宝本草》：主疗心腹冷气，小儿五疳，辟疫、治肠风，通利气脉，女子月闭。

《本草纲目》：止妇人经水过多，赤带不绝，胎前产后，血气诸痛；男女一切心腹、胁肋、少腹诸痛，疝痛，血痢、肠风腹痛；身体血痹刺痛，肝疟发寒热，反胃，消渴及痰涎挟血成窠，血贯瞳子，血凝齿痛，重舌，小儿惊风，五痫，癫疾；杀虫，解药毒及蛇蝎蜈蚣伤。

《本草衍义》：五灵脂行经血有功，不能生血。尝有人病眼中翳，往来不定，如此乃是血所病也。盖心生血，肝藏血，肝受血则能视，目病不治血为背理。

夏天无《浙江民间常用草药》

【性味归经】苦、微辛，温。归肝经。

【功　　效】活血止痛，舒筋通络，祛风除湿。

【应　　用】①中风半身不遂、跌仆损伤及肝阳头痛。②风湿痹痛，关节拘挛不利。

【用法用量】煎服，5～15g。或研末服，1～3g。亦可制成丸剂使用。

枫香脂《新修本草》

【性味归经】辛、微苦，平。归肺、脾经。

【功　　效】活血止痛，止血，解毒，生肌。

【应　　用】①风湿痹痛，跌打损伤。②血热吐衄。③瘰疬、痈疽肿痛。④臁疮不愈。

【用法用量】1.5~3g，宜如丸、散剂。外用适量。

【使用注意】孕妇忌服。

【用药心得】

《神农本草经疏》：枫香脂，为活血凉血之药。凡热则生风，又血热则壅而发瘾疹，风火相搏则为浮肿，苦平能凉血热，兼辛又能散风，故主血热生风之证。风火既散，则肌肉和而浮肿自消。齿痛亦因风热上攻，风热既散，则痛自止矣。

《本经逢原》：《千金》治咳唾脓血，取其开发肺气也。

《本草求原》：其叶霜后即丹，其脂采于冬，辛苦而平是金得火，以生水，为活血化血之妙品，故治吐、衄、咯血。

二、活血调经药

丹参《神农本草经》

【性味归经】苦，微寒。归心、心包、肝经。

【功　　效】活血调经，祛瘀止痛，凉血消痈，除烦安神。

【应　　用】①月经不调，闭经痛经，产后瘀滞腹痛。②血瘀心痛、脘腹疼痛、癥瘕积聚、跌打损伤及风湿痹证。③疮痈肿毒。④热病烦躁神昏及心悸失眠。

【用法用量】煎服，5~15g。活血化瘀宜酒炙用。

【使用注意】反藜芦。孕妇慎用。

【用药心得】

《本草经集注》：丹参，时人服多眼赤，故应性热，今云微寒，恐为谬矣；渍酒饮之，疗风痹。

红花《新修本草》

【性味归经】辛，温。归心、肝经。

【功　　效】活血通经、祛瘀止痛。

【应　　用】①血滞经闭、痛经、产后瘀滞腹痛。②癥瘕积聚。③胸痹心痛、血瘀腹痛、胁痛。④跌打损伤，瘀滞肿痛。⑤瘀滞斑疹色暗。

【用法用量】煎服，3~10g。外用适量。

【使用注意】孕妇忌用。有出血倾向者慎用。

【用药心得】

《唐本草》：治口噤不语，血结，产后诸疾。

《开宝本草》：主产后血运口噤，腹内恶血不尽、绞痛，胎死腹中，并酒煮服。亦主蛊毒下血。

《本草纲目》：活血，润燥，止痛，散肿，通经。

桃仁《神农本草经》

【性味归经】苦、甘，平。有小毒。归心、肝、大肠经。

【功　　效】活血祛瘀，润肠通便，止咳平喘。

【应　　用】①瘀血阻滞病证。②肺痈、肠痈。③肠燥便秘。④咳嗽气喘。

【用法用量】煎服，5～10g，捣碎用；桃仁霜入汤剂宜包煎。

【使用注意】孕妇忌用。便溏者慎用。本品有毒，不可过量。

【用药心得】

《注解伤寒论》：肝者血之源，血聚则肝气燥，肝苦急，急食甘以缓之。桃仁之甘以缓肝散血，故张仲景抵当汤用之，以治伤寒八、九日，内有蓄血，发热如狂，小腹满痛，小便自利者。又有当汗失汗，热毒深入，吐血及血结胸，烦躁谵语者，亦以此汤主之。与虻虫、水蛭、大黄同用。

益母草《神农本草经》

【性味归经】辛、苦，微寒。归心、肝、膀胱经。

【功　　效】活血调经，利水消肿，清热解毒。

【应　　用】①血滞经闭、痛经、经行不畅、产后恶露不尽、瘀滞腹痛。②水肿，小便不利。③跌打损伤，疮痈肿毒，皮肤瘾疹。

【用法用量】10～30g，煎服；或熬膏，入丸剂。外用适量捣敷或煎汤外洗。

【使用注意】无瘀滞及阴虚血少者忌用。

【用药心得】

《本草纲目》：益母草之根、茎、花、叶、实，并皆入药，可同用。若治手足厥阴血分风热，明目益精，调妇人经脉，则单用茺蔚子为良，若治肿毒疮疡，消水行血，妇人胎产诸病，则宜并用为曳。盖其根、茎、花、叶专于行，而其子则行中有补故也。

泽兰《神农本草经》

【性味归经】苦、辛，微温。归肝、脾经。

【功　　效】活血调经，祛瘀消痈，利水消肿。

【应　　用】①血瘀经闭、痛经、产后瘀滞腹痛。②跌打损伤，瘀肿疼痛及疮痈肿毒。③水肿、腹水。

【用法用量】煎服，10～15g。外用适量。

【使用注意】血虚及无瘀滞者慎用。

【用药心得】

《本草纲目》：兰草走气道，泽兰走血分，虽是一类而功用稍殊，正如赤白茯苓、芍药，补泻皆不同也。雷敩言雌者调气生血，雄者破血通积，正合二兰主治。又《荀子》云，泽、芷以养鼻，谓泽兰、白芷之气芳香，通乎肺也。

《药性论》：主产后腹痛，频产血气衰冷成劳，瘦羸，又治通身面目大肿，主妇人血沥腰痛。

《医林纂要》：补肝泻脾，和气血，利筋脉。主治妇人血分，调经去瘀。

【鉴别用药】益母草、泽兰均能活血调经、祛瘀消痈、利水消肿，常用于妇科经产血瘀病证及跌打损伤、瘀肿疼痛、疮痈肿毒、水肿等证。然益母草辛散苦泄之力较强，性寒又能清热解毒，其活血、解毒、利水作用较泽兰为强，临床应用亦更广。

牛膝《神农本草经》

【性味归经】苦、甘、酸，平。归肝、肾经。

【功　　效】活血通经，补肝肾，强筋骨，利水通淋，引火（血）下行。

【应　　用】①瘀血阻滞之经闭、痛经、经行腹痛、胞衣不下及跌扑伤痛。②腰膝酸痛、下肢痿软。③淋证、水肿、小便不利。④火热上炎，阴虚火旺之头痛、眩晕、齿痛、口舌生疮、吐血、衄血。

【用法用量】煎服，6～15g。活血通经、利水通淋、引火（血）下行宜生用；补肝肾、强筋骨宜酒炙用。

【使用注意】本品为动血之品，性专下行，孕妇及月经过多者忌服。中气下陷，脾虚泄泻，下元不固，多梦遗精者慎用。

【用药心得】

《丹溪心法》：牛膝，能引诸药下行，筋骨痛风在下者，宜加用之。

《医学衷中参西录》：牛膝，原为补益之品，而善引气血下注，是以用药欲其下行者，恒以之为引经。故善治肾虚腰疼腿疼，或膝疼不能屈伸，或腿痿不能任地。兼治女子月闭血枯，催生下胎。又善治淋疼，通利小便，此皆其力善下行之效也。然《名医别录》又谓其除脑中痛，时珍又谓其治口疮齿痛者何也？盖此等证，皆因其气血随火热上升所致，重用牛膝引其气血下行，并能引其浮越之火下行，是以能愈也。愚因悟得此理，用以治脑充血证，伍以赭石、龙骨、牡蛎诸重坠收敛之品，莫不随手奏效，治愈者不胜纪矣。为其性专下注，凡下焦气化不固，一切滑脱诸证皆忌之。

【鉴别用药】牛膝有川牛膝和怀牛膝之分。两者均能活血通经、补肝肾、强筋骨、利尿通淋、引火（血）下行。但川牛膝长于活血通经，怀牛膝长于补肝肾、强筋骨。

鸡血藤《本草纲目拾遗》

【性味归经】苦、微甘，温。归肝、肾经。

【功　　效】行血补血，调经，舒筋活络。

【应　　用】①月经不调、痛经、闭经。②风湿痹痛，手足麻木，肢体瘫痪及血虚萎黄。

【用法用量】煎服，10～30g。或浸酒服，或熬膏服。

【用药心得】

《本草纲目拾遗》：活血，暖腰膝，已风瘫。

《本草再新》：补中燥胃。

《饮片新参》：去瘀血，生新血，流利经脉。治暑痧，风血痹症。

王不留行《神农本草经》

【性味归经】苦，平。归肝、胃经。

【功　　效】活血通经，下乳消痈，利尿通淋。

【应　　用】①血瘀经闭、痛经、难产。②产后乳汁不下，乳痈肿痛。③热淋、血淋、石淋。

【用法用量】煎服，5～10g。外用适量。

【使用注意】孕妇慎用。

【用药心得】

《本经》：主金疮，止血逐痛，出刺，除风痹内寒。

《本草纲目》：王不留行能走血分，乃阳明冲任之药，俗有“穿山甲，王不留，妇人服了乳长流”之语，可见其性行而不住也。按王执中《资生经》云：一妇人患淋卧久，诸药不效，用剪金花十余叶煎汤，遂令服之，明早来云，病减八分矣。

月季花《本草纲目》

【性味归经】甘、淡、微苦，平。归肝经。

【功　　效】活血调经，疏肝解郁，消肿解毒。

【应　　用】①肝血郁滞之月经不调、痛经、闭经及胸胁胀痛。②跌打损伤，瘀肿疼痛，痈疽肿毒，瘰疬。

【用法用量】煎服，2～5g，不宜久煎。亦可泡服，或研末服。外用适量。

【使用注意】用量不宜过大，多服久服可引起腹痛及便溏腹泻。孕妇慎用。

【用药心得】

《本草纲目》：活血消肿，敷毒。

《分类草药性》：止血。治红崩、白带。

《泉州本草》：通经活血化瘀，清肠胃湿热，泻肺火，止咳，止血止痛，消痈毒。治肺虚咳嗽咯血，痢疾，瘰疬溃烂，痈疽肿毒，妇女月经不调。

凌霄花《神农本草经》

【性味归经】辛，微寒。归肝、心包经。

【功　　效】破瘀通经，凉血祛风。

【应　　用】①血瘀经闭、癥瘕积聚及跌打损伤。②风疹、皮癣、皮肤瘙痒、痤疮。③便血、崩漏。

【用法用量】煎服，3～10g。外用适量。

【使用注意】孕妇忌用。

【用药心得】

《本草衍义补遗》：凌霄花，治血中痛之要药也，且补阴捷甚，盖有守而独行，妇人方中多用何哉。

《本草纲目》：凌霄花及根，甘酸而寒，茎叶带苦，行血分，能去血中伏火，故主产乳崩漏诸疾及血热生风之证也。

三、活血疗伤药

土鳖虫《神农本草经》

【性味归经】咸，寒。有小毒。归肝经。

【功　　效】破血逐瘀，续筋接骨。

【应　　用】①跌打损伤，筋伤骨折，瘀肿疼痛。②血瘀经闭，产后瘀滞腹痛，积聚痞块。

【用法用量】煎服，3～10g；研末服，1～1.5g，黄酒送服。外用适量。

【使用注意】孕妇忌服。

【用药心得】

《贵州草药》：散积，理气，解毒，补脾。

《贵州药植调查》：治蛇咬伤，并治疗癀，去毒。

马钱子《本草纲目》

【性味归经】苦，寒。有大毒。归肝、脾经。

【功　　效】散结消肿，通络止痛。

【应　　用】①跌打损伤，骨折肿痛。②痈疽疮毒，咽喉肿痛。③风湿顽痹，麻木瘫痪。

【用法用量】0.3～0.6g，炮制后入丸、散用。外用适量，研末调涂。

【使用注意】内服不宜生用及多服、久服。本品所含有毒成分能被皮肤吸收，故外用亦不宜大面积涂敷。孕妇禁用，体虚者忌用。

【用药心得】

《本草纲目》：治伤寒热病，咽喉痹痛，消痞块，并含之咽汁，或磨水噙咽。

《中药志》：散血热，消肿毒。治痈疽，恶疮。

自然铜《雷公炮制论》

【性味归经】辛，平。归肝经。

【功　　效】散瘀止痛，接骨疗伤。

【应　　用】跌打损伤，骨折筋断，瘀肿疼痛。

【用法用量】煎服，10～15g。入丸、散，醋淬研末服每次0.3g。外用适量。

【使用注意】不宜久服。凡阴虚火旺，血虚无瘀者慎用。

【用药心得】

《本草衍义补遗》：自然铜，世以为接骨之药，然此等方尽多。大抵骨折在补气、补血、补胃，而铜非煅不可用，若新出火者，其火毒、金毒相扇，挟热毒香药，虽有接骨之功，燥散之祸，甚于刀剑，戒之。

《本草纲目》：自然铜接骨之功，与铜屑同，不可诬也。但接骨之后，不可常服，即便理气活血可尔。

苏木《新修本草》

【性味归经】甘、咸、辛，平。归心、肝经。

【功　　效】活血疗伤，祛瘀通经。

【应　　用】①跌打损伤，骨折筋伤，瘀滞肿痛。②血滞经闭，产后瘀阻腹痛，痛经，心腹疼痛，痈肿疮毒等。

【用法用量】煎服，3～10g。外用适量，研末撒敷。

【使用注意】月经过多和孕妇忌用。

【用药心得】

《医学启源》：《主治秘诀》云发散表里风气。破死血。

《医林纂要》：补心散瘀，除血分妄作之风热。

骨碎补《药性论》

【性味归经】苦，温。归肝、肾经。

【功　　效】活血续伤，补肾强骨。

【应　　用】①跌打损伤或创伤，筋骨损伤，瘀滞肿痛。②肾虚腰痛脚弱，耳鸣耳聋，牙痛，久泄。

【用法用量】煎服，10～15g。外用适量，研末调敷或鲜品捣敷，亦可浸酒擦患处。

【使用注意】阴虚火旺，血虚风燥慎用。

【用药心得】

《疡科纲要》：骨碎补，甄权谓主骨中毒气，风血疼痛，上热下冷。盖温养下元，能引升浮之热，藏于下焦窟宅，是以可治上热下冷。

《本草纲目》：研末同猪肾煨食，可治耳鸣，及肾虚久泄、牙痛，皆是此意，非可通治胃家实火之齿痛。

血竭《雷公炮制论》

【性味归经】甘、咸，平。归肝经。

【功　　效】活血定痛，化瘀止血，敛疮生肌。

【应　　用】①跌打损伤、瘀滞心腹疼痛。②外伤出血。③疮疡不敛。

【用法用量】内服：多入丸、散，研末服，每次1～2g。外用适量，研末外敷。

【使用注意】无瘀血者不宜用，孕妇及月经期忌用。

【用药心得】

《唐本草》：主五脏邪气，带下，心痛，破积血，金创生肉。

《本草纲目》：散滞血诸痛，妇人血气，小儿瘛瘲❶。

---

❶ “瘲”通“疭”

儿茶《饮膳正要》

【性味归经】苦、涩，凉。归心、肺经。

【功　　效】活血疗伤，止血生肌，收湿敛疮，清肺化痰。

【应　　用】①跌打伤痛、出血。②疮疡，湿疮，牙疳，下疳，痔疮。③肺热咳嗽。

【用法用量】内服：1～3g，多入丸、散剂；入煎剂可适当加量，宜布包。外用适量，研末撒或调敷。

刘寄奴《新修本草》

【性味归经】苦，温。归心、肝、脾经。

【功　　效】散瘀止痛，疗伤止血，破血通经，消食化积。

【应　　用】①跌打损伤，肿痛出血。②血瘀经闭、产后瘀滞腹痛。③食积腹痛、赤白痢疾。

【用法用量】煎服，3～10g。外用适量，研末撒或调敷，亦可鲜品捣烂外敷。

【使用注意】孕妇慎用。

【用药心得】

《本草经疏》：刘寄奴草，其味苦，其气温，揉之有香气，故应兼辛。苦能降下，辛温通行，血得热则行，故能主破血下胀。然善走之性，又在血分，故多服则令人痢矣。昔人谓为金疮要药，又治产后余疾、下血止痛者，正以其行血迅速故也。

《本草汇》：刘寄奴，入手少阴、足太阴经。通经佐破血之方，散郁辅辛香之剂。按刘寄奴破血之仙剂也，其性善走，专入血分，味苦归心，而温暖之性，又与脾部相宜，故两入。盖心主血，脾裹血，所以专疗血证也。

四、破血消癥药

莪术《药性论》

【性味归经】辛、苦，温。归肝、脾经。

【功　　效】破血行气，消积止痛。

【应　　用】①癥瘕积聚、经闭及心腹瘀痛。②食积脘腹胀痛。

【用法用量】煎服，3～15g。醋制后可加强祛瘀止痛作用。外用适量。

【使用注意】孕妇及月经过多者忌用。

【用药心得】

《药品化义》：莪术味辛性烈，专攻气中之血，主破积消坚，去积聚癖块，经闭血瘀，扑损疼痛。与三棱功用颇同，亦勿过服。

《汤液本草》：蓬莪茂色黑，破气中之血，入气药发诸香，虽为泄剂，亦能益气，故孙用和治气短不能接续。所以大小七香丸、集香丸散及汤内多用此也。

《药笼小品》：虚人服之积未去而真已耗，须兼参术，庶几焉耳。

三棱《本草拾遗》

【性味归经】辛、苦，平。归肝、脾经。

【功　　效】破血行气，消积止痛。

【应　　用】所治病证与莪术基本相同，常相须为用。然三棱偏于破血，莪术偏于破气。

【用法用量】煎服，3～10g。醋制后可加强祛瘀止痛作用。

【使用注意】孕妇及月经过多忌用。

【用药心得】

《汤液本草》：三棱，破血中之气，肝经血分药也。三棱、莪术治积块疮硬者，乃坚者削之也。……通肝经积血。治疮肿坚硬。

《医学衷中参西录》：三棱气味俱淡，微有辛意；莪术味微苦，气微香，亦微有辛意，性皆微温，为化瘀血之要药。以治男子痃癖，女子症瘕，月经不通，性非猛烈而建功甚速。其行气之力，又能治心腹疼痛、胁下胀疼，一切血凝气滞之症。若与参、术、芪诸药并用，大能开胃进食，调血和血。若细核二药之区别，化血之力三棱优于莪术，理气之力莪术优于三棱。

水蛭《神农本草经》

【性味归经】咸、苦，平。有小毒。归肝经。

【功　　效】破血通经，逐瘀消癥

【应　　用】①血瘀经闭，癥瘕积聚。②跌打损伤，心腹疼痛。

【用法用量】煎服，1.5～3g；研末服，0.3～0.5g。以入丸、散剂或研末服为宜。或以鲜活者放置于瘀肿局部吸血消瘀。

【使用注意】孕妇及月经过多者忌用。

【用药心得】

《汤液本草》：水蛭，苦走血，咸胜血，仲景抵当汤用虻虫、水蛭，咸苦以泄畜血，故《经》云有故无殒也。

《本经》：主逐恶血、瘀血、月闭，破血瘕积聚，无子利水道。

虻虫《神农本草经》

【性味归经】苦，微寒。有小毒。归肝经。

【功　　效】破血逐瘀，散积消癥。

【应　　用】①血瘀经闭，癥瘕积聚。②跌打损伤，瘀滞肿痛。

【用法用量】煎服，1～1.5g；研末服，0.3g。

【使用注意】孕妇及体虚无瘀、腹泻者忌用。

【用药心得】

《本草纲目》：成无己云，苦走血，血结不行者，以苦攻之，故治蓄血用虻虫，乃肝经血分药也，古方多用，今人稀使。

斑蝥《神农本草经》

【性味归经】辛，热。有大毒。归肝、肾、胃经。

【功　　效】破血逐瘀，散结消癥，攻毒蚀疮。

【应　　用】①癥瘕、经闭。②痈疽恶疮，顽癣，瘰疬等。

【用法用量】内服多入丸、散剂，0.03～0.06g。外用适量，研末敷贴，或酒、醋浸涂，或作发泡用。内服须以糯米同炒，或配青黛、丹参以缓其毒。

【使用注意】本品有大毒，内服宜慎，应严格掌握剂量，体弱忌用，孕妇禁用。外用对皮肤、黏膜有很强的刺激作用，能引起皮肤发红、灼热、起疱，甚至腐烂，故不宜久敷和大面积使用。

【用药心得】

《本草纲目》：斑蝥，专主走下窍，直至精溺之处，蚀下败物，痛不可当。葛氏云：凡用斑蝥，取其利小便，引药行气，以毒攻毒是矣。杨登甫云：瘰疬之毒，莫不有根，大抵以斑蝥、地胆为主，制度如法，能使其根从小便中出，或如粉片，或如血块，或如烂肉，皆其验也。但毒之行，小便必涩痛不可当，以木通、滑石、灯心辈导之。

穿山甲《名医别录》

【性味归经】咸，微寒。归肝、胃经。

【功　　效】活血消癥，通经，下乳，消肿排脓。

【应　　用】①癥瘕，经闭。②风湿痹痛，中风瘫痪。③产后乳汁不下。④痈肿疮毒，瘰疬。

【用法用量】煎服，3～10g。研末吞服，每次1～1.5g。

【使用注意】孕妇慎用。痈肿已溃者忌用。

【用药心得】

《医学衷中参西录》：穿山甲，味淡性平，气腥而窜，其走窜之性，无微不至，故能宣通脏腑，贯彻经络，透达关窍，凡血凝血聚为病，皆能开之。以治疔痈，放胆用之，立见功效。并能治癥瘕积物，周身麻痹，二便秘塞，心腹疼痛。若但知其长于治疮，而忘其他长，犹浅之乎视山甲也。疔疮初起未成脓者，余恒用山甲、皂刺各四钱，花粉、知母各六钱、乳香、没药各三钱，全蜈蚣三条。以治横痃，亦极效验。其已有脓而红肿者，服之红肿即消，脓亦易出。至癥瘕积聚，疼痛麻痹，二便闭塞诸证，用药治不效者，皆可加山甲作向导。

第十七章　化痰止咳平喘药

一、温化寒痰药

半夏《神农本草经》

【性味归经】辛，温。有毒。归脾、胃、肺经。

【功　　效】燥湿化痰，降逆止呕，消痞散结；外用消肿止痛。

【应　　用】①湿痰，寒痰证。②呕吐。③心下痞，结胸，梅核气。④瘿瘤，痰核，痈疽肿毒及毒蛇咬伤。

【用法用量】煎服，3～10g，一般宜制过用。炮制品中有姜半夏、法半夏等，其中姜半夏长于降逆止呕，法半夏长于燥湿且温性较弱，半夏曲则有化痰消食之功，竹沥半夏，能清化热痰，主治热痰、风痰之证。外用适量。

【使用注意】不宜于乌头类药材同用。其性温燥，阴虚燥咳，血证，热痰，燥痰应慎用。

【用药心得】

《温病条辨》：半夏消痰饮之正。

《珍珠囊》：半夏，热痰佐以黄芩，风痰佐以南星，寒痰佐以干姜，痰痞佐以陈皮、白术。多用则泻脾胃。

天南星《神农本草经》

【性味归经】苦、辛，温。有毒。归肺、肝、脾经。

【功　　效】燥湿化痰，祛风解痉；外用散结消肿。

【应　　用】①湿痰，寒痰证。②风痰眩晕、中风、癫痫、破伤风。③痈疽肿痛，蛇虫咬伤。

【用法用量】煎服，3～10g，多制用。外用适量。

【使用注意】阴虚燥痰及孕妇忌用。

【用药心得】

《用药法象》：主破伤风，口噤身强。

《本草纲目》：虎掌天南星，味辛而麻，故能治风散血；气温而燥，故能胜湿除涎；性紧而毒，故能攻积拔肿而治口㖞舌糜。

《仁斋直指方》：诸风口噤，宜用南星，更以人参、石菖蒲佐之。南星得防风则不麻，得牛胆则不燥，得火炮则不毒。

【鉴别用药】半夏、天南星药性辛温有毒，均为燥湿化痰要药，善治湿痰、寒痰，炮制后又能治热痰、风痰。然半夏主入脾、肺，重在治脏腑湿痰，且能止呕。天南星则走经络，偏于祛风痰而能解痉止厥，善治风痰证。

禹白附《中药志》

【性味归经】辛、甘，温。有毒。归胃、肝经。

【功　　效】祛风痰，止痉，止痛，解毒散结。

【应　　用】①中风痰壅，口眼㖞斜、惊风癫痫、破伤风。②痰厥头痛、眩晕。③瘰疬痰核，毒蛇咬伤。

【用法用量】煎服，3～5g；研末服0.5～1g，宜炮制后用。外用适量。

【使用注意】本品辛温燥烈，阴虚血虚动风或热盛动风者、孕妇均不宜用。生品一般不内服。

白芥子《新修本草》

【性味归经】辛，温。归肺、胃经。

【功　　效】温肺化痰，利气，散结消肿。

【应　　用】①寒痰喘咳，悬饮。②阴疽流注，肢体麻木，关节肿痛。

【用法用量】煎服，3～6g。外用适量，研末调敷，或作发泡用。

【使用注意】本品辛温走散，耗气伤阴，久咳肺虚及阴虚火旺者忌用；消化道溃疡、血者及皮肤过敏者忌用。用量不宜过大。

【用药心得】

《傅青主男科》：白芥子去痰而不耗真阴之气。

《本草经集注》：御恶气暴风，毒肿流四肢疼痛。

《千金方》：治咳嗽胸胁支满，上气多唾者，每日温酒吞七粒。

皂荚《神农本草经》

【性味归经】辛、咸，温。有小毒。归肺、大肠经。

【功　　效】祛顽痰，通窍开闭，祛风杀虫。

【应　　用】①顽痰阻肺，咳喘痰多。②中风、痰厥、癫痫、喉痹痰盛。

【用法用量】研末服，1～1.5g；亦可入汤剂，1.5～5g。外用适量。

【使用注意】内服剂量不宜过大，以免引起呕吐、腹泻。辛散走窜之性强，非顽疾证实体壮者慎用。孕妇、气虚阴亏及有出血倾向者忌用。

【用药心得】

《金匮要略·肺痿肺痈咳嗽上气病脉证治》：咳而上气，时时吐浊，但坐不得眠，皂荚丸主之。

《本经逢原》：大小二皂，所治稍有不同，用治风痰，牙皂最胜，若治湿痰，大皂力优。

旋覆花《神农本草经》

【性味归经】苦、辛、咸，微温。归肺、胃经。

【功　　效】降气行水化痰，降逆止呕。

【应　　用】①咳喘痰多，痰饮蓄结，胸膈痞满。②噫气，呕吐。

【用法用量】煎服，3～10g；布包。

【使用注意】阴虚劳嗽，津伤燥咳者忌用；又因本品有绒毛，易刺激咽喉作痒而致呛咳呕吐，故须布包入煎。

【用药心得】

《本草纲目》：旋复所治诸病，其功只在行水、下气、通血脉尔。

《医学入门》：逐水，消痰，止咽噎。

白前《名医别录》

【性味归经】辛、苦，微温。归肺经。

【功　　效】降气化痰。

【应　　用】咳嗽痰多，气喘。

【用法用量】煎服，3～10g；或入丸、散剂。

【用药心得】

《本草衍义》：白前，保定肺气，治嗽多用。以温药相佐使，则尤佳。

《本草纲目》：白前，长于降气，肺气壅实而有痰者宜之。若虚而长哽气者不可用。张仲景治嗽而脉沉者，泽漆汤中亦用之。

猫爪草《中药材手册》

【性味归经】甘、辛，微温。归肝、肺经。

【功　　效】化痰散结，解毒消肿。

【应　　用】①瘰疬痰核。②疔疮，蛇虫咬伤。

【用法用量】煎汤，9～15g。外用适量，捣敷或研末调敷。

【用药心得】

《中药材手册》：治颈上瘰疬结核。

《河南中草药手册》：消肿，截疟。治瘰疬，肺结核。

二、清化热痰药

川贝母《神农本草经》

【性味归经】苦、甘，微寒。归肺、心经。

【功　　效】清热化痰，润肺止咳，散结消肿。

【应　　用】①虚劳咳嗽，肺热燥咳。②瘰疬、乳痈、肺痈。

【用法用量】煎服，3～10g；研末服1～2g。

【使用注意】不宜于乌头类药材同用。脾胃虚寒及有湿痰者不宜用。

【用药心得】

《本经》：主伤寒烦热，淋沥邪气，疝瘕，喉痹，乳难，金疮风痉。

《别录》：疗腹中结实，心下满，洗洗恶风寒，目眩，项直，咳嗽上气，止烦热渴，出汗，安五脏，利骨髓。

浙贝母《轩岐救正论》

【性味归经】苦，寒。归肺、心经。

【功　　效】清热化痰，散结消痈。

【应　　用】①风热、痰热咳嗽。②瘰疬，瘿瘤，乳痈疮毒，肺痈。

【用法用量】煎服，3～10g。

【使用注意】同川贝母。

【用药心得】

《本草正》：大治肺痈肺萎，咳喘，吐血，衄血，最降痰气，善开郁结，止疼痛，消胀满，清肝火，明耳目，除时气烦热，黄疸淋闭，便血溺血；解热毒，杀诸虫及疗喉痹，瘰疬，乳痈发背，一切痈疡肿毒，湿热恶疮，痔漏，金疮出血，火疮疼痛，较之川贝母，清降之功，不啻数倍。

【鉴别用药】《本草纲目》以前历代本草，皆统称贝母。至明《本草汇言》始有本品以"川者为妙"之说，清《轩岐救正论》才正式有浙贝母之名。川、浙二贝之功，基本相同，但前者以甘味为主，性偏于润，肺热燥咳，虚劳咳嗽用之为宜；后者以苦味为主，性偏于泄，风热犯肺或痰热郁肺之咳嗽用之为宜。至于清热散结之功，川、浙二贝共有，但以浙贝为胜。

瓜蒌《神农本草经》

【性味归经】甘、微苦，寒。归肺、胃、大肠经。

【功　　效】清热化痰，宽胸散结，润肠通便。

【应　　用】①痰热咳喘。②胸痹、结胸。③肺痈，肠痈，乳痈。④肠燥便秘。

【用法用量】煎服，全瓜蒌 10～20g。瓜蒌皮 6～12g，瓜蒌仁 10～15g 打碎入煎。

【使用注意】本品甘寒而滑，脾虚便溏者及寒痰、湿痰证忌用。不宜于乌头类药材同用。

【用药心得】

《医学衷中参西录》：瓜蒌，能开胸间及胃口热痰，故仲景治结胸有小陷胸汤，瓜蒌与连、夏并用；治胸痹有瓜蒌薤白等方，瓜蒌与薤、酒、桂、枳诸药并用。若与山甲同用，善治乳痈；若与赭石同用，善止吐衄；若但用其皮，最能清肺、敛肺、宁嗽、定喘；若但用其瓤，最善滋阴、润燥、滑痰、生津；若但用其仁，其开胸降胃之力较大，且善通小便。

【鉴别用药】本品入药又有全瓜蒌、瓜蒌皮、瓜蒌仁之分。瓜蒌皮之功，重在清热化痰，宽胸理气；瓜蒌仁之功重在润燥化痰，润肠通便；全瓜蒌则兼有瓜蒌皮、瓜蒌仁之功效。

竹茹《本草经集注》

【性味归经】甘，微寒。归肺、胃经。

【功　　效】清热化痰，除烦止呕。

【应　　用】①痰热、肺热咳嗽，痰热心烦不寐。②胃热呕吐、妊娠恶阻。

【用法用量】煎服，6～10g。生用清化痰热，姜汁炙用止呕。

【用药心得】

《本草纲目》：治伤寒劳复，小儿热痫，妇人胎动。

《本草经疏》：《经》曰，诸呕吐酸水，皆属于热。阳明有热，则为呕哕；温气寒热，亦邪客阳明所致。竹茹，甘寒解阳明之热，则邪气退而呕哕止矣。甘寒又能凉血清热，故主吐血崩中及女劳复也。

竹沥《名医别录》

【性味归经】甘，寒。归心、肺、肝经。

【功　　效】清热豁痰，定惊利窍。

【应　　用】①痰热咳喘。②中风痰迷，惊痫癫狂。

【用法用量】内服30～50g，冲服。本品不能久藏，但可熬膏瓶贮，称竹沥膏；近年用安瓿瓶密封装置，可以久藏。

【使用注意】本品性寒滑，对寒痰及便溏者忌用。

【用药心得】

《丹溪心法》：竹沥滑痰，非姜汁不能行经络。痰在膈间，使人颠狂，或健忘，或风痰，皆用竹沥，亦能养血。

《本草衍义》：竹沥行痰，通达上下百骸毛窍诸处，如痰在巅顶可降，痰在胸膈可开，痰在四肢可散，痰在脏府经络可利，痰在皮里膜外可行。又如癫痫狂乱，风热发痉者可定；痰厥失音，人事昏迷者可省，为痰家之圣剂也。

天竺黄《蜀本草》

【性味归经】甘，寒。归心、肝经。

【功　　效】清热化痰，清心定惊。

【应　　用】①小儿惊风，中风癫痫，热病神昏。②痰热咳喘。

【用法用量】煎服，3～6g；研粉冲服，每次0.6～1g。

【鉴别用药】竹茹、竹沥、天竺黄均来源于竹，性寒，均可清热化痰，治痰热咳喘，竹沥、天竺黄又可定惊，用治热病或痰热而致的惊风，癫痫，中风昏迷，喉间痰鸣。天竺黄定惊之力尤胜，多用于小儿惊风，热病神昏；竹沥性寒滑利，清热涤痰力强，大人惊痫中风，肺热顽痰胶结难咯者多用；竹茹长于清心除烦，多用治痰热扰心的心烦，失眠。

前胡《雷公炮制论》

【性味归经】苦、辛，微寒。归肺经。

【功　　效】降气化痰，疏散风热。

【应　　用】①痰热咳喘。②风热咳嗽。

【用法用量】煎服，6～10g；或入丸、散剂。

【用药心得】

《本草纲目》：前胡，乃手足太阴、阳明之药，与柴胡纯阳上升，入少阳、厥阴者不同也。其功长于下气，故能治痰热喘嗽、痞膈呕逆诸疾。气下则火降，痰亦降矣，所以有推陈致新之绩，为痰气要药。陶弘景言其与柴胡同功非矣，治证虽同，而所入所主则异。

《名医别录》：主疗痰满胸胁中痞，心腹结气，风头痛，去痰实，下气。治伤寒寒热，推陈致新，明目益精。

【鉴别用药】白前与前胡，均能降气化痰，治疗肺气上逆，咳喘痰多，常相须为用。但白前性温，祛痰作用较强，多用于内伤寒痰咳喘；前胡性偏寒，兼能疏散风热，尤多用于外感风热或痰热咳喘。

桔梗《神农本草经》

【性味归经】苦、辛，平。归肺经。

【功　　效】宣肺，祛痰，利咽，排脓。

【应　　用】①咳嗽痰多，胸闷不畅。②咽喉肿痛，失音。③肺痈吐脓。

【用法用量】煎服，3～10g；或入丸、散剂。

【使用注意】本品性升散，凡气机上逆，呕吐、呛咳、眩晕、阴虚火旺咳血等不宜用，胃、十二指肠溃疡者慎服。用量过大易致恶心呕吐。

【用药心得】

《用药法象》：利胸膈，（治）咽喉气壅及痛，破滞气及积块，（除）肺部风热，清利头目，利窍。

《丹溪心法》：下虚及怒气上升者不宜。

胖大海《本草纲目拾遗》

【性味归经】甘，寒。归肺、大肠经。

【功　　效】清肺化痰，利咽开音，润肠通便。

【应　　用】①用于肺热声哑，咽喉疼痛，咳嗽等。②用于燥热便秘，头痛目赤。

【用法用量】2～4枚，沸水泡服或煎服。

海藻《神农本草经》

【性味归经】咸，寒。归肝、肾经。

【功　　效】消痰软坚，利水消肿。

【应　　用】①瘿瘤、瘰疬、睾丸肿痛。②痰饮水肿。

【用法用量】煎服，10～15g。

【使用注意】传统认为反甘草。但临床也有配伍同用者。

【用药心得】

《珍珠囊》：海藻，治瘿瘤马刀诸疮坚而不溃者。

《疡科纲要》：海藻，咸苦而寒，故能软坚散结。瘿瘤结核，皆肝胆火炎、灼痰凝络所致，寒能清热，固其专长，而阴寒凝聚之结核，非其治矣。痈肿癥瘕，多由血热淤滞而生；腹鸣水肿，更多湿热停顿之侯，凡此诸症之属于阳实有余者，固可治之，而正气不及，清阳不运诸症，不可概施。

昆布《名医别录》

【性味归经】咸，寒。归肝、肾经。

【功　　效】消痰软坚，利水消肿。

【应　　用】同海藻，常与海藻相须而用。

【用法用量】煎服，6～12g。

【用药心得】

《名医别录》：主十二种水肿，瘿瘤聚结气，瘘疮。

《食经》：治九瘘风热，热瘅，手脚疼痹，以生啖之益人。

《食物本草》：裙带莱，主女人赤白带下，男子精泄梦遗。

黄药子《滇南本草》

【性味归经】苦，寒。有毒。归肺、肝经。

【功　　效】化痰散结消瘿，清热解毒。

【应　　用】①瘿瘤。②疮疡肿毒，咽喉肿痛，毒蛇咬伤。

【用法用量】煎服，5～15g；研末服，1～2g。外用，适量鲜品捣敷，或研末调敷，或磨汁涂。

【使用注意】本品有毒，不宜过量。如多服、久服可引起吐泻腹痛等消化道反应，并对肝肾有一定损害，故脾胃虚弱及肝肾功能损害者慎用。

【用药心得】

《本草汇言》：黄药子，解毒凉血最验，古人于外科、血证两方尝用。今人不复用者，因久服有脱发之虞，知其为凉血、散血矣。

海蛤壳《神农本草经》

【性味归经】咸，寒。归肺、胃经。

【功　　效】清肺化痰，软坚散结。

【应　　用】①肺热，痰热咳喘。②瘿瘤、痰核。

【用法用量】煎服，10～15g；蛤粉宜包煎。

【用药心得】

《本经》：主咳逆上气，喘息，烦满，胸痛寒热。

《本草纲目》：清热利湿，化痰饮，消积聚，除血痢，妇人血结胸，伤寒反汗，搐搦，中风瘫痪。

海浮石《本草拾遗》

【性味归经】咸，寒。归肺、肾经。

【功　　效】清肺化痰，软坚散结，利尿通淋。

【应　　用】①痰热咳喘。②瘰疬，瘿瘤。本品能软坚散结，清化痰火。常配牡蛎、贝母、海藻等同用。③血淋、石淋。可单味研末或配小蓟、蒲黄、木通等用。

【用法用量】煎服，10～15g。打碎先煎。

【用药心得】

《本草纲目》：浮石，气味咸寒，润下之用也。故入肺除上焦痰热，止咳嗽而软坚，清其上源，故又治诸淋。

《本草正》：消食，消热痰，解热渴热淋，止痰嗽喘急，软坚癥，利水湿。

瓦楞子《本草备要》

【性味归经】咸，平。归肺、胃、肝经。

【功　　效】消痰软坚，化瘀散结，制酸止痛。

【应　　用】①瘰疬，瘿瘤。②癥瘕痞块。

【用法用量】煎服，10～15g，宜打碎先煎。研末服，每次1～3g。生用消痰散结；煅用制酸止痛。

【用药心得】

《丹溪心法》：能消血块，次消痰。

《本草纲目》：连肉烧存性，研敷小儿走马牙疳。

《医林纂要》：去一切痰积，血积，气块，破症瘕，攻瘰疬。

礞石《嘉祐本草》

【性味归经】咸，平。归肺、肝经。

【功　　效】坠痰下气，平肝镇惊。

【应　　用】①气逆喘咳。②癫狂，惊痫。

【用法用量】煎服，6～10g，宜打碎布包先煎。入丸、散剂，1.5～3g。

【使用注意】本品重坠性猛，非痰热内结不化之实证不宜使用。脾虚胃弱，小儿慢惊及孕妇忌用。

【用药心得】

《本草纲目》：青礞石，其性下行。肝经风木太过，来制脾土，气不运化，积滞生痰，壅塞上中二焦，变生风热诸病，故宜此药重坠。制以消石，其性疏快，使木平气下，而痰积通利，诸证自除。

《婴孩宝鉴》：礞石乃治惊利痰之圣药，吐痰在水上，以石末糁之，痰即随水而下，则其沉坠之性可知。然止可用之救急，气弱脾虚者，不宜久服。

三、止咳平喘药

苦杏仁《神农本草经》

【性味归经】苦，微温。有小毒。归肺、大肠经。

【功　　效】止咳平喘，润肠通便。

【应　　用】①咳嗽气喘。②肠燥便秘。

【用法用量】煎服，3～10g，宜打碎入煎，或入丸、散剂。

【使用注意】阴虚咳喘及大便溏泻者忌用。本品有小毒，用量不宜过大；婴儿慎用。

【用药心得】

《用药法象》：苦杏仁下喘，治气也。桃仁疗狂，治血也。桃、苦杏仁俱治大便秘，当以气血分之。昼则难便，行阳气也；夜则难便，行阴血也。故虚人大便燥秘不可过泄者，脉浮在气，用苦杏仁、陈皮；脉沉在血，用桃仁、陈皮；所以俱用陈皮者，以手阳明与手太阴为表里也。贲门上，主往来，魄门下，主收闭。故王氏言，肺与大肠为通道也。

《本草纲目》：苦杏仁能散能降，故解肌、散风、降气、润燥、消积，治伤损药中用之。治疮杀虫，用其毒也。治风寒肺病药中，亦有连皮尖用者，取其发散也。

紫苏子《本草经集注》

【性味归经】辛，温。归肺，大肠经。

【功　　效】降气化痰，止咳平喘，润肠通便。

【应　　用】①咳喘痰多。②肠燥便秘。

【用法用量】煎服，5～10g；煮粥食或入丸、散剂。

【使用注意】阴虚喘咳及脾虚便溏者慎用。

【用药心得】

《名医别录》：苏子，主下气，与橘皮相宜同疗也。

《医林纂要》：苏子功用略同紫苏茎叶，能润心舒肺，下气消痰，除咳定喘，利膈宽肠，温中止痛。凡用子用仁，皆有润意，辛尤润。肺过敛，则气上而不行，辛泻肺，则敛者开而气顺矣。凡下气者，言顺气也，气顺则膈利，宽肠亦以其润而降也。

百部《名医别录》

【性味归经】甘、苦，微温。归肺经。

【功　　效】润肺止咳，杀虫灭虱。

【应　　用】①新久咳嗽，百日咳，肺痨咳嗽。②蛲虫、阴道滴虫，头虱及疥癣等。

【用法用量】煎服，5～15g。外用适量。久咳虚嗽宜蜜炙用。

【用药心得】

《医学心悟》：止嗽散，颇有捷效，功力实在紫菀、百部二味，宣通肺气。

紫菀《神农本草经》

【性味归经】苦、辛、甘，微温。归肺经。

【功　　效】润肺化痰止咳。

【应　　用】咳嗽有痰。

【用法用量】煎服，5～10g。外感暴咳生用，肺虚久咳蜜炙用。

【用药心得】

《本草正》：紫菀，辛能入肺，苦能降气，故治咳嗽上气、痰喘，惟肺实气壅，或火邪刑金而致咳唾脓血者，乃可用之。观陶氏《别录》谓其补不足，治五劳体虚，其亦言之过也。

款冬花《神农本草经》

【性味归经】辛、微苦，温。归肺经。

【功　　效】润肺下气，止咳化痰。

【应　　用】咳喘。

【用法用量】煎服，5～10g。外感暴咳宜生用，内伤久咳宜炙用。

【用药心得】

《本经》：主咳逆上气善喘，喉痹，诸惊痫，寒热邪。

《医学启源》：温肺止嗽。

【鉴别用药】款冬花、紫菀，其性皆温，但温而不燥，既可化痰，又能润肺，咳嗽无论寒热虚实，病程长短均可用之。前者重在止咳，后者尤善祛痰。古今治咳喘诸方中，二者每多同用，则止咳化痰之效益彰。

马兜铃《药性论》

【性味归经】苦、微辛，寒。归肺、大肠经。

【功　　效】清肺化痰，止咳平喘，清肠消痔。

【应　　用】①肺热咳喘。②痔疮肿痛或出血。

【用法用量】煎服，3～10g。外用适量，煎汤熏洗。一般生用，肺虚久咳炙用。

【使用注意】用量不宜过大，以免引起呕吐。虚寒喘咳及脾虚便溏者禁服，胃弱者慎服。

【用药心得】

《本草纲目》：马兜铃，寒能清肺热，苦辛能降肺气。

《小儿药证直诀》：补肺阿胶散用之，非取其补肺，乃取其清热降气也，邪去则肺安矣，其中所用阿胶、糯米，则正补肺之药也。汤剂中用多，亦作吐，其不能补肺，又可推矣。

《药性论》：用以治肺气上急，坐息不得，咳逆连连不止。洁古用以清肺气，补肺，去肺中湿热者，皆除热降气散结之力也。

枇杷叶《名医别录》

【性味归经】苦，微寒。归肺、胃经。

【功　　效】清肺止咳，降逆止呕。

【应　　用】①肺热咳嗽，气逆喘急。②胃热呕吐，哕逆。

【用法用量】煎服，5～10g，止咳宜炙用，止呕宜生用。

【用药心得】

《重庆堂随笔》：枇杷叶，凡风温、温热、暑、燥诸邪在肺者，皆可用以保柔金而肃治节；香而不燥，凡湿温、疫疠、秽毒之邪在胃者，皆可用以澄浊气而廓中州。

《名医别录》：主卒宛不止，下气。

桑白皮《神农本草经》

【性味归经】甘，寒。归肺经。

【功　　效】泻肺平喘，利水消肿。

【应　　用】①肺热咳喘。②水肿。

【用法用量】煎服，5～15g。泻肺利水，平肝清火宜生用；肺虚咳嗽宜蜜炙用。

【用药心得】

《用药法象》：桑白皮，甘以固元气之不足而补虚，辛以泻肺气之有余而止嗽。又桑白皮泻肺，然性不纯良，不宜多用。

《小儿药证直诀》：治肺气热盛，咳嗽而后喘，面肿身热，泻白散。桑白皮、地召[1]皮皆能泻火从小便去，甘草泻火而缓中，粳米清肺而养血，此乃泻肺诸方之准绳也。

葶苈子《神农本草经》

【性味归经】苦、辛，大寒。归肺、膀胱经。

【功　　效】泻肺平喘，利水消肿。

【应　　用】①痰涎壅盛，喘息不得平卧。②水肿，悬饮，胸腹积水，小便不利。

【用法用量】煎服，5～10g；研末服，3～6g。

【用药心得】

《用药法象》：葶苈降气，与辛酸同用以导肿气。本草十剂云：泄可去闭，葶苈、大黄之属。此二味皆大苦寒，一泄血闭，一泄气闭。盖葶苈之苦寒，气味俱厚，不减大黄，又性过于诸药，以泄阳分肺中之闭，亦能泄大便，为体轻象阳故也。

【鉴别用药】桑白皮与葶苈子均能泻肺平喘，利水消肿，治疗肺热及肺中水气，痰饮咳喘以及水肿，常相须为用。桑白皮甘寒，药性较缓，长于清肺热，降肺火，多用

[1] “召”通“苕”

于肺热咳喘，痰黄及皮肤水肿；而葶苈子力峻，重在泻肺中水气、痰涎，对邪盛喘满不得卧者尤宜，其利水力量也强，可兼治臌胀、胸腹积水之证。

白果《日用本草》

【性味归经】甘、苦、涩，平。有毒。归肺经。

【功　　效】敛肺化痰定喘，止带缩尿。

【应　　用】①哮喘痰嗽。②带下，白浊，尿频，遗尿。

【用法用量】煎服，5～10g，捣碎。

【使用注意】本品有毒，不可多用，小儿尤当注意。过食白果可致中毒，出现腹痛、吐泻、发热、发绀以及昏迷、抽搐，严重者可呼吸麻痹而死亡。

【用药心得】

《滇南本草》：大疮不出头者，白果肉同糯米蒸合蜜丸；与核桃捣烂为膏服之，治噎食反胃，白浊、冷淋；捣烂敷太阳穴，止头风眼疼，又敷无名肿毒。

《医学入门》：清肺胃浊气，化痰定喘，止咳。

矮地茶《李氏草秘》

【性味归经】苦、辛，平。归肺、肝经。

【功　　效】止咳平喘，清利湿热，活血化瘀。

【应　　用】①咳喘。②湿热黄疸，水肿。③血瘀经闭，风湿痹痛，跌打损伤。本品有活血化瘀，通经止痛作用，治上述诸证可分别配活血调经，祛风湿通络，及祛瘀疗伤药同用。

【用法用量】煎服，10～30g。

洋金花《药物图考》

【性味归经】辛，温。有毒。归肺、肝经。

【功　　效】平喘止咳，麻醉镇痛，止痉。

【应　　用】①哮喘咳嗽。②心腹疼痛，风湿痹痛，跌打损伤。③麻醉。④癫痫，小儿慢惊风。

【用法用量】内服，0.2～0.6g，宜入丸、散剂；作卷烟吸，一日量不超过1.5g。外用适量，煎汤洗或研末外敷。

【使用注意】本品有毒，应控制剂量。外感及痰热咳喘、青光眼、高血压、心动过速者禁用；孕妇、体弱者慎用。

【用药心得】

《本草纲目》：诸风及寒湿脚气，煎汤洗之。又主惊痫及脱肛，并入麻药。

《生草药性备要》：少服止痛，通关利窍，去头风。

罗汉果《岭南采药录》

【性味归经】甘，凉。归肺、大肠经。

【功　　效】清肺利咽，化痰止咳，润肠通便。

【应　　用】①咳喘，咽痛。②便秘。

【用法用量】煎服，10～30g；或开水泡服。

【用药心得】

《岭南采药录》：理痰火咳嗽，和猪精肉煎汤服之。

《广西中药志》：止咳清热，凉血润肠。治咳嗽，血燥胃热便秘等。

满山红《东北常用中草药手册》

【性味归经】苦，寒。归肺经。

【功　　效】止咳祛痰平喘

【应　　用】咳喘痰多。

【用法用量】6～15g。

【用药心得】

《黑龙江常用中草药手册》：治慢性支气管炎，支气管喘息。

《东北常用中草药手册》：止咳，祛痰。治慢性支气管炎，咳嗽。

胡颓子叶《本草拾遗》

【性味归经】又称蒲颈叶。酸，微温。归肺经。

【功　　效】平喘止咳，止血，解毒。

【应　　用】①咳喘。②咯血，吐血及外伤出血。③痈疽发背，痔疮。

【用法用量】煎汤，9～15g；或研末。外用，适量捣敷，或煎水熏洗。

【用药心得】

《本草纲目》：蒲颈叶治喘咳方，出《中藏经》，甚者亦效。云有人患喘三十年，服之顿愈。甚看服药后，胸上生小瘾疹作痒，则瘥也。虚甚加人参等分，名清肺散。大抵皆取其酸涩，收敛肺气耗散之功耳。

《中藏经》：治喘嗽上气。

第十八章　安神药

一、重镇安神药

朱砂《神农本草经》

【性味归经】甘，微寒。有毒。归心经。

【功　　效】清心镇惊，安神解毒。

【应　　用】①心神不宁，心悸，失眠。②惊风，癫痫。③疮疡肿毒，咽喉肿痛，口舌生疮。

【用法用量】内服，只宜入丸、散剂服，每次0.1～0.5g；不宜入煎剂。外用适量。

【使用注意】本品有毒，内服不可过量或持续服用，孕妇及肝功能不全者禁服。入药只宜生用，忌火煅。

【用药心得】

《本草纲目》：治惊痫，解胎毒，痘毒，驱邪疟，能发汗。

《医宗金鉴》：朱砂察南方之赤色，入通于心，能降无根之火而安神明，磁石察北方黑色，入通于肾，吸肺金之气以生精，坠炎上之火而定志，二石体重而主降，性寒而阴凉，志同道合，奏功可立候矣。

《用药法象》：纳浮溜之火而安神明。

磁石《神农本草经》

【性味归经】咸，寒。归心、肝、肾经。

【功　　效】镇惊安神，平肝潜阳，聪耳明目，纳气平喘。

【应　　用】①心神不宁，惊悸，失眠，癫痫。②头晕目眩。③耳鸣耳聋，视物昏花。④肾虚气喘。

【用法用量】煎服，15～30g；宜打碎先煎。入丸、散剂，每次1～3g。

【使用注意】因吞服后不易消化，如入丸、散剂，不可多服，脾胃虚弱者慎用。

【用药心得】

《本草纲目》：磁石乃坚顽之物，无融化之气，只可假其气服食，不可久服渣滓。

《名医别录》：养肾藏，强骨气，益精除烦，通关节，消痈肿鼠瘘，颈核喉痛，小儿惊痫。

【鉴别用药】磁石、朱砂均为重镇安神常用药，二药质重性寒入心经，均能镇心安神。然磁石益肾阴、潜肝阳，主治肾虚肝旺，肝火扰心之心神不宁；朱砂镇心、清心而安神，善治心火亢盛之心神不安。

龙骨《神农本草经》

【性味归经】甘、涩，平。归心、肝、肾经。

【功　　效】镇惊安神，平肝潜阳，收敛固涩。

【应　　用】①心神不宁，心悸失眠，惊痫癫狂。②肝阳眩晕。③滑脱诸证。④湿疮痒疹，疮疡久溃不敛。

【用法用量】煎服，15～30g；宜先煎。外用适量。镇静安神，平肝潜阳多生用。收敛固涩宜煅用。

【使用注意】湿热积滞者不宜使用。

【用药心得】

《景岳全书》：人身阳之精为魂，阴之精为魄，龙骨能安魂，牡蛎能强魄，魂魄安强，精神自立，虚弱自愈也。是龙骨、牡蛎固为魂魄精神之妙药也。

《医学衷中参西录》：龙骨，质最粘涩❶，具有翕收之力，故能收敛元气，镇安精神，固涩滑脱。凡心中怔忡、多汗淋漓、吐血衄血、二便下血、遗精白浊、大便滑泄、小便不禁、女子崩带，皆能治之。其性尤善利痰，治肺中痰饮咳嗽，咳逆上气。其味微辛，收敛之中仍有开通之力。

琥珀《名医别录》

【性味归经】甘，平。归心、肝、膀胱经。

【功　　效】镇惊安神，活血散瘀，利尿通淋。

【应　　用】①心神不宁，心悸失眠，惊风，癫痫。②痛经经闭，心腹刺痛，癥瘕积聚。③淋证，癃闭。

【用法用量】研末冲服，或入丸、散剂，每次1.5～3g。外用适量。不入煎剂。忌火。

【用药心得】

《名医别录》：安五脏、定魂魄、杀精魅邪鬼、消瘀血通五淋。

《本草经疏》：琥珀，专入血分。心主血，肝藏血，人心入肝，故能消瘀血也。此药毕竟是消磨渗利之性，不利虚人。大都从辛温药则行血破血，从淡渗药则利窍行水，从金石镇坠药则镇心安神。

二、养心安神药

酸枣仁《神农本草经》

【性味归经】甘、酸，平。归心、肝、胆经。

【功　　效】养心益肝，安神，敛汗。

【应　　用】①心悸失眠。②自汗，盗汗。

【用法用量】煎服，9～15g。研末吞服，每次1.5～2g。本品炒后质脆易碎，便于

❶ “粘”通“黏”

煎出有效成分，可增强疗效。

【用药心得】

《丹溪心法》：血不归脾而睡卧不宁者，宜用此（酸枣仁）大补心脾，则血归脾而五藏安和，睡卧自宁。

《本草纲目》：酸枣仁，甘而润，故熟用疗胆虚不得眠，烦渴虚汗之证；生用疗胆热好眠。皆足厥阴、少阳药也，今人专以为心家药，殊昧此理。

柏子仁《神农本草经》

【性味归经】甘，平。归心、肾、大肠经。

【功　　效】养心安神，润肠通便。

【应　　用】①心悸失眠。②肠燥便秘。

【用法用量】煎服，10～20g。大便溏者宜用柏子仁霜代替柏子仁。

【使用注意】便溏及多痰者慎用。

【用药心得】

《本草纲目》：柏子仁，性平而不寒不燥，味甘而补，辛而能润，其气清香，能透心肾，益脾胃，盖上品药也，宜乎滋养之剂用之。

《本草正》：柏子仁，气味清香，性多润滑，虽滋阴养血之佳剂，若欲培补根本，乃非清品之所长。

【鉴别用药】柏子仁与酸枣仁皆味甘性平，均有养心安神之功，用治阴血不足、心神失养所致的心悸怔忡、失眠、健忘等症，常相须为用。然柏子仁质润多脂，能润肠通便而治肠燥便秘；酸枣仁安神作用较强，且味酸收敛止汗作用亦优，体虚自汗、盗汗较常选用。

灵芝《神农本草经》

【性味归经】甘，平。归心、肺、肝、肾经。

【功　　效】补气安神，止咳平喘。

【应　　用】①心神不宁，失眠，惊悸。②咳喘痰多。③虚劳证。

【用法用量】煎服，6～12g；研末吞服1.5～3g。

【用药心得】

《名医别录》：赤芝生霍山，紫芝生高夏山谷。六芝皆无毒。六月、八月采。

《新修本草》：五芝，《经》云：皆以五色生于五岳。诸方所献，白芝未必华山，黑芝又非常岳，且芝多黄白，稀有黑青者。然紫芝最多，非五芝类。

缬草《科学的民间药草》

【性味归经】辛、甘，温。归心、肝经。

【功　　效】安神，理气，活血止痛。

【应　　用】①心神不宁，失眠少寐。②惊风，癫痫。③血瘀经闭，痛经，腰腿痛，跌打损伤。④脘腹疼痛。

【用法用量】煎服，3～6g。外用适量。

【用药心得】

《山东中药》：治妇女经闭，月经困难。

《陕西中草药》：安神镇静，驱❶风解痉，生肌止血，止痛。治癔病，克山病，心脏病（心肌炎、产后心脏病、风湿性心脏病合并心力衰竭），腰腿痛，胃肠痉挛，关节炎，跌打损伤，外伤出血。

首乌藤《何首乌传》

【性味归经】甘，平。归心、肝经。

【功　　效】养血安神，祛风通络。

【应　　用】①心神不宁，失眠多梦。②血虚身痛，风湿痹痛。③皮肤痒疹。

【用法用量】煎服，9～15g。

合欢皮《神农本草经》

【性味归经】甘，平。归心、肝、肺经。

【功　　效】解郁安神，活血消肿。

【应　　用】①心神不宁，忿怒忧郁，烦躁失眠。②跌打骨折，血瘀肿痛。③肺痈，疮痈肿毒。

【用法用量】煎服，6～12g。外用适量。

【使用注意】孕妇慎用。

【用药心得】

《本经》：主安五脏，和心志，令人欢乐无忧。

《本草求真》：合欢，气缓力微，用之非止钱许可以奏效，故必重用久服，方有补益怡悦心志之效矣，若使急病而求治即欢悦，其能之乎？

远志《神农本草经》

【性味归经】苦、辛，温。归心、肾、肺经。

【功　　效】安神益智，祛痰开窍，消散痈肿。

【应　　用】①失眠多梦，心悸怔忡，健忘。②癫痫惊狂。③咳嗽痰多。④痈疽疮毒，乳房肿痛，喉痹。

【用法用量】煎服，3～9g。外用适量。化痰止咳宜炙用。

【使用注意】凡实热或痰火内盛者，以及有胃溃疡或胃炎者慎用。

【用药心得】

《古今录验》：载有定志小丸，治心气不足、五脏不足，甚则忧愁悲伤不乐，忽忽喜忘，朝瘥暮剧，暮瘥朝发，发则狂眩，菖蒲、远志、茯苓等各二分，人参三两。

《医学衷中参西录》：远志，其酸也能翕，其辛也能辟，故其性善理肺，能使肺叶之翕辟纯任自然，而肺中之呼吸于以调，痰涎于以化，即咳嗽于以止矣。

---

❶“驱”通“祛”

第十九章　平肝息风药

一、平抑肝阳药

石决明《名医别录》

【性味归经】咸，寒。归肝经。

【功　　效】平肝潜阳，清肝明目。

【应　　用】①肝阳上亢，头晕目眩。②目赤，翳障，视物昏花。

【用法用量】煎服，3～15g；应打碎先煎。平肝、清肝宜生用，外用点眼宜煅用、水飞。

【用药心得】

《医学衷中参西录》：石决明味微咸，性微凉，为凉肝镇肝之要药。肝开窍于目，是以其性善明目。研细水飞作敷药，能治目外障；作丸、散内服，能消目内障。为其能凉肝，兼能镇肝，故善治脑中充血作疼作眩晕，因此证多系肝气、肝火挟血上冲也。

【使用注意】本品咸寒易伤脾胃，故脾胃虚寒，食少便溏者慎用。

【鉴别用药】石决明与决明子均有清肝明目之功效，皆可用治目赤肿痛、翳障等偏于肝热者。然石决明咸寒质重，凉肝镇肝，滋养肝阴，故无论实证、虚证之目疾均可应用，多用于血虚肝热之羞明、目暗、青盲等；决明子苦寒，功偏清泻肝火而明目，常用治肝经实火之目赤肿痛。

珍珠母《本草图经》

【性味归经】咸，寒。归肝、心经。

【功　　效】平肝潜阳，安神，定惊明目。

【应　　用】①肝阳上亢，头晕目眩。②惊悸失眠，心神不宁。③目赤翳障，视物昏花。

【用法用量】煎服，10～25g；宜打碎先煎。或入丸、散剂。外用适量。

【使用注意】本品属镇降之品，故脾胃虚寒者，孕妇慎用。

【用药心得】

《中国医学大辞典》：滋肝阴，清肝火。治癫狂惊痫，头眩，耳鸣，心跳，胸腹膜胀，妇女血热，血崩，小儿惊搐发痉。

【鉴别用药】珍珠母、石决明皆为贝类咸寒之品，均能平肝潜阳，清肝明目，用治肝阳上亢、肝经有热之头痛、眩晕、耳鸣及肝热目疾，目昏翳障等症。然石决明清肝明目作用力强，又有滋养肝阴之功，尤适宜于血虚肝热之羞明、目暗、青盲等目疾，及阴虚阳亢之眩晕、耳鸣等证；珍珠母又入心经，有镇惊安神之效，故失眠、烦躁、心神不宁等神志疾病多用之。

牡蛎《神农本草经》

【性味归经】咸，微寒。归肝、胆、肾经。

【功　　效】重镇安神，潜阳补阴，软坚散结。

【应　　用】①心神不安，惊悸失眠。②肝阳上亢，头晕目眩。③痰核，瘰疬，瘿瘤，癥瘕积聚。④滑脱诸证。

【用法用量】煎服，9～30g；宜打碎先煎。外用适量。收敛固涩宜煅用，其他宜生用。

【用药心得】

《医学衷中参西录》："其味咸质粘[1]，最具翕收之力""龙骨、牡蛎最能摄血之本源，况龙骨善化瘀血，牡蛎善消坚积，二药并用，能使血之未离经者永安其他，血之已离经者尽化其滞""魂魄精神之妙药"。

《珍珠囊》：壮水之主，以制阳光，则渴饮不思，故蛤蛎之类能止渴也。

【鉴别用药】龙骨与牡蛎均有重镇安神、平肝潜阳、收敛固涩作用，均可用治心神不安、惊悸失眠、阴虚阳亢、头晕目眩及各种滑脱证。然龙骨长于镇惊安神，且收敛固涩力优于牡蛎；牡蛎平肝潜阳功效显著，又有软坚散结之功。

紫贝齿《新修本草》

【性味归经】咸，平。归肝经。

【功　　效】平肝潜阳，镇惊安神，清肝明目。

【应　　用】①肝阳上亢，头晕目眩。②惊悸失眠。③目赤翳障，目昏眼花。

【用法用量】煎服，10～15g；宜打碎先煎，或研末入丸、散剂。

【使用注意】脾胃虚弱者慎用。

【用药心得】

《唐本草》：明目，去热毒。

《本草纲目》：治小儿斑疹目翳。

《饮片新参》：清心，平肝安神，治惊惕不眠。

代赭石《神农本草经》

【性味归经】苦，寒。归肝、心经。

【功　　效】平肝潜阳，重镇降逆，凉血止血。

【应　　用】①肝阳上亢，头晕目眩。②呕吐，呃逆，噫气。③气逆喘息。④血热吐衄，崩漏。

---

[1] "粘"通"黏"

【用法用量】煎服，10～30g；宜打碎先煎。入丸、散剂，每次1～3g。外用适量。降逆、平肝宜生用，止血宜煅用。

【使用注意】孕妇慎用。因含微量砷，故不宜长期服用。

【用药心得】

《医录云》：赭石，色赤，性微凉，能生血兼能凉血，其质重坠，又善镇逆气，降痰涎，止呕吐，通燥结，用之得当，能建奇效。

《医学衷中参西录》：治吐衄之证，当以降胃为主，而降胃之药，实以赭石力最效。然胃之所以不降，有因热者，宜降之以赭石，而以蒌仁、白芍诸药佐之；其热而兼虚者，可兼佐以人参；有因凉者，宜降以赭石，而以干姜、白芍诸药佐之（因凉犹用白芍者，防干姜之热，侵入肝胆也，然吐衄之证，由于胃气凉而不降者甚少）；其凉而兼虚者，可兼佐以白术；有因下焦虚损，冲气不摄上冲、胃气不降者，宜降以赭石，而以生山药、生芡实诸药佐之；有因胃气不降，致胃中血管破裂，其证久不愈者，宜降以赭石，而以龙骨、牡蛎、三七诸药佐之；无论吐衄之证，种种病因不同，疏方皆以赭石为主，而随证制宜，佐以相当之药品，吐衄未有不愈者。

【鉴别用药】代赭石与磁石均为铁矿石类重镇之品，均能平肝潜阳、降逆平喘，用于肝阳上亢之眩晕及气逆喘息之证。然代赭石主入肝经，偏重于平肝潜阳、凉血止血，善降肺胃之逆气而止呕、止呃、止噫；磁石主入肾经，偏重于益肾阴而镇浮阳、纳气平喘、镇惊安神。

刺蒺藜《神农本草经》

【性味归经】辛、苦，微温。有小毒。归肝经。

【功　　效】平肝疏肝，祛风明目。

【应　　用】①肝阳上亢，头晕目眩。②胸胁胀痛，乳闭胀痛。③风热上攻，目赤翳障。④风疹瘙痒，白癜风。

【用法用量】煎服，6～9g；或入丸、散剂。外用适量。

【使用注意】孕妇慎用。

【用药心得】

《名医别录》：主身体风痒，头痛、咳逆伤肺，肺痿，止烦、下气；小儿头疮，痈肿阴痒，可作摩粉。

《会约医镜》：泻肺气而散肝风，除目赤翳膜，肺痈，乳岩，湿疮。

罗布麻《救荒本草》

【性味归经】甘、苦，凉。有小毒。归肝经。

【功　　效】平抑肝阳，清热，利尿。

【应　　用】①头晕目眩。②水肿，小便不利。

【用法用量】煎服或开水泡服，3～15g。肝阳眩晕宜用叶片，治疗水肿多用根。

【使用注意】不宜过量或长期服用，以免中毒。

【用药心得】

《中国药植图鉴》：嫩叶，蒸炒揉制后代茶，有清凉去火，防止头晕和强心的功用。

《陕西中草药》：清凉泻火，强心利尿，降血压。治心脏病，高血压，神经衰弱，肾炎浮肿。

生铁落《神农本草经》

【性味归经】辛、凉。归肝、心经。

【功　　效】平肝镇惊。

【应　　用】①癫狂。②易惊善怒，失眠。③疮疡肿毒。④关节酸痛，扭伤疼痛。

【用法用量】煎服，30～60g；或入丸、散用。外用适量，研末调敷。

【使用注意】肝虚及中气虚寒者忌服。

二、息风止痉药

羚羊角《神农本草经》

【性味归经】咸，寒。归肝、心经。

【功　　效】平肝息风，清肝明目，散血解毒。

【应　　用】①肝风内动，惊痫抽搐。②肝阳上亢，头晕目眩。③肝火上炎，目赤头痛。④温热病壮热神昏，热毒发斑。

【用法用量】煎服，1～3g；宜单煎2h以上。磨汁或研粉服，每次0.3～0.6g。

【使用注意】本品性寒，脾虚慢惊者忌用。

【用药心得】

《本草纲目》：羚羊角，入厥阴肝经。肝开窍于目，其发病也，目暗障翳，而羚羊角能平之。肝主风；在合为筋，其发病也，小儿惊痫，妇人子痫，大人中风搐搦，及经脉挛急，历节掣痛，而羚羊角能舒之。魂者肝之神也，发病则惊骇不宁，狂越僻谬，而羚角能安之。血者肝之藏也，发病则瘀滞下注，疝痛毒痢，疮肿瘰疬，产后血气，而羚角能散之。相火寄于肝胆，在气为怒，病则烦懑气逆，噎塞不通，寒热，及伤寒伏热，而羚角能降之。

牛黄《神农本草经》

【性味归经】甘，凉。归心、肝经。

【功　　效】化痰开窍，凉肝息风，清热解毒。

【应　　用】①热病神昏。②小儿惊风，癫痫。③口舌生疮，咽喉肿痛，牙痛，痈疽疔毒。

【用法用量】入丸、散剂，每次0.15～0.35g。外用适量，研末敷患处。

【使用注意】非实热证不宜用，孕妇慎用。

【用药心得】

《医学发明》：中脏，痰涎昏冒，宜至宝之类镇坠；若中血脉、中府之病，初不宜用龙、麝、牛黄，为麝香治脾入肉，牛黄入肝治筋，龙脑入肾治骨，恐引风药入骨髓，如油入面，莫之能出。

《名医别录》：牛黄恶龙胆，而钱乙治小儿急惊、疳病，凉惊丸、麝香丸皆两用之，何哉？龙胆治惊痫，解热杀虫，与牛黄主治相近，亦肝经药也，不应相恶如此。

珍珠《日华子本草》

【性味归经】甘、咸，寒。归心、肝经。

【功　　效】安神定惊，明目消翳，解毒生肌。

【应　　用】①心神不宁，心悸失眠。②惊风，癫痫。③目赤翳障，视物不清。④口内诸疮，疮疡肿毒，溃久不敛。

【用法用量】内服入丸、散剂用，0.1～0.3g。外用适量。

【用药心得】

《海药本草》：主明目，除面䵟，止泄。合知母疗烦热消渴，以左缠根治小儿黑麸豆疮入眼。

《本草纲目》：安魂魄，止遗精、白浊，解痘疔毒。

【鉴别用药】珍珠与珍珠母来源同一动物体，均有镇心安神、清肝明目、退翳、敛疮之功效，均可用治心悸失眠、心神不宁及肝火上攻之目赤、翳障及湿疮溃烂等患。然珍珠重在镇惊安神，多用治心悸失眠、心神不宁、惊风、癫痫等证，且敛疮生肌力好；珍珠母重在平肝潜阳，多用治肝阳上亢、肝火上攻之眩晕，其安神、敛疮作用均不如珍珠，且无生肌之功。

钩藤《名医别录》

【性味归经】甘，凉。归肝、心包经。

【功　　效】清热平肝，息风定惊。

【应　　用】①头痛，眩晕。②肝风内动，惊痫抽搐。

【用法用量】煎服，3～12g；入煎剂宜后下。

【用药心得】

《名医别录》：主小儿寒热，惊痫。

《本草纲目》：钩藤，手、足厥阴药也。足厥阴主风，手厥阴主火，惊痫眩运，皆肝风相火之病，钩藤通心包于肝木，风静火熄，则诸症自除。

天麻《神农本草经》

【性味归经】甘，平。归肝经。

【功　　效】息风止痉，平抑肝阳，祛风通络。

【应　　用】①肝风内动，惊痫抽搐。②眩晕，头痛。③肢体麻木，手足不遂，风湿痹痛。

【用法用量】煎服，3～9g。研末冲服，每次1～1.5g。

【用药心得】

《脾胃论》：肝虚不足者，宜天麻、芎藭劳以补之。其用有四：疗大人风热头痛，小儿风痫惊悸，诸风麻痹不仁，风热语言不遂。

《本草纲目》：天麻，乃肝经气分之药。《素问》云，诸风掉眩，皆属于木。故天麻入厥阴之经而治诸病。按罗天益云：眼黑头旋，风虚内作，非天麻不能治。天麻乃定风草，故为治风之神药。今有久服天麻药，遍身发出红丹者，是其祛风之验也。

【鉴别用药】钩藤、羚羊角、天麻均有平肝息风、平肝潜阳之功，均可治肝风内动、肝阳上亢之证。然钩藤性凉，轻清透达，长于清热息风，用治小儿高热惊风轻证为宜；羚羊角性寒，清热力强，除用治热极生风证外，又能清心解毒，多用于高热神昏，热毒发斑等症；天麻甘平质润，清热之力不及钩藤、羚羊角，但肝风内动、惊痫抽搐之寒热虚实皆可配伍应用，且能祛风止痛。

地龙《神农本草经》

【性味归经】咸，寒。归肝、脾、膀胱经。

【功　　效】清热定惊，通络，平喘，利尿。

【应　　用】①高热惊痫，癫狂。②气虚血滞，半身不遂。③痹证。④肺热哮喘。⑤小便不利，尿闭不通。

【用法用量】煎服，4.5～9g。鲜品10～20g。研末吞服，每次1～2g。外用适量。

全蝎《蜀本草》

【性味归经】辛，平。有毒。归肝经。

【功　　效】息风镇痉，攻毒散结，通络止痛。

【应　　用】①痉挛抽搐。②疮疡肿毒，瘰疬结核。③风湿顽痹。④顽固性偏正头痛。

【用法用量】煎服，3～6g。研末吞服，每次0.6～1g。外用适量。

【使用注意】本品有毒，用量不宜过大。孕妇慎用。

【用药心得】

《本草纲目》：蝎，足厥阴经药也，故治厥阴诸病。诸风掉眩、搐掣，疟疾寒热，耳聋无闻，皆属厥阴风木，故李杲云，凡疝气带下，皆属于风，蝎乃治风要药，俱宜加而用之。

《疡科纲要》：蝎乃毒虫，味辛。其能治风者，盖亦以善于走窜之故，则风淫可祛，而湿痹可利。若内动之风，宜静不宜动，似非此大毒之虫所可妄试。

蜈蚣《神农本草经》

【性味归经】辛，温。有毒。归肝经。

【功　　效】息风镇痉，攻毒散结，通络止痛。

【应　　用】①痉挛抽搐。②疮疡肿毒，瘰疬结核。③风湿顽痹。④顽固性头痛。

【用法用量】煎服，3～5g。研末冲服，每次0.6～1g。外用适量。

【使用注意】本品有毒，用量不宜过大。孕妇忌用。

【用药心得】

《本经》：主啖诸蛇虫鱼毒，温疟，去三虫。

《本草纲目》：治小儿惊厥风搐，脐风口噤，丹毒，秃疮，瘰疬，便毒，痔漏，蛇伤。

【鉴别用药】蜈蚣、全蝎皆有息风镇痉、解毒散结、通络止痛之功效，二药相须有协同增效作用。然全蝎性平，息风镇痉，攻毒散结之力不及蜈蚣；蜈蚣力猛性燥，善走窜通达，息风镇痉功效较强，又攻毒疗疮，通痹止痛疗效亦佳。

僵蚕《神农本草经》

【性味归经】咸、辛，平。归肝、肺、胃经。

【功　　效】祛风定惊，化痰散结。

【应　　用】①惊痫抽搐。②风中经络，口眼歪斜。③风热头痛，目赤，咽痛，风疹瘙痒。④痰核，瘰疬。

【用法用量】煎服，5～9g。研末吞服，每次1～1.5g；散风热宜生用，其他多制用。

【用药心得】

《神农本草经》：主小儿惊痫、夜啼，去三虫，灭黑，令人面色好，男子阴疡病。

《本草纲目》：散风痰结核、瘰疬、头风、风虫齿痛，皮肤风疮，丹毒作痒，……一切金疮，疔肿风痔。

第二十章　开窍药

麝香《神农本草经》

【性味归经】辛，温。归心、脾经。

【功　　效】开窍醒神，活血通经，消肿止痛。

【应　　用】①闭证神昏。②疮疡肿毒，瘰疬痰核，咽喉肿痛。③血瘀经闭，癥瘕，心腹暴痛，头痛，跌打损伤，风寒湿痹。④难产，死胎，胞衣不下。

【用法用量】入丸、散，每次 0.03～0.1g。外用适量。不宜入煎剂。

【使用注意】孕妇禁用。

【用药心得】

《本经》：主辟恶气，温疟，痫痓，去三虫。

《仁斋直指方》：能化阳通腠理，能引药透达。

冰片《新修本草》

【性味归经】辛、苦，微寒。归心、脾，肺经。

【功　　效】开窍醒神，清热止痛。

【应　　用】①闭证神昏。②目赤肿痛，喉痹口疮。③疮疡肿痛，疮溃不敛，水火烫伤。此外，本品用治冠心病心绞痛及齿痛，有一定疗效。

【用法用量】入丸、散，每次 0.15～0.3g。外用适量，研粉点敷患处。不宜入煎剂。

【使用注意】孕妇慎用。

【用药心得】

《珍珠囊》：治大肠脱。

《本草纲目》：疗喉痹，脑痛，鼻息，齿痛，伤寒舌出，小儿痘陷。通诸窍，散郁火。

【鉴别用药】冰片与麝香同为开窍醒神之品，均可用治热病神昏、中风痰厥、气郁窍闭、中恶昏迷等闭证，然麝香开窍力强而冰片力逊，麝香为温开之品，冰片为凉开之剂，但又常相须为用；二者均可消肿止痛、生肌敛疮，外用治疮疡肿毒。但冰片性偏寒凉，以清热泻火止痛见长，善治口齿、咽喉、耳目之疾，外用有清热止痛、防腐止痒、明目退翳之功；麝香辛温、治疮痈肿毒多以活血散结、消肿止痛功效为用。二者均应入丸、散使用，不入煎剂。

苏合香《名医别录》

【性味归经】辛，温。归心、脾经。

【功　　效】开窍醒神，辟秽，止痛。

【应　　用】①寒闭神昏。②胸腹冷痛，满闷。此外，本品能温通散寒，为治疗冻疮的良药，可用苏合香溶于乙醇中涂敷冻疮患处。

【用法用量】入丸、散，0.3～1g。外用适量，不入煎剂。

【用药心得】

《名医别录》：主辟恶，温疟，痫痓[1]。去浊，除邪，令人无梦魇。

《本经逢原》：苏合香，聚诸香之气而成，能透诸窍脏，辟一切不正之气，凡痰积气厥，必先以此开导，治痰以理气为本也。凡山岚瘴湿之气，袭于经络，拘急弛缓不均者，非此不能除。

石菖蒲《神农本草经》

【性味归经】辛、苦，温。归心、胃经。

【功　　效】开窍醒神，化湿和胃，宁神益志。

【应　　用】①痰蒙清窍，神志昏迷。②湿阻中焦，脘腹痞满，胀闷疼痛。③噤口痢。④健忘，失眠，耳鸣，耳聋。此外，还可用于声音嘶哑、痈疽疮疡、风湿痹痛、跌打损伤等证。

【用法用量】煎服，3～9g。鲜品加倍。

【用药心得】

《本草纲目》：菖蒲气温，心气不足者用之，虚则补其母也。肝苦急，以辛补之是矣。

《重庆堂随笔》：石菖蒲，舒心气、畅心神、怡心情、益心志，妙药也。清解药用之，赖以祛痰秽之浊而卫宫城，滋养药用之，借以宣心思之结而通神明。

---

[1] 痓：zhì，阻碍、制止

第二十一章　补虚药

一、补气药

人参《神农本草经》

【性味归经】甘、微苦，平。归肺、脾、心经。

【功　　效】大补元气，补脾益肺，生津，安神益智。

【应　　用】①元气虚脱证。②肺脾心肾气虚证。③热病气虚津伤口渴及消渴证。

【用法用量】煎服，3～19g；挽救虚脱可用15～30g。宜文火另煎分次兑服。野山参研末吞服，每次2g，日服2次。

【使用注意】不宜与藜芦同用。

【用药心得】

《本经》：主补五脏，安精神，止惊悸，除邪气，明目，开心益智。

《医学启源》：治脾胃阳气不足及肺气促，短气、少气，补中缓中，泻肺脾胃中火邪。

《主治秘要》：补元气，止泻，生津液。

西洋参《增订本草备要》

【性味归经】甘、微苦，凉。归肺、心、肾、脾经。

【功　　效】补气养阴，清热生津。

【应　　用】①气阴两伤证。②肺气虚及肺阴虚证。此外，本品还能补心气，益脾气，并兼能养心阴，滋脾阴。③热病气虚津伤口渴及消渴。

【用法用量】另煎兑服，3～6g。

【使用注意】据《药典》记载，本品不宜与藜芦同用。

【用药心得】

《本草再新》：治肺火旺，咳嗽痰多，气虚咳喘，失血，劳伤，固精安神，生产诸虚。

《医学衷中参西录》：能补助气分，并能补益血分。

【鉴别用药】人参与西洋参均有补益元气之功，可用于气虚欲脱之气短神疲、脉细无力等症。但人参益气救脱之力较强，单用即可收效；西洋参偏于苦寒，兼能补阴，较宜于热病等所致的气阴两脱者。二药又皆能补脾肺之气，可以主治脾肺气虚之证，其中也以人参作用较强；但西洋参多用于脾肺气阴两虚之证。此二药还有益气生津作用，均常用于津伤口渴和消渴证。此外，人参尚能补益心肾之气，安神增智，还常用于失眠、健忘、心悸怔忡及肾不纳气之虚喘气短。

党参《增订本草备要》

【性味归经】甘，平。归脾、肺经。

【功　　效】补脾肺气，补血，生津。

【应　　用】①脾肺气虚证。②气血两虚证。③气津两伤证。

【用法用量】煎服，9～30g。

【使用注意】据《药典》记载，本品不宜与藜芦同用。

【用药心得】

《本经逢原》：上党人参，虽无甘温峻补之功，却有甘平清肺之力，亦不似沙参之性寒专泄肺气也。

《得配本草》：上党参，得黄耆实卫，配石莲止痢，君当归活血，佐枣仁补心。补肺蜜拌蒸熟；补脾恐其气滞，加桑皮数分，或加广皮亦可。

【鉴别用药】人参与党参均具有补脾气、补肺气、益气生津、益气生血及扶正祛邪之功，均可用于脾气虚、肺气虚、津伤口渴、消渴、血虚及气虚邪实之证。但党参性味甘平，作用缓和，药力薄弱，古方用以主治以上轻症和慢性疾患者，可用党参加大用量代替，而急症、重症仍以人参为宜。但党参不具有人参益气救脱之功，凡元气虚脱之证，应以人参急救虚脱，不能以党参代替。此外，人参还长于益气助阳，安神增智，而党参则类似作用不明显。党参兼有补血之功。

太子参《中国药用植物志》

【性味归经】甘、微苦、平。归脾、肺经。

【功　　效】补气健脾，生津润肺。

【应　　用】用于脾肺气阴两虚证。

【用法用量】煎服，9～30g。

【用药心得】

《陕西中草药》：补气益血，健脾生津。治病后体虚，肺虚咳嗽，脾虚腹泻，小儿虚汗，心悸，口干，不思饮食。

【鉴别用药】西洋参与太子参均为气阴双补之品，均具有益脾肺之气，补脾肺之阴，生津止渴之功。但太子参性平力薄，其补气，养阴、生津与清火之力俱不及西洋参。凡气阴不足之轻证、火不盛者及小儿，宜用太子参，气阴两伤而火较盛者，当用西洋参。

黄芪《神农本草经》

【性味归经】甘，微温。归脾、肺经。

【功　　效】健脾补中，升阳举陷，益卫固表，利尿，托毒生肌。

【应　　用】①脾气虚证。②肺气虚证。③气虚自汗证。④气血亏虚，疮疡溃难腐，或溃久难敛。此外，痹证、中风后遗症等气虚而致血滞，筋脉失养，症见肌肤麻木或半身不遂者，亦常用本品补气以行血。

【用法用量】煎服，9～30g。蜜炙可增强其补中益气作用。

【用药心得】

《丹溪心法》：黄芪补元气，肥白而多汗者为宜；若面黑形实而瘦者服之，令人胸满，宜以三拗汤泻之。

《医学衷中参西录》：黄芪，不但能补气，用之得当，又能滋阴，盖虚劳者多损肾，黄芪能大补肺气以益肾水之上源，使气旺自能生水，而知母又能大滋肺中阴液，俾阴阳不知偏盛，而生水之功益著也。

【鉴别用药】人参、党参、黄芪三药，皆具有补气及补气生津、补气生血之功效，且常相须为用，能相互增强疗效。但人参作用较强，被誉为补气第一要药，并具有益气救脱、安神增智、补气助阳之功。党参补气之力较为平和，专于补益脾肺之气，兼能补血。黄芪补益元气之力不及人参，但长于补气升阳、益卫固表、托疮生肌、利水退肿，尤宜于脾虚气陷及表虚自汗等证。

白术《神农本草经》

【性味归经】甘、苦，温。归脾、胃经。

【功　　效】健脾益气，燥湿利尿，止汗，安胎。

【应　　用】①脾气虚证。②气虚自汗。③脾虚胎动不安。

【用法用量】煎服，6～12g。炒用可增强补气健脾止泻作用。

【使用注意】本品性偏温燥，热病伤津及阴虚燥渴者不宜。

【用药心得】

《用药法象》：去诸经中湿而理脾胃。

《汤剂本草》：理中益脾，补肝风虚，主舌本强，食则呕，胃脘痛，身体重，心下急痛，心下水痞，冲脉为病，逆气里急，脐腹痛。

【鉴别用药】白术与苍术，古时统称为"术"，后世逐渐分别入药。二药均具有健脾与燥湿两种主要功效。然白术以健脾益气为主，宜用于脾虚湿困而偏于虚证者；苍术以苦温燥湿为主，宜用于湿浊内阻而偏于实证者。此外，白术还有利尿、止汗、安胎之功，苍术还有发汗解表、祛风湿及明目作用，分别还有其相应的主治病证。

山药《神农本草经》

【性味归经】甘，平。归脾、肺、肾经。

【功　　效】补脾养胃，生津益肺，补肾涩精。

【应　　用】①脾虚证。②肺虚证。③肾虚证。④消渴气阴两虚证。

【用法用量】煎服，15～30g。麸炒可增强补脾止泻作用。

【用药心得】

《医学衷中参西录》：山药色白入肺，味甘归脾，液浓益肾，能滋润血脉，固摄气化，宁嗽定喘，强志育神。

《脾胃论》：仲景八味丸用干山药，以其凉而能补也。亦治皮肤干燥，以此物润之。

白扁豆《名医别录》

【性味归经】甘，微温。归脾、胃经。

【功　　效】补脾和中，化湿。

【应　　用】①脾气虚证。②暑湿吐泻。

【用法用量】煎服，10～15g。炒后可使健脾止泻作用增强，故用于健脾止泻及作散剂服用时宜炒用。

【用药心得】

《本草纲目》：硬壳白扁豆，其子充实，白而微黄，其气腥香，其性温平，得乎中和，脾之谷也。人太阴气分，通利三焦，能化清降浊，故专治中宫之病。消暑除湿而解毒也。

《药品化义》：扁豆，味甘平而不甜，气清香而不窜，性温和而色微黄，与脾性最合。

甘草《神农本草经》

【性味归经】甘，平。归心、肺、脾、胃经。

【功　　效】补脾益气，祛痰止咳，缓急止痛，清热解毒，调和诸药。

【应　　用】①心气不足，脉结代、心动悸。②脾气虚证。③咳喘。④脘腹、四肢挛急疼痛。⑤热毒疮疡、咽喉肿痛及药物、食物中毒。⑥调和药性。

【用法用量】煎服，1.5～9g。生用性微寒，可清热解毒；蜜炙药性微温，并可增强补益心脾之气和润肺止咳作用。

【使用注意】不宜与京大戟、芫花、甘遂同用。本品有助湿壅气之弊，湿盛胀满、水肿者不宜用。大剂量久服可导致水钠潴留，引起浮肿。

【用药心得】

《脾胃论》：甘草，阳不足者补之以甘，甘温能除大热，故生用则气平，补脾胃不足，而大泻心火；炙之则气温，补三焦元气，而散表寒，除邪热，去咽痛，缓正气，养阴血。凡心火乘脾，腹中急痛，腹皮急缩者，宜倍用之。其性能缓急，而又协和诸药，使之不争，故热得之缓其热，寒药得之缓其寒。

大枣《神农本草经》

【性味归经】甘，温。归脾、胃、心经。

【功　　效】补中益气，养血安神。

【应　　用】①用于脾虚证。②用于脏躁及失眠证。此外，本品与部分药性峻烈或有毒的药物同用，有保护胃气，缓和其毒烈药性之效。

【用法用量】劈破煎服，6～15g。

【用药心得】

《用药法象》：温以补脾经不足，甘以缓阴血，和阴阳，调营卫，生津液。

刺五加《全国中草药汇编》

【性味归经】甘、微苦，温。归脾、肺、心、肾经。

【功　　效】益气健脾，补肾安神。

【应　　用】①脾肺气虚证。②肾虚腰膝酸痛。③心脾不足，失眠、健忘。

【用法用量】煎服，9～27g。目前多作片剂、颗粒剂、口服液及注射剂使用。

【用药心得】

《名医别录》：补中益精，坚筋骨，强意志，久服轻身耐老。

绞股蓝《救荒本草》

【性味归经】甘、苦，寒。归脾、肺经。

【功　　效】益气健脾，化痰止咳，清热解毒。

【应　　用】①脾虚证。②肺虚咳嗽证。此外，本品还略有清热解毒作用，可用于肿瘤而有热毒之证。

【用法用量】煎服，10～20g；亦可泡服。

红景天《四部医典》

【性味归经】甘，寒。归脾、肺经。

【功　　效】健脾益气，清肺止咳，活血化瘀。

【应　　用】①脾气虚证。②肺阴虚肺热咳嗽。此外，本品还兼有活血化瘀之力，可配伍其他活血药，用于跌打损伤等瘀血证。

【用法用量】煎服，6～12g。

沙棘《晶珠本草》

【性味归经】甘、酸、温。归脾、胃、肺、心经。

【功　　效】健脾消食，止咳祛痰，活血祛瘀。

【应　　用】①脾虚食少。②咳嗽痰多。③瘀血证。

【用法用量】煎服，3～9g。

饴糖《名医别录》

【性味归经】甘，温。归脾、胃、肺经。

【功　　效】补益中气，缓急止痛，润肺止咳。

【应　　用】①中虚脘腹疼痛。②肺燥咳嗽。

【用法用量】入汤剂须烊化冲服，每次15～20g。

【使用注意】本品有助湿壅中之弊，湿阻中满者不宜服。

【用药心得】

《长沙药解》：饴糖能补脾精，化胃气，生津养血。

《必效方》：补虚止渴，健脾胃气，去留血，补中。

蜂蜜《神农本草经》

【性味归经】甘，平。归肺、脾、大肠经。

【功　　效】补中，润燥，止痛，解毒。

【应　　用】①脾气虚弱及中虚脘腹挛急疼痛。②肺虚久咳及燥咳证。③便秘证。④解乌头类药毒。此外，本品外用，对疮疡肿毒有解毒消疮之效；对溃疡、烧烫伤有解毒防腐，生肌敛疮之效。

【用法用量】煎服或冲服，15～30g，大剂量30～60g。外用适量，本品作栓剂肛内给药，通便效果较口服更捷。

【使用注意】本品助湿壅中，又能润肠，故湿阻中满及便糖泄泻者慎用。

【用药心得】

《圣惠方》：治疗小儿撮口噤风：面黄赤，气喘，啼声不出，由胎气挟热，流毒心脾，令舌强唇青，撮口噤风。用直僵蚕二枚，去嘴略炒，为末。蜜调敷唇中，甚效。

《肘后方》：天行虏疮，头面及身，须臾周匝，状如火疮，皆戴白浆，随决随生，不即疗，数日必死，瘥后疮瘢黯色，一岁方灭，此恶毒之气深入也，用蜜入升麻煎过，数数拭之。

二、补阳药

鹿茸《神农本草经》

【性味归经】甘、咸，温。归肾、肝经。

【功　　效】补肾阳，益精血，强筋骨，调冲任，托疮毒。

【应　　用】①肾阳虚衰，精血不足证。②肾虚骨弱，腰膝无力或小儿五迟。③妇女冲任虚寒，崩漏带下。④疮疡久溃不敛，阴疽疮肿内陷不起。

【用法用量】研末吞服，1～2g，或入丸、散。

【使用注意】服用本品宜从小量开始，缓缓增加，不可骤用用大量，以免阳升风动，头晕目赤，或伤阴动血。凡发热者均当忌服。

【用药心得】

《增订伪药条辨》：鹿茸，补精填髓之功效虽甚伟，服食不善，往往发生吐血、衄血、尿血、目赤、头晕、中风昏厥等症。考其原因，其人平时多阳旺液燥，贫血亏精，气血乏运，苟服食参、茸，能用份少、服日多，则助气养血，有益无损，虽有余热，亦不为害；若阴虚阳燥之人，再骤服大剂，以致有助燥烁阴之弊。盖茸为骨血之精，通督脉而上冲于脑，其上升之性，故如上述之病生焉。余每遇当用鹿茸之症，自一厘惭增至数分、数钱，每获妥效，此即大虚缓补之义也。

紫河车《本草拾遗》

【性味归经】甘、咸，温。归肺、肝、肾经。

【功　　效】补肾益精，养血益气。

【应　　用】①阳痿遗精、腰酸头晕耳鸣。②气血不足诸证。③肺肾两虚之咳喘。

【用法用量】研末装胶囊服，1.5～3g，也可入丸、散。如用鲜胎盘，每次半个至一个，水煮服食。

【使用注意】阴虚火旺不宜单独应用。

【用药心得】

《中风论》：中风日久，则卫气必衰，欲在表之卫气盛，必须益其肾间动气，如树木培其根本，则枝叶畅茂也，然诸药总不如紫河车之妙，其性得血气之余，既非草木可比，且又不寒不热，而为卫气生发之源。盖以血肉之属，为血肉之补，同气相求也。

《本草纲目》：儿孕胎中，脐系于母，胎系母脊，受母之荫，父精母血，相合而成。虽后天之形，实得先天之气，显然非他金石草木之类所比。其滋补之功极重，久服耳聪目明，须发乌黑，延年益寿。

【鉴别用药】鹿茸与紫河车皆能补肾阳，益精血，为滋补强壮之要药。鹿茸补阳力强，为峻补之品，用于肾阳虚之重证，且使阳生阴长，而用于精血亏虚诸证；紫河车养阴力强，而使阴长阳生，兼能大补气血，用于气血不足，虚损劳伤诸证。

淫羊藿《神农本草经》

【性味归经】辛、甘，温。归肾、肝经。

【功　　效】补肾壮阳，祛风除湿。

【应　　用】①肾阳虚衰，阳痿尿频，腰膝无力。②风寒湿痹，肢体麻木。此外，现代用于肾阳虚之喘咳及妇女更年期高血压，有较好疗效。

【用法用量】煎服，3～15g。

【使用注意】阴虚火旺者不宜服。

【用药心得】

《本草纲目》：淫羊藿，性温不寒，能益精气，真阳不足者宜之。

《本草经疏》：淫羊藿，其气温而无毒。《本经》言寒者，误也。为补命门要药。辛以润肾，甘温益阳气，故主阴痿绝伤，益气力，强志。茎中痛者，肝肾虚也，补益二经，痛自止矣。膀胱者，州都之官，津液藏焉，气化则能出矣，辛以润其燥，甘温益阳气以助其化，故利小便也。肝主筋，肾主骨，益肾肝则筋骨自坚矣。辛能散结，甘能缓中，温能通气行血，故主瘰疬赤痈及下部有疮，洗出虫。

巴戟天《神农本草经》

【性味归经】辛、甘，微温。归肾、肝经。

【功　　效】补肾助阳，祛风除湿

【应　　用】①肾阳虚阳痿、宫冷不孕、小便频数。②风湿腰膝疼痛及肾虚腰膝酸软无力。

【用法用量】水煎服，5～15g。

【使用注意】阴虚火旺及有热者不宜服。

【用药心得】

《本草求真》：巴戟天，据书称为补肾要剂，能治五劳七伤，强阴益精，以其体润故耳。然气味辛温，又能祛风除湿，故凡腰膝疼痛，风气脚气水肿等症，服之更为有益。观守真地黄饮子，用此以治风邪，义实基此，未可专作补阴论也。

《本草纲目》：治脚气，去风疾，补血海。

仙茅《海药本草》

【性味归经】辛，热。有毒。归肾、肝经。

【功　　效】温肾壮阳，祛寒除湿。

【应　　用】①肾阳不足，命门火衰之阳痿精冷、小便频数。②腰膝冷痛，筋骨痿软无力。此外，本品培补肝肾，用治肝肾亏虚，须发早白，目昏目暗，常与枸杞子、车前子、生熟地等同用。

【用法用量】煎服，5～15g。或酒浸服，亦入丸、散。

【使用注意】阴虚火旺者忌服。燥烈有毒，不宜久服。

【用药心得】

《海药本草》：主风，补暖腰脚，清安五脏，强筋骨，消食。宣而复补，主丈夫七伤，明耳目，益筋力，填骨髓，益阳。

《生草药性备要》：补肾，止痛，治白浊，理痰火，煲肉食。十蒸九晒，用沙糖藏好，早晨茶送，能壮精神，乌须发。

杜仲《神农本草经》

【性味归经】甘，温。归肝、肾经。

【功　　效】补肝肾，强筋骨，安胎。

【应　　用】①肾虚腰痛及各种腰痛。②胎动不安或习惯堕胎。此外，近年来单用或配入复方治高血压病有较好效果，多与夏枯草、桑寄生、菊花等同用。

【用法用量】煎服，10～15g。

【使用注意】炒用破坏其胶质有利于有效成分煎出，故比生用效果好。本品为温补之品，阴虚火旺者慎用。

【用药心得】

《神农本草经》：主腰脊痛、补中益精气、坚筋骨、强志、除阴下痒湿、小便余沥。

《本草纲目》：杜仲，古方只知滋肾，惟王好古言是肝经气分药，润肝燥，补肝虚，发昔人所未发也。盖肝主筋，肾主骨，肾充则骨强，肝充则筋健，屈伸利用，皆属于筋。杜仲色紫而润，味甘微辛，其气温平，甘温能补，微辛能润，故能入肝而补肾，子能令母实也。按庞元英《谈薮》：一少年得脚软病，且疼甚，医作脚气治不效。路钤孙琳诊之，用杜仲一味，寸断片折，每以一两，用半酒半水一大盏煎服，三日能行，又三日痊愈。琳曰，此乃肾虚，非脚气也，杜仲能治腰膝痛，以酒行之，则为效容易矣。

《本草经疏》：杜仲，按《本经》所主腰脊痛，益精气，坚筋骨，脚中酸痛，不欲践地者，盖腰为肾之府，经曰，动摇不能，肾将惫矣。又肾藏精而主骨，肝藏血而主筋，二经虚，则腰脊痛而精气乏，筋骨软而脚不能践地也。《五脏苦欲补泻》云，肾苦燥，急食辛以润之，肝苦急，急食甘以缓之。杜仲辛甘具足，正能解肝肾之所苦，而补其不足者也。强志者，肾藏志，益肾故也。除阴下痒湿，小便余沥者，祛肾家之湿热也。益肾补肝，则精血自足，其主补中者，肝肾在下，脏中之阴也，阴足则中亦补矣。

续断《神农本草经》

【性味归经】苦、辛，微温。归肝、肾经。

【功　　效】补益肝肾，强筋健骨，止血安胎，疗伤续折。

【应　　用】①阳痿不举，遗精遗尿。②腰膝酸痛，寒湿痹痛。③崩漏下血，胎动不安。④跌打损伤，筋伤骨折。此外，本品活血祛瘀止痛，常配伍清热解毒之品，用治痈肿疮疡，血瘀肿痛。

【用法用量】煎服，9～15g，或入丸、散。外用适量研末敷。崩漏下血宜炒用。

【使用注意】风湿热痹者忌服。

【用药心得】

《本经》：主伤寒，补不足，金疮，痈疡，折跌，续筋骨，妇人乳难，久服益气力。

《名医别录》：主崩中漏血，金疮血内漏，止痛，生肌肉，腕伤，恶血，腰痛，关节缓急。

《滇南本草》：补肝，强筋骨，定经络，止经中（筋骨）酸痛，安胎，治妇人白带，生新血，破瘀血，落死胎，止咳嗽咳血，治赤白便浊。

肉苁蓉《神农本草经》

【性味归经】甘、咸，温。归肾、大肠经。

【功　　效】补肾助阳，润肠通便。

【应　　用】①肾阳亏虚，精血不足之阳痿早泄、宫冷不孕、腰膝酸痛、痿软无力。②肠燥津枯便秘。

【用法用量】煎服，10～15g。

【使用注意】本品能助阳、滑肠，故阴虚火旺及大便泄泻者不宜服。肠胃实热、大便秘结亦不宜服。

【用药心得】

《本草纲目》：补而不峻，故有从容之号。

《本草经疏》：肉苁蓉，滋肾补精血之要药，气本微温，相传以为热者误也。甘能除热补中，酸能入肝，咸能滋肾，肾肝为阴，阴气滋长，则五脏之劳热自退，阴茎中寒热痛自愈。肾肝足，则精血日盛，精血盛则多子。妇人症瘕，病在血分，血盛则行，行则症瘕自消矣。膀胱虚，则邪客之，得补则邪气自散，腰痛自止。久服则肥健而轻身，益肾肝补精血之效也，若曰治痢，岂滑以导滞之意乎，此亦必不能之说也。

锁阳《本草衍义补遗》

【性味归经】甘，温。归肝、肾、大肠经。

【功　　效】补肾助阳，润肠通便。

【应　　用】①肾阳亏虚，精血不足之阳痿、不孕、下肢痿软、筋骨无力等。②血虚津亏肠燥便秘。

【用法用量】煎服，10～15g。

【使用注意】阴虚阳亢、脾虚泄泻、实热便秘均忌服。

【用药心得】

《本草求真》：锁阳，本与苁蓉同为一类。凡阴气虚损，精血衰败，大便燥结，治可用此以啖，并代苁蓉，煮粥弥佳，则知其性虽温，其体仍润，未可云为命门火衰必用之药也。故书有载大便不燥结者勿用，益知性属阴类，即有云可补阳，亦不过云其阴补而阳自兴之意，岂真性等附、桂而为燥热之药哉。

补骨脂《药性论》

【性味归经】苦、辛，温。归肾、脾经。

【功　　效】补肾壮阳，固精缩尿，温脾止泻，纳气平喘。

【应　　用】①肾虚阳痿、腰膝冷痛。②肾虚遗精、遗尿、尿频。③脾肾阳虚五更泄泻。④肾不纳气，虚寒喘咳。

【用法用量】煎服，5～15g。

【使用注意】本品性质温燥，能伤阴助火，故阴虚火旺及大便秘结者忌服。

【用药心得】

《本草纲目》：治肾泄，通命门，暖丹田，敛精神。

《医林纂要》：治虚寒喘嗽。

《本草经疏》：凡病阴虚火动，梦遗，尿血，小便短涩及目赤口苦舌干，大便燥结，内热作渴，火升目赤，易饥嘈杂，湿热成痿，以致骨乏无力者，皆不宜服。

《得配本草》：阴虚下陷，内热烦渴，眩晕气虚，怀孕心胞热，二便结者禁用。

益智仁《本草拾遗》

【性味归经】辛，温。归肾、脾经。

【功　　效】暖肾固精缩尿，温脾开胃摄唾。

【应　　用】①下元虚寒遗精、遗尿、小便频数。②脾胃虚寒，腹痛吐泻及口涎自流。

【用法用量】煎服，3～10g。

【用药心得】

《医学启源》：治脾胃中寒邪，和中益气。治人多唾，当于补中药内兼用之。

《本草纲目》：治冷气腹痛，及心气不足，梦泄，赤浊，热伤心系，吐血、血崩。

【鉴别用药】补骨脂与益智仁味辛性温热，归脾肾经，均能补肾助阳，固精缩尿，温脾止泻，都可用治肾阳不足的遗精滑精，遗尿尿频，以及脾肾阳虚的泄泻不止等证。二者常相须为用。但补骨脂助阳的力量强，作用偏于肾，长于补肾壮阳，肾阳不足，命门火衰的腰膝冷痛，阳痿等症，补骨脂多用。也可用治肾不纳气的虚喘，能补肾阳而纳气平喘。益智仁则助阳之力较补骨脂为弱，作用偏于脾，长于温脾开胃摄唾，中气虚寒，食少多唾，小儿流涎不止，腹中冷痛者，益智仁多用。

菟丝子《神农本草经》

【性味归经】辛、甘，平。归肾、肝、脾经。

【功　　效】补肾益精，养肝明目，止泻安胎。

【应　　用】①肾虚腰痛、阳痿遗精、尿频及宫冷不孕。②肝肾不足，目暗不明。③脾肾阳虚，便溏泄泻。④用于肾虚胎动不安。此外，本品亦可治肾虚消渴，如《全生指迷方》单用本品研末蜜丸服，治消渴。

【用法用量】煎服，10～20g。

【使用注意】本品为平补之药，但偏补阳，阴虚火旺，大便燥结、小便短赤者不宜服。

【用药心得】

《本经逢原》：菟丝子，祛风明目，肝肾气分也。其性味辛温质粘，与杜仲之壮筋暖腰膝无异。其功专于益精髓，坚筋骨，止遗泄，主茎寒精出，溺有余沥；去膝腔酸软，老人肝肾气虚，腰痛膝冷，合补骨脂、杜仲用之；诸筋膜皆属于肝也。气虚瞳子无神者，以麦门冬佐之，蜜九服，效。凡阳强：不痿，大便燥结、水赤涩者勿用，以其性偏助阳也。

沙苑子《本草衍义》

【性味归经】甘，温。归肝、肾经。

【功　　效】补肾固精，养肝明目。

【应　　用】①肾虚腰痛、阳痿遗精、遗尿尿频、白带过多。②目暗不明、头昏目花。

【用法用量】煎服，10～20g。

【使用注意】本品为温补固涩之品，阴虚火旺及小便不利者忌服。

【用药心得】

《本草从新》：补肾，强阴，益精，明目。治带下，痔漏，阴黄。性能固精。

《本草求原》：治肺痿，肾冷，尿多，遗溺，明目，长肌肉。亦治肝肾风毒攻注。

《本经逢原》：肾与膀胱偏于热者禁用。

蛤蚧《雷公炮制论》

【性味归经】咸，平。归肺、肾经。

【功　　效】补肺益肾，纳气平喘，助阳益精。

【应　　用】①肺虚咳嗽、肾虚作喘、虚劳喘咳。②肾虚阳痿。

【用法用量】煎服，5～10g；研末每次1～2g，每日3次；浸酒服用1～2对。

【使用注意】风寒或实热咳喘忌服。

【用药心得】

《本草纲目》：昔人言补可去弱，人参、羊肉之属。蛤蚧补肺气，定喘止渴，功同人参，益阴血，助精扶羸，功同羊肉。近世治劳损痿弱，许叔微治消渴，皆用之，俱取其滋补也。刘纯云，气液衰、阴血竭者宜用之。何大英云，定喘止嗽，莫佳于此。

核桃仁《开宝本草》

【性味归经】甘，温。归肾、肺、大肠经。

【功　　效】补肾温肺，润肠通便。

【应　　用】①肾阳虚衰，腰痛脚弱，小便频数。②肺肾不足之虚寒喘咳及肺虚久咳、气喘。③肠燥便秘。

【用法用量】煎服，10～30g。

【使用注意】阴虚火旺、痰热咳嗽及便溏者不宜服用。

冬虫夏草《本草从新》

【性味归经】甘，温。归肾、肺经。

【功　　效】补肾益肺，止血化痰。

【应　　用】①阳痿遗精、腰膝酸痛。②久咳虚喘、劳嗽痰血。此外，还可用于病后体虚不复或自汗畏寒，可以本品与鸡、鸭、猪肉等炖服，有补肾固本，补肺益卫之功。

【用法用量】煎服，5～15g。也可入丸、散。

【使用注意】有表邪者不宜用。

【用药心得】

《重庆堂随笔》：冬虫夏草，具温和平补之性，为虚疟、虚痞、虚胀、虚痛之圣药，功胜九香虫。凡阴虚阳亢而为喘逆痰嗽者，投之悉效，不但调经种子有专能也。周稚圭先生云，须以秋分日采者良。雄谓夏取者可治阳气下陷之病。

【鉴别用药】蛤蚧、胡桃仁、冬虫夏草皆入肺肾善补肺益肾而定喘咳，用于肺肾两虚之喘咳。蛤蚧补益力强，偏补肺气，尤善纳气定喘，为肺肾虚喘之要药，兼益精血；胡桃仁补益力缓，偏助肾阳，温肺寒，用于阳虚腰痛及虚寒喘咳，兼润肠通便；冬虫夏草平补肺肾阴阳，兼止血化痰，用于久咳虚喘，劳嗽痰血，为诸痨虚损调补之要药。

胡芦巴《嘉祐本草》

【性味归经】苦，温。归肾经。

【功　　效】温肾助阳，散寒止痛。

【应　　用】①寒疝腹痛，腹胁胀痛。②足膝冷痛，寒湿脚气。③阳痿滑泄，精冷囊湿。

【用法用量】煎服，3～10g；或入丸、散。

【使用注意】阴虚火旺者忌用。

韭菜子《名医别录》

【性味归经】辛、甘，温。归肾、肝经。

【功　　效】温补肝肾，壮阳固精。

【应　　用】①阳痿遗精，白带白淫。②肝肾不足，腰膝痿软。

【用法用量】煎服，3～9g；或入丸、散服。

【使用注意】阴虚火旺者忌服。

阳起石《神农本草经》

【性味归经】咸，温。归肾经。

【功　　效】温肾壮阳。

【应　　用】阳痿不举，宫冷不孕。

【用法用量】煎服，3～6g，或入丸、散服。

【使用注意】阴虚火旺者忌用。不宜久服。

【用药心得】

《本经》：主崩中漏下，破子脏中血，症瘕结气，寒热腹痛，阴痿不起，补不足。

《医学入门》：能助人阳气，主男子下虚阳衰乏。

紫石英《神农本草经》

【性味归经】甘，温。归心、肺、肾经。

【功　　效】温肾助阳，镇心安神，温肺平喘。

【应　　用】①肾阳亏虚，宫冷不孕，崩漏带下。②心悸怔忡，虚烦不眠。③肺寒气逆，痰多咳喘。

【用法用量】煎服，9～15g。打碎先煎。

【使用注意】阴虚火旺而不能摄精之不孕症及肺热气喘者忌用。

【用药心得】

《本草纲目》：紫石英上能镇心，重以去怯也。下能益肝，湿以去枯也。心主血，肝藏血，其性暖而补，故心神不安，肝血不足及女子血海虚寒不孕者宜之。

《药性论》：女人服之有子，主养肺气，治惊痫，蚀脓，虚而惊悸不安者，加而用之。

海狗肾《药性论》

【性味归经】咸，热。归肾经。

【功　　效】暖肾壮阳，益精补髓。

【应　　用】①阳痿精冷，精少不育。②肾阳衰微，心腹冷痛。

【用法用量】研末服，每次1～3g，每日2～3次；入丸、散或泡酒服。

【使用注意】阴虚火旺及骨蒸劳嗽等忌用。

【用药心得】

《纲目》:《和剂局方》治诸虚损，……今之滋补丸药中多用之。精不足者，补之以味也。大抵与苁蓉、锁阳之功相近。亦可同糯米、法曲酿酒服。

《本草拾遗》：空心腹痛，宿血积块，痃癖羸瘦。

海马《本草拾遗》

【性味归经】甘，温。归肝、肾经。

【功　　效】补肾壮阳，调气活血。

【应　　用】①阳痿、遗精遗尿。②肾虚作喘。③癥瘕积聚，跌打损伤。④疔疮肿毒。

【用法用量】煎服，3～9g。外用适量，研末敷患处。

【使用注意】孕妇及阴虚火旺者忌服。

【用药心得】

《本草纲目》：海马，雌雄成对，其性温暖，故难产及阳虚多用之，如蛤蚧、郎君子之功也。

哈蟆油《神农本草经》

【性味归经】甘、咸、平。归肺、肾经。

【功　　效】补肾益精，养阴润肺。

【应　　用】①病后体虚，盗汗神衰。②劳嗽咯血。

【用法用量】煎服，3～10g；或入丸、散。

【使用注意】外感初起及食少便溏者慎用。

【用药心得】

《增订伪药条辨》：坚益肾阳，化精添髓，泽润肺脏，增长脂肪，为脾肾虚寒、气不化精之要药。

羊红膻《陕北草药》

【性味归经】辛、甘，温。归心、肾、肺、脾经。

【功　　效】温肾助阳，活血化瘀，养心安神，温肺散寒。

【应　　用】①阳痿不举，精少精冷。②气滞血瘀，胸痹心痛。③心悸失眠，胸闷气短。④外感风寒，寒饮咳嗽。

【用法用量】煎服，10～15g。外洗适量。

【使用注意】阴虚内热，肺热咳嗽者忌用。

三、补血药

当归《神农本草经》

【性味归经】甘、辛，温。归肝、心、脾经。

【功　　效】补血调经，活血止痛，润肠通便。

【应　　用】①血虚诸证。②血虚血瘀之月经不调、经闭、痛经等。③虚寒性腹痛、跌打损伤、痈疽疮疡、风寒痹痛等。④血虚肠燥便秘。

【用法用量】煎服，5～15g。

【使用注意】湿盛中满、大便泄泻者忌服。

【用药心得】

《韩氏医通》：当归主血分之病，川产力刚可攻，秦产力柔宜补。凡用本病宜酒制，而痰独以姜汁浸透，导血归源之理，熟地黄亦然。血虚以人参、石脂为佐，血热配以生地黄、姜黄、条芩，不绝生化之源；血积配以大黄，妇人形肥，血化为痰，二味姜浸，佐以利水药。要之，血药不容舍当归，故古方四物汤以为君，芍药为臣，地黄分生熟为佐，川芎为使，可谓典要云。

《本草正》：当归，其味甘而重，故专能补血，其气轻而辛，故又能行血，补中有动，行中有补，诚血中之气药，亦血中之圣药也。大约佐之以补则补，故能养营养血，补气生精，安五脏，强形体，益神志，凡有形虚损之病，无所不宜。佐之以攻则通，故能祛痛通便，利筋骨，治拘挛、瘫痪、燥、涩等证。营虚而表不解者，佐以柴、葛、麻、桂等剂，大能散表卫热，而表不敛者，佐以大黄之类，又能固表。惟其气辛而动，故欲其静者当避之，性滑善行，大便不固者当避之。凡阴中火盛者，当归能动血，亦非所宜，阴中阳虚者，当归能养血，乃不可少。若血滞而为痢者，正所当用，其要在动、滑两字；若妇人经期血滞，临产催生，及产后儿枕作痛，具当以此为君。

熟地黄《本草拾遗》

【性味归经】甘，微温。归肝、肾经。

【功　　效】补血养阴，填精益髓。

【应　　用】①血虚诸证。②肝肾阴虚诸证。此外，熟地黄炭能止血，可用于崩漏等血虚出血证。

【用法用量】煎服，10～30g。

【使用注意】本品性质黏腻，较生地黄更甚，有碍消化，凡气滞痰多、脘腹胀痛、食少便溏者忌服。重用久服宜与陈皮、炒仁等同用，防止黏腻碍胃。

【用药心得】

《珍珠囊》：熟地黄补肾，血衰者须用之，又脐下痛，属肾经，非熟地黄不能除，乃通肾之药也。

《用药法象》：生地黄，治手足心热及心热，能益肾水而治血，脉洪实者宜此。若脉虚，则宜熟地黄。地黄假火力蒸，故能补肾中元气。

《本草纲目》：按王硕《易简方》云，男子多阴虚，宜用熟地黄，女子多血热，宜用生地黄。又云，生地黄能生精血，天门冬引入所生之处，熟地黄能补精血，用麦门冬引入所补之处。虞抟《医学正传》云，生地黄生血，而胃气弱者服之恐妨食。熟地黄补血，而痰饮多者服之恐泥膈。或云，生地黄酒炒则不妨胃，熟地黄姜汁炒则不泥膈，此皆得用地黄之精微者也。

【鉴别用药】地黄始见于《神农本草经》，现临床使用有鲜、生、熟三种。均有养阴生津之功，而治阴虚津亏诸证。鲜地黄甘苦大寒，滋阴之力虽弱，但长于清热凉血，泻火除烦，多用于血热邪盛，阴虚津亏证；生（干）地黄甘寒质润凉血之力稍逊但长于养心肾之阴，故血热阴伤及阴虚发热者宜之；熟地黄性味甘温，入肝肾而功专养血滋阴，填精益髓，凡真阴不足，精髓亏虚者，皆可用之。

白芍《神农本草经》

【性味归经】苦、酸，微寒。归肝、脾经。

【功　　效】养血敛阴，柔肝止痛，平抑肝阳。

【应　　用】①肝血亏虚及血虚月经不调。②肝脾不和之胸胁脘腹疼痛或四肢挛急疼痛。③肝阳上亢之头痛眩晕。此外，本品敛阴，有止汗之功。

【用法用量】煎服，5～15g；大剂量15～30g。

【使用注意】阳衰虚寒之证不宜用。反藜芦。

【用药心得】

《丹溪心法》：芍药泻脾火，性味酸寒，冬月必以酒炒。凡腹痛多是血脉凝涩，亦必酒炒用。然止能治血虚腹痛，余并不治。为其酸寒收敛，无温散之功也。产后不可用者，以其酸寒伐生发之气也。必不得已，亦酒炒用之。

《注解伤寒论》：白补而赤泻，白收而赤散。故益阴养血，滋润肝脾，皆用白芍；活血行滞，宣化疡毒，皆用赤芍药。

【鉴别用药】白芍与赤芍《神农本草经》不分，通称芍药，唐末宋初，始将二者区分。二者虽同出一物而性微寒，但前人谓“白补赤泻，白收赤散”，一语而道破二者的主要区别。一般认为，在功效方面，白芍长于养血调经，敛阴止汗，平抑肝阳；赤芍则长于清热凉血，活血散瘀，清泄肝火。在应用方面，白芍主治血虚阴亏，肝阳偏亢诸证；赤芍主治血热、血瘀、肝火所致诸证。又白芍、赤芍皆能止痛，均可用治疼痛的病证。但白芍长于养血柔肝，缓急止痛，主治肝阴不足，血虚肝旺，肝气不舒所致的胁肋疼痛、脘腹四肢拘挛作痛；而赤芍则长于活血祛瘀止痛，主治血滞诸痛证，因能清热凉血，故血热瘀滞者尤为适宜。

阿胶《神农本草经》

【性味归经】甘，平。归肺、肝、肾经。

【功　　效】补血，滋阴，润肺，止血。

【应　　用】①血虚证。②出血证。③肺阴虚燥咳。④热病伤阴之心烦失眠及阴虚风动，手足瘈疭等。

【用法用量】5～15g。入汤剂宜烊化冲服。

【使用注意】本品黏腻，有碍消化。脾胃虚弱者慎用。

【用药心得】

《本草纲目》：阿胶，大要只是补血与液，故能清肺益阴而治诸证。按陈自明云：补虚用牛皮胶，去风用驴皮胶。成无己云：阴不足者，补之以味，阿胶之甘，以补阴血。杨士瀛云：凡治喘嗽，不论肺虚、肺实，可下可温，须用阿胶以安肺润肺，其性和平，为肺经要药。小儿惊风后瞳人不正者，以阿胶倍人参煎服最良，阿胶育神，人参益气也。又痢疾多因伤署伏热而成，阿胶乃大肠之要药，有热毒留滞者，则能疏导，无热毒留滞者，则能平安。数说足以发明阿胶之蕴矣。

《本草经疏》：阿胶，主女子下血，腹内崩，劳极洒洒如疟状，腰腹痛，四肢酸疼，胎不安及丈夫少腹痛，虚劳羸瘦，阴气不足，脚酸不能久立等证，皆由于精血虚，肝肾不足，法当补肝益血。《经》曰：精不足者，补之以味。味者阴也，此药具补阴之味，俾入二经而得所养，故能疗如上诸证也。血虚则肝无以养，益阴补血，故能养肝气。入肺肾，补不足，故又能益气，以肺主气，肾纳气也。今世以之疗吐血、衄血、血淋、尿血、肠风下血、血痢、女子血气痛、血枯、崩中、带下、胎前产后诸疾，及虚劳咳嗽、肺痿、肺痈脓血杂出等证者，皆取其入肺、入肾，益阴滋水、补血清热之功也。

何首乌《日华子本草》

【性味归经】苦、甘、涩，微温。归肝、肾经。

【功　　效】制用：补益精血。生用：解毒，截疟，润肠通便。

【应　　用】①精血亏虚、头晕眼花、须发早白、腰膝酸软、遗精、崩带。②久疟、痈疽、瘰疬、肠燥便秘等。

【用法用量】煎服，10～30g。

【使用注意】大便溏泄及湿痰较重者不宜用。

【用药心得】

《本草正义》：专入肝肾，补养真阴，且味固甚厚，稍兼苦涩，性则温和，皆与下焦封藏之理符合，故能填益精气，具有阴阳平秘作用，非如地黄之偏于阴凝可比。

《滇南本草》：涩精，坚肾气，止赤白便浊，缩小便，入血分，消痰毒。治赤白癜风，疮疥顽癣，皮肤瘙痒。截疟，治痰疟。

龙眼肉《神农本草经》

【性味归经】甘，温。归心、脾经。

【功　　效】补益心脾，养血安神。

【应　　用】用于思虑过度，劳伤心脾，而致惊悸怔忡，失眠健忘，食少体倦，以及脾虚气弱，便血崩漏等。

【用法用量】煎服，10～25g；大剂量30～60g。

【使用注意】湿盛中满或有停饮、痰、火者忌服。

【用药心得】

《本草纲目》：食品以荔枝为贵，而资益则龙眼为良，盖荔枝性热，而龙眼性和平也。

《济生方》：治思虑劳伤心脾有归脾汤，取甘味归脾，能益人智之义。

楮实子《名医别录》

【性味归经】甘，寒。归肝、肾经。

【功　　效】滋肾，清肝，明目，利尿。

【应　　用】①腰膝酸软，虚劳骨蒸，头晕目昏。②目翳昏花。③水肿胀满。外用捣敷，还可治痈疽金疮。因本品甘寒，能清热解毒，去腐生肌。

【用法用量】煎服，6～9g，或入丸、散。外用捣敷。

【使用注意】虚寒证患者慎用。

【用药心得】

《药性通考》：楮实子，阴痿能强，水肿可退，充肌肤，助腰膝，益气力，补虚劳，悦颜色，壮筋骨，明目。久服滑肠。补阴妙品，益髓神膏。世人弃而不用者，因久服滑肠之语也，楮实滑肠者，因其润泽之故，非嫌其下行之速也，防其滑而以茯苓、薏仁、山药同施，何惧其滑乎？

四、补阴药

北沙参《本草汇言》

【性味归经】甘、微苦，微寒。归肺、胃经。

【功　　效】养阴清肺，益胃生津。

【应　　用】①肺阴虚证。②胃阴虚证。

【用法用量】煎服，4.5～9g。

【使用注意】《本草从新》谓北沙参“反藜芦”，《中华人民共和国药典》（1995年版）亦认为北沙参“不宜与藜芦同用”，应加以注意。

【用药心得】

《本草求真》：沙参有南、北二种，均有清养肺胃之功。北沙参质坚性寒，富有脂液；南沙参空松而肥，气味轻清，体虚力微。一则偏于养胃，一则偏于清肺。对于肺无余热现而发生之咳嗽，尤宜北沙参，对于肺有余热而发生之咳嗽则宜南沙参。

南沙参《神农本草经》

【性味归经】甘，微寒。归肺、胃经。

【功　　效】养阴清肺，清胃生津，补气，化痰。

【应　　用】①肺阴虚证。②胃阴虚证。

【用法用量】煎服，9～15g。

【使用注意】反藜芦。

【用药心得】

《珍珠囊》：肺寒者用人参，肺热者用沙参代之，取其味甘也。

《重庆堂随笔》：沙参清肺，肺气肃则下行自顺，气化咸借以承宣，故清肺药皆通小水。喻氏谓有肺者有溺，无肺者无溺，可以勘破机关。

【鉴别用药】北沙参与南沙参来源于两种不同的植物，因二者功用相似，均以养阴清肺、益胃生津（或补肺胃之阴，清肺胃之热）为主要功效。但北沙参清养肺胃作用稍强，肺胃阴虚有热之证较为多用。而南沙参尚兼益气及祛痰作用，较宜于气阴两伤及燥痰咳嗽者。

百合《神农本草经》

【性味归经】甘，微寒。归肺、心、胃经。

【功　　效】养阴润肺，清心安神。

【应　　用】①肺阴虚证。②阴虚有热之失眠心悸及百合病心肺阴虚内热证。此外，本品还能养胃阴、清胃热，对胃阴虚有热之胃脘疼痛亦宜选用。

【用法用量】煎服，6～12g。蜜炙可增加润肺作用。

【用药心得】

《本草》：主邪气腹胀心痛，利大小便，补中益气，除浮肿胪胀，痞满寒热，遍身疼痛，及乳难喉痹，止涕泪。

《医林纂要》：百合，以敛为用，内不足而虚热、虚嗽、虚肿者宜之。与姜之用，正相反也。

麦冬《神农本草经》

【性味归经】甘、微苦，微寒。归胃、肺、心经。

【功　　效】养阴生津，润肺清心。

【应　　用】①胃阴虚证。②肺阴虚证。③心阴虚证。

【用法用量】煎服，6～12g。

【用药心得】

《本草汇言》：麦门冬，清心润肺之药也。主心气不足，惊悸怔忡，健忘恍惚，精神失守；或肺热肺燥，咳声连发，肺痿叶焦，短气虚喘，火伏肺中，咯血咳血；或虚劳客热，津液干少；或脾胃燥涸，虚秘便难；此皆心肺肾脾元虚火郁之证也。然而味甘气平，能益肺金，味苦性寒，能降心火，体润质补，能养肾髓，专治劳损虚热之功居多。如前古主心腹结气，伤中伤饱，胃络脉绝，羸瘦短气等疾，则属劳损明矣。

《药品化义》：麦冬，润肺，清肺，盖肺苦气上逆，润之清之，肺气得保，若咳嗽连声，若客热虚劳，若烦渴，若足痿，皆属肺热，无不悉愈。同生地，令心肺清则气顺，结气自释，治虚人元气不运，胸腹虚气痞满，及女人经水枯，乳不下，皆宜用之。同黄芩，扶金制木，治臌胀浮肿。同山栀，清金利水，治支满黄疸。又同小荷钱，清养胆腑，以佐少阳生气。入固本丸，以滋阴血，使心火下降，肾水上升，心肾相交之意。

天冬《神农本草经》

【性味归经】甘、苦，寒。归肺、肾、胃经。

【功　　效】养阴润燥，清肺生津。

【应　　用】①肺阴虚证。②肾阴虚证。③热病伤津之食欲不振、口渴及肠燥便秘等证。

【用法用量】煎服，6～12g。

【使用注意】本品甘寒滋腻之性较强，脾虚泄泻、痰湿内盛者忌用。

【用药心得】

《本草衍义》：天门冬，治肺热之功为多，其味苦，但专泄而不专收，寒多人禁服。

《本经》：主诸暴风湿偏痹，强骨髓，杀三虫。

【鉴别用药】天冬与麦冬，既能滋肺阴、润肺燥、清肺热，又可养胃阴、清胃热、生津止渴，对于热病伤津之肠燥便秘，还可增液润肠以通便。二药性能功用相似，相须为用。然天冬苦寒之性较甚，清火与润燥之力强于麦冬，且入肾滋阴，还宜于肾阴不足，虚火亢旺之证。麦冬微寒，清火与滋润之力虽稍弱，但滋腻性亦较小，且能清心除烦，宁心安神，又宜于心阴不足及心热亢旺之证。

石斛《神农本草经》

【性味归经】甘，微寒。归胃、肾经。

【功　　效】益胃生津，滋阴清热。

【应　　用】①胃阴虚及热病伤津证。②肾阴虚证。

【用法用量】煎服，6～12g。鲜用，15～30g。

【用药心得】

《本经》：主伤中，除痹，下气，补五脏虚劳羸瘦，强阴，久服厚肠胃。

《本草别录》：益精，补内绝不足，平胃气，长肌肉，逐皮肤邪热痱气，脚膝疼冷痹弱，定志除惊。

《药性论》：益气除热。主治男子腰脚软弱，健阳，逐皮肌风痹，骨中久冷，虚损，补肾积精，腰痛，养肾气，益力。

《本草纲目拾遗》：清胃除虚热，生津，已劳损，以之代茶，开胃健脾。定惊疗风，能镇涎痰，解暑，甘芳降气。

玉竹《神农本草经》

【性味归经】甘，微寒。归肺、胃经。

【功　　效】养阴润燥、生津止渴。

【应　　用】①肺阴虚证。②胃阴虚证。此外，本品还能养心阴，亦略能清心热，还可用于热伤心阴之烦热多汗、惊悸等证，宜与麦冬、酸枣仁等清热养阴安神之品配伍。

【用法用量】煎服，6～12g。

【用药心得】

《本草备要》：萎蕤❶（玉竹），温润甘平，中和之品，若蜜制作丸，服之数斤，自

❶ “萎蕤”通“葳蕤”

有殊功，与服何首乌、地黄者，同一理也。若仅加数分于煎剂，以为可代参芪，则失之远矣。大抵此药性缓，久服方能见功。

《本草便读》：萎蕤，质润之品，培养肺、脾之阴，是其所长，而搜风散热诸治，似非质润味甘之物可取效也。如风热风温之属虚者，亦可用之。考玉竹之性味、功用，与黄精相似，自能推想，以风温风热之证，最易伤阴，而养阴之药，又易碍邪，唯玉竹甘平滋润，虽补而不碍邪，故古人立方有取乎此也。

黄精《名医别录》

【性味归经】甘，平。归脾、肺、肾经。

【功　　效】补气养阴，健脾，润肺，益肾。

【应　　用】①阴虚肺燥，干咳少痰及肺肾阴虚的劳咳久咳。②脾虚阴伤证。③肾精亏虚。

【用法用量】煎服，9～15g。

【用药心得】

《本经逢原》：黄精，宽中益气，使五藏调和，肌肉充盛，骨髓强坚，皆是补阴之功。

《本草便读》：黄精，为滋腻之品，久服令人不饥，若脾虚有湿者，不宜服之，恐其腻膈也。此药味甘如饴，性平质润，为补养脾阴之正品。

【鉴别用药】黄精与山药，均为性味甘平，主归肺、脾、肾三脏，气阴双补之品。然黄精滋肾之力强于山药，而山药长于健脾，并兼有涩性，较宜于脾胃气阴两伤，食少便溏及带下等证。

明党参《本草从新》

【性味归经】甘、微苦，微寒。归肺、脾、肝经。

【功　　效】润肺化痰，养阴和胃，平肝。

【应　　用】①肺阴虚证。②脾胃阴虚证。③肝阴不足或肝热上攻所至的眩晕、头痛、目赤等证。

【用法用量】煎服，6～12g。

枸杞子《神农本草经》

【性味归经】甘，平。归肝、肾经。

【功　　效】滋补肝肾，益精明目。

【应　　用】肝肾阴虚及早衰证。

【用法用量】煎服，6～12g。

【用药心得】

《名医别录》：补益精气，强盛阴道。

《本草通玄》：枸杞子，补肾益精，水旺则骨强，而消渴、目昏、腰疼膝痛无不愈矣。按枸杞平而不热，有补水制火之能，与地黄同功。

墨旱莲《新修本草》

【性味归经】甘、酸，寒。归肝、肾经。

【功　　效】滋补肝肾，凉血止血。

【应　　用】①肝肾阴虚证。②阴虚血热的失血证。

【用法用量】煎服，6～12g。

【用药心得】

《唐本草》：主血痢。针灸疮发，洪血不可止者敷之；汁涂发眉，生速而繁。

《纲目》：乌须发，益肾阴。

女贞子《神农本草经》

【性味归经】甘、苦，凉。归肝、肾经。

【功　　效】滋补肝肾，乌须明目。

【应　　用】肝肾阴虚证。

【用法用量】煎服，6～12g。因主要成分齐墩果酸不易溶于水，故以入丸剂为佳。本品以黄酒拌后蒸制，可增强滋补肝肾作用，并使苦寒之性减弱，避免滑肠。

【用药心得】

《本草新编》：女贞实，近人多用之，然其力甚微，可入丸以补虚，不便入汤以滋益。与熟地、枸杞、南烛、麦冬、首乌、旱莲草、乌芝麻、山药、桑椹[1]、茄花、杜仲、白术同用，真变白之神丹也，然亦为丸则验，不可责其近功。女贞子缓则有功，而速则寡效，故用之速，实不能取胜于一时，而用之缓，实能延生于永久，亦在人之用之得宜耳。

《本经逢原》：女贞，性禀纯阴，味偏寒滑，脾胃虚人服之，往往减食作泻。

桑椹《新修本草》

【性味归经】甘、酸，寒。归肝、肾经。

【功　　效】滋阴补血，生津润燥。

【应　　用】①肝肾阴虚证。②津伤口渴、消渴及肠燥便秘等证。

【用法用量】煎服，9～15g。

【用药心得】

《本草经疏》：桑椹，甘寒益血而除热，为凉血补血益阴之药，消渴由于内热，津液不足，生津故止渴。五脏皆属阴，益阴故利五脏。阴不足则关节之血气不通，血生津满，阴气长盛，则不饥而血气自通矣。热退阴生，则肝心无火，故魂安而神自清宁，神清则聪明内发，阴复则变白不老。甘寒除热，故解中酒毒。性寒而下行利水，故利水气而消肿。

---

[1] “桑椹”通“桑葚”

黑芝麻《神农本草经》

【性味归经】甘，平。归肝、肾、大肠经。

【功　　效】补肝肾，润肠燥。

【应　　用】①肾精肝血亏虚所致的早衰诸证。②肠燥便秘。

【用法用量】煎服，9～15g。或入丸、散剂。

龟甲《神农本草经》

【性味归经】甘，寒。归肾、肝、心经。

【功　　效】滋阴，潜阳，益肾健骨，养血补心。

【应　　用】①肝肾阴虚所至的阴虚阳亢、阴虚内热、阴虚风动证。②肾虚筋骨痿弱。③阴血亏虚之惊悸、失眠、健忘。此外，本品还能止血。

【用法用量】煎服，9～24g。宜先煎。本品经砂炒醋淬后，有效成分更容易煎出；并除去腥气，便于制剂。

【用药心得】

《药笼小品》：咸寒，至阴之品，益肾滋阴。治真水不足，劳热骨蒸，腰脚酸痛之症。肾虚无热勿用。去墙酒炙捣。

《本草易读》：甘，平，无毒。补心养肾，滋阴益智，续筋健骨，催生消疮。治劳热骨蒸，疗阴虚血衰，解症瘕麻痹之缓疾，泻痢咳嗽之陈。痔漏悉疗，崩带皆医，难产须用，久疟能断。

鳖甲《神农本草经》

【性味归经】甘、咸，寒。归肝、肾经。

【功　　效】滋阴潜阳，退热除蒸，软坚散结。

【应　　用】①肝肾阴虚证。②癥瘕积聚。

【用法用量】煎服，9～24g。宜先煎。本品经砂炒醋淬后，有效成分更容易煎出；其可去其腥气，易于粉碎，方便制剂。

【用药心得】

《本草新编》：鳖甲善能攻坚，又不损气，阴阳上下有痞滞不除者，皆宜用之。但宜研末调服，世人俱炙片入汤剂中煮之，则不得其功矣。又：或疑鳖甲善杀痨虫，有之乎？曰：不杀痨虫，何以能除痨瘦骨蒸。……鳖甲杀虫，而又补至阴之水，所以治骨蒸之病最宜。

【鉴别用药】龟甲与鳖甲，均能滋养肝肾之阴、平肝潜阳。均宜用于肾阴不足，虚火亢旺之骨蒸潮热、盗汗、遗精及肝阴不足，肝阳上亢之头痛、眩晕等症。但龟甲长于滋肾，鳖甲长于退虚热。此外，龟甲还兼有健骨、补血、养心等功效，还常用肝肾不足，筋骨痿弱，腰膝酸软，妇女崩漏、月经过多及心血不足，失眠、健忘等证。鳖甲还兼软坚散结作用，还常于腹内癥瘕积聚。

第二十二章　收涩药

一、固表止汗药

麻黄根《本草经集注》

【性味归经】甘、微涩，平。归肺经。

【功　　效】固表止汗。

【应　　用】自汗、盗汗。此外，本品外用配伍牡蛎共研细末，扑于身上，可治各种虚汗证。

【用法用量】煎服，3～9g。外用适量。

【使用注意】有表邪者，忌用。

【用药心得】

陶弘景：止汗，夏月杂粉用之。

《滇南本草》：止汗，实表气，固虚，消肺气、梅核气。

【鉴别用药】麻黄与麻黄根，二药同出一源，均可治汗。然前者以其地上草质茎入药，主发汗，以发散表邪为用，临床上用于外感风寒表实证；后者以其地下根及根茎入药，主止汗，以敛肺固表为用，为止汗之专药，可内服、外用于各种虚汗。

浮小麦《本草蒙筌》

【性味归经】甘，凉。归心经。

【功　　效】固表止汗，益气，除热。

【应　　用】①自汗，盗汗。②骨蒸劳热。

【用法用量】煎服，15～30g；研末服，3～5g。

【使用注意】表邪汗出者忌用。

【用药心得】

《本草汇言》：卓登山云，浮小麦系小麦之皮，枯浮无肉，体轻性燥，善除一切风湿在脾胃中。如湿胜多汗，以一、二合炒燥煎汤饮。倘属阴阳两虚，以致自汗盗汗，非其宜也。

《本经逢原》：浮麦消克敛盗汗，取其散皮膝之热也。

糯稻根须《本草再新》

【性味归经】甘，平。归心，肝经。

【功　　效】固表止汗，益胃生津，退虚热。

【应　　用】①自汗，盗汗。②虚热不退，骨蒸潮热。

【用法用量】煎服，15～30g。

【用药心得】

《本草再新》：补气化痰，滋阴壮胃，除风湿。治阴寒，安胎和血，疗冻疮、金疮。

二、敛肺涩肠药

五味子《神农本草经》

【性味归经】酸、甘，温。归肺、心、肾经。

【功　　效】收敛固涩，益气生津，补肾宁心。

【应　　用】①久咳虚喘。②自汗，盗汗。③遗精，滑精。④久泻不止。⑤津伤口渴，消渴。⑥心悸，失眠，多梦。

【用法用量】煎服，3～6g；研末服，1～3g。

【使用注意】凡表邪未解，内有实热，咳嗽初起，麻疹初期，均不宜用。

【用药心得】

《用药法象》：生津止渴。治泻痢，补元气不足，收耗散之气，瞳子散大。

《丹溪心法》：黄昏嗽者，是火气浮于肺，不宜用凉药，宜五味子、五倍子敛而降之。

乌梅《神农本草经》

【性味归经】酸、涩，平。归肝、脾、肺、大肠经。

【功　　效】敛肺止咳，涩肠止泻，安蛔止痛，生津止渴。

【应　　用】①肺虚久咳。②久泻，久痢。③蛔厥腹痛，呕吐。④虚热消渴。此外，本品炒炭后，涩重于酸，收敛力强，能固冲止漏，可用于崩漏不止，便血等；外敷能消疮毒，可治胬肉外突，头疮等。

【用法用量】煎服，3～10g，大剂量可用至30g。外用适量，捣烂或炒炭研末外敷。止泻止血宜炒炭用。

【使用注意】外有表邪或内有实热积滞者均不宜服。

【用药心得】

《本草经集注》：伤寒烦热，水渍饮汁。

《食疗本草》：大便不通，气奔欲死，以乌梅十颗，置汤中，须臾挼去核，杵为丸如枣大，纳下部，少时即通。擘破水渍，以少蜜相和，止渴。霍乱心腹不安，及痢赤、治疟方多用之。

五倍子《本草拾遗》

【性味归经】酸、涩，寒。归肺、大肠、肾经。

【功　　效】敛肺降火、止咳止汗，涩肠止泻，固精止遗，收敛止血，收湿敛疮。

【应　　用】①咳嗽，咯血。②自汗，盗汗。③久泻，久痢。④遗精，滑精。⑤崩漏，便血痔血。本品有收敛止血作用。⑥湿疮，肿毒。

【用法用量】煎服，3~9g；入丸、散服，每次1~1.5g。外用适量。研末外敷或煎汤熏洗。

【使用注意】湿热泻痢者忌用。

【用药心得】

《本草纲目》：敛肺降火，化痰饮，止咳嗽，消渴，盗汗，呕吐，失血，久痢，黄病，心腹痛，小儿夜啼；治眼赤湿烂，消肿毒，喉痹；敛溃疮，金疮，收脱肛，子肠坠下；其味酸咸，能敛肺，止血，化痰，止渴，收汗；其气寒，能散热毒疮肿；其性收，能除泄痢湿烂。

《丹溪心法》：五倍子，噙之善收顽痰，解热毒，佐他药尤良，黄昏咳嗽，乃火气浮入肺中，不宜用凉药，宜五倍、五味敛而降之。

【鉴别用药】五倍子与五味子，二药味酸收敛，均具有敛肺止咳、敛汗止汗、涩精止遗、涩肠止泻的作用。均可用于肺虚久咳、自汗盗汗、遗精滑精、久泻不止等病证。然五倍子于敛肺之中又有清肺降火及收敛止血作用，故又可用于肺热痰嗽及咳嗽咯血者；而五味子则又能滋肾，多用于肺肾二虚之虚喘及肾虚精关不固之遗精滑精等。

罂粟壳《本草发挥》

【性味归经】酸、涩，平。有毒。归肺、大肠、肾经。

【功　　效】涩肠止泻，敛肺止咳，止痛。

【应　　用】①久泻，久痢。②肺虚久咳。③胃痛，腹痛，筋骨疼痛。

【用法用量】煎服，3~6g。止咳蜜炙用，止血止痛醋炒用。

【使用注意】本品过量或持续服用易成瘾。咳嗽或泻痢初起邪实者忌用。

【用药心得】

《丹溪心法》：治嗽多用粟壳，不必疑，但要先去病根，此乃收后药也。治痢亦同。

《本草纲目》：止泻痢，固脱肛，治遗精久咳，敛肺涩肠，止心腹筋骨诸痛。

诃子《药性论》

【性味归经】苦、酸、涩，平。归肺、大肠经。

【功　　效】涩肠止泻，敛肺止咳，利咽开音。

【应　　用】①久泻，久痢。②久咳，失音。

【用法用量】煎服，3~10g。涩肠止泻宜煨用，敛肺清热利咽开音宜生用。

【使用注意】凡外有表邪、内有湿热积滞者忌用。

【用药心得】

《药性论》：通利津液，主破胸膈结气，止水道，黑髭发。

《海药本草》：主五膈气结，心腹虚痛，赤白诸痢及呕吐咳嗽，并宜使皮，其主嗽。肉炙治眼涩痛。

石榴皮《名医别录》

【性味归经】酸、涩，温。归大肠经。

【功　　效】涩肠止泻，杀虫，收敛止血。

【应　　用】①久泻，久痢。②虫积腹痛。③崩漏，便血。此外，本品尚有涩精、止带作用，亦可用于遗精、带下等证。

【用法用量】煎服，3～10g。入汤剂生用，入丸、散多炒用，止血多炒炭用。

【用药心得】

《药性论》：治筋骨风，腰脚不遂，步行挛急疼痛。主涩肠，止赤白下痢。取汁止目泪下，治漏精。

《滇南本草》：治日久水泻，同炒砂糖煨服，又治痢脓血，大肠下血。同马兜铃煎治小儿疳虫。并洗膀胱。

肉豆蔻《药性论》

【性味归经】辛，温。归脾、胃、大肠经。

【功　　效】涩肠止泻，温中行气。

【应　　用】①虚泻，冷痢。②胃寒胀痛，食少呕吐。

【用法用量】煎服，3～9g；入丸、散服，每次0.5～1g。内服须煨熟去油用。

【使用注意】湿热泻痢者忌用。

【用药心得】

《海药本草》：主心腹虫痛，脾胃虚冷气并，冷热虚泄，赤白痢等。凡痢以白粥饮服佳；霍乱气并，以生姜汤服良。

《本草衍义》：肉豆蔻，善下气，多服则泄气，得中则和平其气。

《本草正》：肉豆蔻，能固大肠，肠既固则元气不走，脾气自健，故曰理脾胃虚冷，而实非能补虚也。

赤石脂《神农本草经》

【性味归经】甘、涩，温。归大肠、胃经。

【功　　效】涩肠止泻，收敛止血，敛疮生肌。

【应　　用】①久泻，久痢。②崩漏，便血。③疮疡久溃。

【用法用量】煎服。10～20g 。外用适量。研细末撒患处或调敷。

【使用注意】湿热积滞泻痢者忌服。孕妇慎用。畏官桂。

【用药心得】

《名医别录》：主养心气，明目，益精，疗腹痛泄僻，下痢赤白，小便利，及痈疽疮痔，女子崩中、漏下、产难、胞衣不出。

《用药法象》：赤石脂，其用有二，固肠胃有收敛之能，下胎衣无推荡之峻。

禹余粮《神农本草经》

【性味归经】甘、涩，平。归胃经。

【功　　效】涩肠止泻，收敛止血，止带。

【应　　用】①久泻，久痢。②崩漏，便血。③带下。

【用法用量】煎服，10~20g。

【使用注意】孕妇慎用。

【用药心得】

《本草纲目》：禹余粮，手、足阳明血分重剂也。其性涩，故主下焦前后诸病。李知先诗曰，下焦有病人难会，须用余粮赤石脂。

《本草汇言》：禹余粮，养肺金，固大肠之药也。凡属水土不和，清浊混乱诸疾，用之奏效。

三、固精缩尿止带药

山茱萸《神农本草经》

【性味归经】酸、涩，微温。归肝、肾经。

【功　　效】补益肝肾，收敛固涩。

【应　　用】①腰膝酸软，头晕耳鸣，阳痿。②遗精滑精，遗尿尿频。③崩漏，月经过多。④大汗不止，体虚欲脱。此外，本品亦治消渴证，多与生地、天花粉等同用。

【用法用量】煎服，5~10g，急救固脱20~30g。

【使用注意】素有湿热而致小便淋涩者，不宜应用。

【用药心得】

《医学衷中参西录》：山茱萸之功用，长于救脱，其性不独补肝，凡人身之阴阳气血将散者，皆能敛之，故救脱之药，当以山茱萸为第一。……山茱萸，大能收敛元气，振作精神，固涩滑脱。收涩之中兼具条畅之性，故又通利九窍，流通血脉，治肝虚自汗，肝虚胁疼腰疼，肝虚内风萌动，且敛正气而不敛邪气。

覆盆子《名医别录》

【性味归经】甘、酸，微温。归肝、肾经。

【功　　效】固精缩尿，益肝肾，明目。

【应　　用】①遗精滑精、遗尿尿频。②肝肾不足，目暗不明。

【用法用量】煎服，5~10g。

【用药心得】

《本草纲目》：覆盆子、蓬，功用大抵相近，虽是二物，其实一类而二种也。一早熟，一晚熟，兼用无妨。其补益与桑椹[1]同功。若树莓则不可混采者也。

桑螵蛸《神农本草经》

【性味归经】甘、咸，平。归肝、肾经。

[1] “椹”通“葚”

【功　　效】固精缩尿，补肾助阳。

【应　　用】①遗精滑精，遗尿尿频，白浊。②阳痿。

【用法用量】煎服，6～10g。

【使用注意】本品助阳固涩，故阴虚多火，膀胱有热而小便频数者忌用。

【用药心得】

《本经逢原》：桑螵蛸，肝肾命门药也。功专收涩；故男子虚损，肾虚阳痿，梦中失精，遗溺白浊方多用之。《本经》又言通五淋，利小便水道，盖取以泄下焦虚滞也。

《药性论》：主男子肾衰漏精，精自出，患虚冷者能止之。止小便利，火炮令热，空心食之。虚而小便利，加而用。

金樱子《雷公炮制论》

【性味归经】酸、涩，平。归肾、膀胱、大肠经。

【功　　效】固精缩尿止带，涩肠止泻。

【应　　用】①遗精滑精、遗尿尿频、带下。②久泻、久痢。此外，取其收涩固敛之功，本品还可用于崩漏，脱肛，子宫脱垂等证。

【用法用量】煎服。6～12g。

【用药心得】

《名医别录》：止遗泄。

《蜀本草》：治脾泄下痢，止小便利，涩精气。

《滇南本草》：治日久下痢，血崩带下，涩精遗泄。

《本草正》：止吐血，衄血，生津液，收虚汗，敛虚火，益精髓，壮筋骨，补五藏，养血气，平咳嗽，定喘急，疗怔仲惊悸，止脾泄血痢及小水不禁。

海螵蛸《神农本草经》

【性味归经】咸、涩，微温。归肝、肾经。

【功　　效】固精止带，收敛止血，制酸止痛，收湿敛疮。

【应　　用】①遗精，带下。②崩漏，吐血，便血及外伤出血。③胃痛吐酸。④湿疮，湿疹，溃疡不敛。

【用法用量】煎服，6～12g。散剂酌减。外用适量。

【用药心得】

《本草纲目》：乌贼骨，厥阴血分药也，其味咸而走血也，故血枯、血瘕、经闭、崩带、下痢、疳疾，厥阴本病也；寒热疟疾、聋、瘿、少腹痛、阴痛，厥阴经病也；目翳、流泪，厥阴窍病也；厥阴属肝，肝主血，故诸血病皆治之。

【鉴别用药】海螵蛸与桑螵蛸，两药均有固精止遗作用，均可用以治疗肾虚精关不固之遗精、滑精等证。但桑螵蛸固涩之中又能补肾助阳，而海螵蛸固涩力较强。

莲子《神农本草经》

【性味归经】甘、涩，平。归脾、肾、心经。

【功　　效】固精止带，补脾止泻，益肾养心。

【应　　用】①遗精，滑精。②带下。③脾虚泄泻。④心悸，失眠。

【用法用量】煎服，10～15g。去心打碎用。

【用药心得】

《食疗本草》：主五脏不足，伤中气绝，利益十二经脉血气。

《王氏医案》：莲子，最补胃气而镇虚逆，若反胃由于胃虚，而气冲不纳者，但日以干莲子细嚼而咽之，胜于他药多矣。凡胃气薄弱者常服玉芝丸，能令人肥健。至痢症噤口，热邪伤其胃中清和之气，故以黄连苦泄其邪，即仗莲子甘镇其胃。今肆中石莲皆伪，味苦反能伤胃，切不可用。惟鲜莲子煎之，清香不浑，镇胃之功独胜，如无鲜莲，干莲亦可。

芡实《神农本草经》

【性味归经】甘、涩，平。归脾、肾经。

【功　　效】益肾固精，健脾止泻，除湿止带。

【应　　用】①遗精，滑精。②脾虚久泻。③带下。

【用法用量】煎服，10～15g。

【用药心得】

《本草纲目》：止渴益肾。治小便不禁，遗精，白浊，带下。

《本草从新》：补脾固肾，助气涩精。治梦遗滑精，解暑热酒毒，疗带浊泄泻，小便不禁。

【鉴别用药】芡实与莲子，二者同科属，均为甘涩平，主归脾、肾经。均能益肾固精、补脾止泻、止带，其补中兼涩，主治肾虚遗精、遗尿；脾虚食少、泄泻；脾肾两虚之带下等。但芡实益脾肾固涩之中，又能除湿止带，故为虚、实带下证之常用药物。

刺猬皮《神农本草经》

【性味归经】苦、涩，平。归肾、胃、大肠。

【功　　效】固精缩尿，收敛止血，化瘀止痛。

【应　　用】①遗精滑精，遗尿尿频。②便血，痔血。③胃痛，呕吐。

【用法用量】煎服，3～10g；研末服1.5～3g。

【用药心得】

《本草经疏》；猬皮治大肠湿热血热为病，及五痔阴蚀下血，赤白五色血汁不止也。阴肿痛引腰背，腹痛疝积，皆下焦湿热邪气留结所致，辛以散之，苦以泻之，故主之也。

《名医别录》：疗腹痛疝积，烧为灰，酒服之。

椿皮《新修本草》

【性味归经】苦、涩，寒。归大肠、肝经。

【功　　效】清热燥湿，收敛止带，止泻，止血。

【应　　用】①赤白带下。②久泻久痢，湿热泻痢。③崩漏经多，便血痔血。此外，本品尚有杀虫功效，内服治蛔虫腹痛；外洗治疥癣瘙痒。

【用法用量】煎服，6～9g。外用适量。

【使用注意】脾胃虚寒者慎用。

鸡冠花《滇南本草》

【性味归经】甘、涩，凉。归肝、大肠。

【功　　效】收敛止带，止血，止痢。

【应　　用】①带下。②崩漏，便血痔血。③赤白下痢，久痢不止。

【用法用量】煎服，6～15g。

【使用注意】瘀血阻滞崩漏及湿热下痢初起兼有寒热表证者不宜使用。

【用药心得】

《滇南本草》：止肠风下血，妇人崩中带下，赤痢。

《本草纲目》：治痔漏下血，赤白下痢，崩中，赤白带下，分赤白用。

第二十三章　涌吐药

常山《神农本草经》

【性味归经】苦、辛，寒。有毒。归肺、心、肝经。

【功　　效】涌吐痰涎，截疟。

【应　　用】①胸中痰饮证。②疟疾。

【用法用量】煎服，4.5～9g；入丸、散酌减。涌吐可生用，截疟宜酒制用。治疟宜在病发作前半天或2小时服用，并配伍陈皮、半夏等减轻其致吐的副作用。

【使用注意】本品有毒，且能催吐，故用量不宜过大，体虚及孕妇不宜用。

【用药心得】

《本草衍义补遗》：常山，性暴悍，善驱逐，能伤其真气，功不可偃过也。病人稍近虚怯，勿可用也。

《本草撮要》：常山，功专劫痰截疟，得知母、贝母、草果治诸疟，得丹砂能劫痰疟，得槟榔、草果治瘴疟，得甘草治肺疟，得豆豉，乌梅、竹叶治肾疟，得小麦、淡竹叶治温疟，得黄连治久疟，得云母、龙骨治牝疟独寒，得麻黄、甘草、牡蛎治牡疟独热。

瓜蒂《神农本草经》

【性味归经】苦，寒。有毒。归胃经。

【功　　效】涌吐痰食，祛湿退黄。

【应　　用】①风痰、宿食停滞及食物中毒诸证。②湿热黄疸。

【用法用量】煎服，2.5～5g；入丸、散服，每次0.3～1g。外用适量；研末吹鼻，待鼻中流出黄水即可停药。

【使用注意】体虚、吐血、咯血、胃弱、孕妇及上部无实邪者忌用。

【用药心得】

《本经》：主大水，身面四肢浮肿，下水，杀蛊毒，咳逆上气，及食诸果，病在胸腹中，皆吐下之。

《本草再新》：泻心火，健脾土，利湿消水，止头痛衄血。

胆矾《神农本草经》

【性味归经】酸、涩、辛，寒。有毒。归肝、胆经。

【功　　效】涌吐痰涎，解毒收湿，祛腐蚀疮。

【应　　用】①喉痹、癫痫、误食毒物。②风眼赤烂、口疮、牙疳。③胬肉、疮疡。

【用法用量】温水化服，0.3～0.6g。外用适量，研末撒或调敷，或以水溶化后外洗。

【使用注意】体虚者忌用。

【用药心得】

《本草纲目》：石胆，其性收敛上行，能涌风热痰涎，发散风木相火，又能杀虫，故治咽喉口齿疮毒有奇功也。

第二十四章　攻毒杀虫止痒药

雄黄《神农本草经》

【性味归经】辛，温。有毒。归肝、胃、大肠经。

【功　　效】解毒，杀虫。

【应　　用】痈肿疔疮，湿疹疥癣，蛇虫咬伤。本品内服能祛痰截疟。

【用法用量】外用适量，研末敷，香油调搽或烟熏。内服 0.05～0.1g，入丸、散用。

【使用注意】内服宜慎，不可久服。外用不宜大面积涂擦及长期持续使用。孕妇禁用。切忌火煅。

【用药心得】

《本草纲目》：雄黄，乃治疮杀毒要药也，而入肝经气分，故肝风，肝气，惊痫，痰涎，头痛眩晕，暑疟泄痢，积聚诸病，用之有殊功；又能化血为水。而方士乃炼治服饵，神异其说，被其毒者多矣。

《名医别录》：疗疥虫，疮，目痛，鼻中息肉及绝筋破骨，百节中大风，积聚，癖气，中恶腹痛，杀诸蛇虺毒，解藜芦毒。

硫黄《神农本草经》

【性味归经】酸，温。有毒。归肾、大肠经。

【功　　效】外用解毒杀虫疗疮；内服补火助阳通便。

【应　　用】①外用治疥癣，湿疹，阴疽疮疡。②内服治阳痿，虚喘冷哮，虚寒便秘。

【用法用量】外用适量，研末敷或加油调敷患处。内服 1.5～3g，炮制后入丸、散服。

【使用注意】阴虚火旺及孕妇忌服。

【用药心得】

《本经》：主妇人阴蚀，疽痔恶血，坚筋骨，除头秃。

《名医别录》：疗心腹积聚，邪气，冷癖在胁，咳逆上气，脚冷疼弱无力，及鼻衄恶疮，下部匿疮，止血，杀疥虫。

《药性论》：除冷风，顽痹。生用治疥癣及疗寒热咳逆，炼服主虚损泄精。

【鉴别用药】硫黄和雄黄均能解毒杀虫，常外用于疥癣恶疮湿疹等症。然雄黄解毒疗疮力强，主治痈疽恶疮及虫蛇咬伤；内服又能杀虫，燥湿，祛痰，截疟，亦治虫积腹痛、哮喘、疟疾、惊痫等证。硫黄则杀虫止痒力强，多用于疥癣、湿疹及皮肤瘙痒；并具补火助阳通便之效，内服可疗寒喘、阳痿、虚寒便秘等证。

白矾《神农本草经》

【性味归经】酸、涩，寒。归肺、脾、肝、大肠经。

【功　　效】外用解毒杀虫，燥湿止痒；内服止血，止泻，化痰。

【应　　用】①外用治湿疹瘙痒，疮疡疥癣。本品性燥酸涩，而善收湿止痒。尤宜治疮面湿烂或瘙痒者。②内服治便血、吐衄、崩漏。③久泻久痢。④痰厥癫狂痫证。⑤湿热黄疸。

【用法用量】外用适量，研末撒布、调敷或化水洗患处。内服 0.6～1.5g，入丸、散服。

【使用注意】体虚胃弱及无湿热痰火者忌服。

【用药心得】

《本草纲目》：矾石之用有四，吐利风热之痰涎，取其酸苦涌泄也；治诸血痛，脱肛，阴挺，疮疡，取其酸涩而收也；治痰饮，泄痢，崩、带，风眼，取其收而燥湿也；治喉痹痈疽，蛇虫伤螫，取其解毒也。

《医学入门》：治耳卒肿出脓，目赤，目翳，胬肉，口舌生疮，牙齿肿痛出血，历久碎坏欲尽，急喉风痹，心肺烦热，风涎壅盛，作渴泄痢。兼治蛇蝎、恶犬、壁镜、驴涎、马汗毒伤。

《医林纂要》：生用解毒，煅用生肌却水。

蛇床子《神农本草经》

【性味归经】辛、苦，温。有小毒。归肾经。

【功　　效】杀虫止痒，燥湿，温肾壮阳。

【应　　用】①阴部湿痒，湿疹，疥癣。②寒湿带下，湿痹腰痛。③肾虚阳痿，宫冷不孕。

【用法用量】外用适量，多煎汤熏洗或研末调敷。内服 3～9g。

【使用注意】阴虚火旺或下焦有湿热者不宜内服。

【用药心得】

《本草新编》：蛇床子，功用颇奇，内外俱可施治，而外治尤良。若欲修合丸散，用之于参、芪、归、地、山萸之中，实有利益，然亦宜于阴寒无火之人，倘阴虚火动者，服之非宜。

《本经逢原》：蛇床子不独助男子壮火，且能散妇人郁抑，非妙达《本经》经义，不能得从治之法也。

【鉴别用药】蛇床子、地肤子均可止痒，用治湿疮、湿疹、阴痒、带下。但蛇床子可散寒燥湿，杀虫止痒，宜于寒湿或虚寒所致者，并治疥癣；而地肤子为清热利湿以止痒，尤宜湿热所致者。再有，蛇床子又温肾壮阳，治阳痿、宫冷不孕以及湿痹腰痛；地肤子清热利湿之功又治小便不利、热淋涩痛。

蟾酥《药性论》

【性味归经】辛，温。有毒。归心经。

【功　　效】解毒，止痛，开窍醒神。

【应　　用】①痈疽疔疮，瘰疬，咽喉肿痛，牙痛。②痧胀腹痛，神昏吐泻。

【用法用量】内服0.015～0.03g，研细，多入丸、散用。外用适量。

【使用注意】本品有毒，内服慎勿过量。外用不可入目。孕妇忌用。

【用药心得】

《本草汇言》：蟾酥，通行十二经络、藏府、膜原、溪谷、关节诸处。……疗痞积，消臌胀，解疔毒之药也。能化解一切瘀郁壅滞诸疾，如积毒、积块、积胀、内疔痈肿之证，有攻毒拔毒之功也。

樟脑《本草品汇精要》

【性味归经】辛，热。有毒。归心、脾经。

【功　　效】除湿杀虫，温散止痛，开窍避秽。

【应　　用】①疥癣瘙痒，湿疮溃烂。②跌打伤痛，牙痛。③痧胀腹痛，吐泻神昏。

【用法用量】外用适量，研末撒布或调敷。内服0.1～0.2g，入散剂或用酒溶化服。

【使用注意】气虚阴亏，有热及孕妇忌服。

【用药心得】

《普济方》：作膏治诸恶疮及打扑损伤，风湿脚气等疾。

《本草纲目》：通关窍，利滞气，治邪气，霍乱，心腹痛，寒湿脚气，疥癣，风瘙，龋齿，杀虫，着鞋中去脚气。

木鳖子《开宝本草》

【性味归经】苦、微甘，凉。有毒。归肝、脾、胃经。

【功　　效】攻毒疗疮，消肿散结。

【应　　用】①疮疡肿毒，瘰疬，乳痈，痔疮肿痛，干癣，秃疮。②筋脉拘挛。

【用法用量】外用适量，研末，用油或醋调涂患处。内服0.6～1.2g，多入丸、散用。

【使用注意】孕妇及体虚者忌服。

【用药心得】

《本草纲目》：治疳积痞块，利大肠泻痢，痔瘤瘰疬。

《本草求原》：治一切寒湿郁热而为痛风瘫痪。行痹、痿厥、脚气、挛症、鹤膝。

【鉴别用药】木鳖子、马钱子皆为有毒之品，均能消肿散结，通络止痛，用治疮痈肿痛，跌打伤痛等证。但是，木鳖子为胡芦科植物，长于攻毒疗疮，临床上多用于恶疮肿毒、瘰疬、乳痈、痔疮等证；而马钱子为马钱科植物，又名番木鳖，有大毒，应用宜慎，长于通经络，消结肿，止疼痛，临床多用于风湿顽痹，麻木不遂，跌打伤痛等证，止痛强于木鳖子。

土荆皮《本草纲目拾遗》

【性味归经】辛，温。有毒。归肺、脾经。

【功　　效】杀虫，止痒。

【应　　用】①体癣、手足癣、头癣等多种癣病。②湿疹，皮炎，皮肤瘙痒。

【用法用量】外用适量，酒或醋浸涂擦，或研末调涂患处。

【使用注意】只供外用，不可内服。

蜂房《神农本草经》

【性味归经】甘，平。归胃经。

【功　　效】攻毒杀虫，祛风止痛。

【应　　用】①疮疡肿毒，乳痈，瘰疬，顽癣瘙痒，癌肿。②风湿痹痛，牙痛，风疹瘙痒。此外，蜂房还可用治阳痿，喉痹，以及蛔虫、绦虫病等。

【用法用量】外用适量，研末用油调敷或煎水漱口，或熏洗患处。内服，3～5g。

【用药心得】

《神农本草经》：主惊痫瘈疭，寒热邪气，癫疾，肠痔。

《日华子本草》：治牙齿疼，痢疾，乳痈，蜂叮，恶疮。

大蒜《名医别录》

【性味归经】辛，温。归脾、胃、肺经。

【功　　效】解毒杀虫，消肿，止痢。

【应　　用】①用于痈肿疔毒，疥癣。②痢疾，泄泻，肺痨，顿咳。③钩虫病，蛲虫病。此外，大蒜还能健脾温胃而用治脘腹冷痛，食欲减退或饮食不消。

【用法用量】外用适量，捣敷，切片擦或隔蒜灸。内服5～10g，或生食，或制成糖浆服。

【使用注意】外服可引起皮肤发红、灼热甚至起疱，故不可敷之过久。阴虚火旺及有目、舌、喉、口齿诸疾不宜服用。孕妇忌灌肠用。

【用药心得】

《本草拾遗》：去水恶瘴气，除风湿，破冷气，烂痃癖，伏邪恶；宣通温补，无以加之；疗疮癣。

《日华子本草》：健脾，治肾气，止霍乱转筋、腹痛，除邪辟温，疗劳疟、冷风、痃癖、温疫气，敷风损冷痛，蛇虫伤，并捣贴之。

第二十五章　拔毒化腐生肌药

升药《外科大成》

【性味归经】辛，热。有大毒。归肺、脾经。

【功　　效】拔毒，去腐。

【应　　用】痈疽溃后，脓出不畅，或腐肉不去，新肉难生。此外，升药也可用治湿疮、黄水疮、顽癣及梅毒等。

【用法用量】外用适量。本品只供外用，不能内服。且不用纯品，而多配煅石膏外用。用时，研极细粉末，干掺或调敷，或以药捻沾药粉使用。

【使用注意】本品有大毒，外用亦不可过量或持续使用。外疡腐肉已去或脓水已尽者，不宜用。

【用药心得】

《外科大成》：治一切顽疮及杨梅粉毒、喉疳、下疳、痘子。

《疡医大全》：提脓长肉，治疮口坚硬，肉暗紫黑，或有脓不尽者。

《疡科心得集》：治一切疮疡溃后，拔毒去腐，生新长肉。

轻粉《本草拾遗》

【性味归经】辛，寒。有毒。归大肠、小肠经。

【功　　效】外用攻毒杀虫，敛疮。内服逐水通便。

【应　　用】①外用治疮疡溃烂，疥癣瘙痒，湿疹，酒齄鼻，梅毒下疳。②内服治水肿胀满，二便不利。

【用法用量】外用适量，研末调涂或干掺，制膏外贴。内服每次 0.1 ~0.2g，入丸、散服。

【使用注意】本品有毒（可致汞中毒），内服宜慎，且服后应漱口。体虚及孕妇忌服。

砒石《日华子本草》

【性味归经】辛，大热。有大毒。归肺、肝经。

【功　　效】外用攻毒杀虫，蚀疮去腐；内服劫痰平喘，截疟。

【应　　用】①腐肉不脱之恶疮，瘰疬，顽癣，牙疳，痔疮。②寒痰哮喘。

【用法用量】外用适量，研末撒敷，宜作复方散剂或入膏药、药捻用。内服一次

0.002～0.004g，入丸、散服。

【使用注意】本品剧毒，内服宜慎；外用亦应注意，以防局部吸收中毒。孕妇忌服。不可作酒剂服。忌火煅。

【用药心得】

《本草汇言》：砒石，祛时疟，除齁喘，化瘀肉之药也。几时行疟疾，因暑热外受，生冷内伤，寒热不均，相因病疟，内蓄痰涎，伏于营分，故发则寒热往来，头眩胸闷，少服一厘，冷水吞下，伏涎顷消，故疟疾可止。

铅丹《神农本草经》

【性味归经】辛，微寒。有毒。归心、肝经。

【功　　效】拔毒生肌，杀虫止痒。

【应　　用】外用治疮疡溃烂，湿疹瘙痒，疥癣，狐臭，酒渣鼻。

【用法用量】外用适量，研末撒布或熬膏贴敷。内服每次0.3～0.6g，入丸、散服。

【使用注意】本品有毒，用之不当可引起铅中毒，宜慎用；不可持续使用以防蓄积中毒。

【用药心得】

《本草纲目》：治食复，劳复，坠痰消胀；治疥癣狐臭，黑须发。

《医林纂要》：软坚行痰，杀虫镇惊。

炉甘石《外丹本草》

【性味归经】甘，平。归肝、胃经。

【功　　效】解毒明目退翳，收湿止痒敛疮。

【应　　用】①目赤翳障。②溃疡不敛，湿疮，湿疹，眼睑溃烂。

【用法用量】外用适量，研末撒布或调敷。水飞点眼、吹喉。一般不内服。

【使用注意】宜炮制后用。

【用药心得】

《本草纲目》：炉甘石，阳明经药也，治目病为要药。常用炉甘石（煅，淬）、海螵蛸、硼砂各一两，为细末，以点诸目病甚妙。

硼砂《日华子本草》

【性味归经】甘，咸，凉。归肺、胃经。

【功　　效】外用清热解毒，内服清肺化痰。

【应　　用】①咽喉肿痛，口舌生疮，目赤翳障。②痰热咳嗽。

【用法用量】外用适量，研极细末干撒或调敷患处；或化水含漱。内服，1.5～3g，入丸、散用。

【使用注意】本品以外用为主，内服宜慎。

【用药心得】

《本草经疏》：硼砂，色白而体轻，能解上焦胸膈肺分之痰热。辛能散，苦能泄，咸能软，故主消痰，止嗽，喉痹及破症结也。

《本草汇言》：硼砂，化结痰，通喉闭，去目中翳障之药也。此剂淡渗清化，如诸病属气闭而呼吸不利，痰结火结者，用此立清。

第二十六章　临床常见百种病证用药

1. 感冒常用药

（1）风寒表证：麻黄　桂枝　紫苏　荆芥　防风　羌活　白芷　细辛　藁本　香薷　辛夷　苍耳子　生姜　葱白　淡豆豉

（2）风热表证：薄荷　牛蒡子　蝉蜕　浮萍　桑叶　菊花　金银花　连翘　蔓荆子　葛根　升麻　柴胡　淡豆豉

（3）暑湿表证：藿香　佩兰　紫苏　大腹皮　香薷　白扁豆　厚朴

（4）暑热表证：青蒿　滑石　金银花　通草　连翘　绿豆　荷叶　白扁豆　西瓜翠衣　淡竹叶　香薷

2. 气分实热证常用药

石膏　知母　寒水石　栀子　黄芩　黄连　黄柏　竹叶　芦根　天花粉　鸭跖草

3. 营分血分实热证常用药（包括热入心包证）

水牛角　生地　玄参　金银花　黄连　连翘　赤芍　丹皮　丹参　莲子心　连翘心　连心麦冬　竹叶卷心

4. 温毒发斑证常用药

水牛角　玄参　生地　赤芍　丹皮　大青叶　板蓝根　青黛　羚羊角　升麻　紫草　番红花

5. 湿温暑温证常用药

白豆蔻　薏苡仁　杏仁　藿香　佩兰　青蒿　黄芩　滑石　通草　香薷　茵陈　厚朴　清水豆卷　黄连　金银花露　绿豆　荷叶

6. 温邪发热、骨蒸劳热证常用药

青蒿　白薇　地骨皮　银柴胡　胡黄连　秦艽　龟甲　鳖甲　女贞子　牡蛎　玄参　泽泻　丹皮　熟地黄　生地黄　知母　黄柏

7. 咳嗽常用药

（1）寒痰阻肺证：白芥子　苏子　莱菔子　生姜　皂角子　半夏　天南星　白果

（2）湿痰阻肺证：半夏　天南星　白前　旋复花　橘皮　枳壳　茯苓　苍术　厚朴　白术　香橼　佛手　桔梗

（3）热痰阻肺证：瓜蒌　贝母　知母　青黛　海蛤壳　胆南星　竹茹　竹沥　瓦楞子　海浮石　车前子　石韦　冬瓜子　芦根　天花粉　前胡　四季青　鸡矢藤

（4）燥痰阻肺证：知母　贝母　桑叶　沙参　杏仁　天花粉　阿胶　百合

麦门冬　天门冬　玉竹　百部　紫菀　款冬花　梨皮　荸荠

8. 肺痨常用药

百合　地黄　天门冬　麦门冬　阿胶　西洋参　知母　五味子　川贝　百部　沙参　紫菀　款冬花　冬虫夏草　枸杞子　黄柏　龟板　鳖甲　仙鹤草　白及　三七　丹皮　山栀　紫珠　血余炭　花蕊石　郁金

9. 喘证常用药

（1）肺热壅遏证：石膏　麻黄　杏仁　黄芩　桑白皮　地骨皮　葶苈子　牛蒡子　前胡　地龙　鱼腥草　马兜铃　枇杷叶　金荞麦　瓜蒌　海蛤壳　旋覆花　白前　羚羊角

（2）寒饮涉肺证：麻黄　干姜　细辛　桂枝　苏子　沉香　五味子　厚朴　肉桂　磁石

（3）痰浊阻肺证：陈皮　半夏　茯苓　苏子　白芥子　莱菔子　旋覆花　皂荚　白前

（4）肺肾虚喘证：人参　蛤蚧　冬虫夏草　胡桃仁　五味子　补骨脂　紫河车　山萸肉　沉香　磁石　钟乳石　诃子　硫黄　黑锡

10. 痞证常用药

（1）脾胃气滞证：橘皮　枳实　枳壳　木香　苏梗　乌药　砂仁　白豆蔻　厚朴　沉香　檀香　降香　柿蒂　大腹皮　槟榔　甘松　薤白

（2）湿滞伤中证：藿香　佩兰　苍术　厚朴　白豆蔻　砂仁　白扁豆　草豆蔻　香薷　陈皮　大腹皮

11. 胃脘痛常用药

（1）寒邪客胃证：高良姜　干姜　吴茱萸　生姜　小茴香　胡椒　乌药　丁香　砂仁　荜茇　荜澄茄　白豆蔻

（2）脾胃虚寒证：黄芪　党参　茯苓　白术　山药　白扁豆　干姜　桂枝　蜂蜜　大枣　饴糖

（3）肝胃气滞证：香附　青木香　半夏　吴茱萸　佛手　香橼　木香　乌药

12. 呕吐常用药

（1）胃寒呕吐证：半夏　生姜　吴茱萸　砂仁　木香　丁香　橘皮　柿蒂　刀豆　灶心土　旋覆花　藿香　佩兰　代赭石

（2）胃热呕吐证：竹茹　黄连　芦根　枇杷叶　黄芩　生石膏　栀子

13. 呃逆常用药

丁香　柿蒂　刀豆　沉香　荜茇　荜澄茄

14. 腹痛常用药

（1）寒邪内阻证：高良姜　吴茱萸　荜茇　荜澄茄　乌药　丁香　小茴香　花椒　胡椒　白芷　檀香　草豆蔻

（2）脾肾虚寒证：黄芪　干姜　桂枝　芍药　益智仁　乌头　附子　肉桂　蜂蜜　饴糖

15. 便秘常用药

（1）热结肠燥证：大黄　芒硝　番泻叶　芦荟　牵牛子　枳实

（2）津枯肠燥证：火麻仁　郁李仁　蜂蜜　杏仁　桃仁　柏子仁　松子仁　瓜蒌仁　决明子　冬葵子　苏子　知母　天门冬　麦门冬　玄参

（3）血虚肠燥证：桑葚　黑芝麻　当归　生首乌　胡桃肉　锁阳　肉苁蓉

（4）气滞肠燥证：槟榔　枳实　木香　厚朴　郁李仁

（5）阳虚寒凝证：巴豆　干姜　硫黄　半夏　肉苁蓉　锁阳

16. 泄泻常用药

（1）暑湿蕴结证：葛根　黄芩　黄连　茯苓　木通　车前子　藿香　香薷　白扁豆　荷叶　穿心莲　地锦草　拳参　鸡矢藤

（2）食滞肠胃证：山楂　神曲　莱菔子　鸡矢藤　枳实　青皮　槟榔

（3）脾胃虚弱证：党参　茯苓　白术　白扁豆　山药　莲子　芡实　薏苡仁　砂仁　苍术　厚朴

（4）脾肾阳虚证：补骨脂　五味子　肉豆蔻　吴茱萸　干姜　白术　菟丝子　仙茅　益智仁　附子　肉桂　葫芦巴

17. 痢疾常用药

（1）湿热壅滞证：黄连　黄芩　黄柏　苦参　胡黄连　马尾连　三颗针　拳参　鸡矢藤　马齿苋　椿根皮　穿心莲　地锦草

（2）疫毒蕴结证：白头翁　秦皮　黄连　黄柏　地榆　马齿苋　鸦胆子　银花炭　山楂炭　鸡冠花

18. 久泻久痢常用药

罂粟壳　乌梅　五倍子　诃子肉　赤石脂　禹余粮　肉豆蔻　菟丝子　金樱子　石榴皮　五味子　椿根皮　芡实　灶心土

19. 蛔虫蛲虫病常用药

使君子　苦楝皮　苦楝子　鹤虱　芜荑　榧子　槟榔　雷丸　川椒　乌梅　牵牛子　扁蓄　石榴皮　百部

20. 绦虫病常用药

槟榔　南瓜子　雷丸　鹤草芽　贯众　山楂　干漆　雄黄　穿山甲

21. 钩虫病常用药

榧子　雷丸　槟榔　百部　鹤虱　贯仲　大蒜

22. 胁痛常用药

（1）肝郁气滞证：柴胡　白芍　郁金　川芎　香附　乌药　青皮　青木香　白蒺藜　延胡索　佛手　香橼　枸橘　川楝子　荔枝核　娑罗子　八月札　玫瑰花　绿萼梅　九香虫　橘叶　橘核

（2）肝胃气滞证：佛手　枳壳　香橼　青木香　甘松　娑罗子　八月札　玫瑰花　绿萼梅

（3）瘀血阻滞证：延胡索　川芎　郁金　姜黄　五灵脂　三棱　莪术　丹参　红花　牡蛎　鳖甲

23. 黄疸常用药

（1）湿热蕴蒸证（阳黄）：茵陈　栀子　黄柏　黄连　大黄　虎杖　金钱草

秦艽　苦参　白鲜皮　猪胆汁　大青叶　板蓝根　垂盆草　地耳草　龙胆草　蒲公英　柴胡　黄芩　郁金　珍珠草　水飞蓟　熊胆　半边莲

（2）寒湿阻遏证（阴黄）：茵陈　茯苓　苍术　泽泻　桂枝　猪苓　附子　干姜　金钱草

24. 癥瘕积聚常用药

丹参　红花　桃仁　郁金　乳香　没药　三棱　莪术　鳖甲　生牡蛎　昆布　鸡内金　山楂　干漆　穿山甲　大黄　土鳖虫　水蛭　虻虫　麝香　凌霄花　山慈菇　黄药子

25. 梅核气常用药

紫苏　半夏　厚朴　茯苓　柴胡　郁金　绿萼梅　旋覆花　八月札　全瓜蒌　大贝母

26. 眩晕常用药

（1）肝阳上亢证：羚羊角　钩藤　天麻　石决明　珍珠母　磁石　代赭石　白蒺藜　生龙骨　生牡蛎　罗布麻　紫石英　紫贝齿　菊花　桑叶　桑白皮　夏枯草　青葙子　白芍　玳瑁

（2）肝肾阴虚证：龟板　鳖甲　牛膝　杜仲　桑寄生　女贞子　枸杞子　沙苑子　菟丝子　玄参　生地黄　熟地黄　山茱萸

（3）痰浊中阻证：半夏　白术　天麻　陈皮　茯苓　生姜　枳实　竹茹

27. 痉证常用药

（1）肝风实证：羚羊角　牛黄　钩藤　天麻　地龙　僵蚕　全蝎　蜈蚣　玳瑁　紫石英　菊花　青黛　蚤休　水牛角　龙胆草　熊胆

（2）虚肝风证：龟板　鳖甲　阿胶　牡蛎　白芍　生地黄　鸡子黄　麦冬　五味子　天麻

28. 破伤风证常用药

白附子　天麻　天南星　防风　蝉蜕　白芷　拳参　僵蚕　全蝎　蜈蚣　守宫

29. 中风中经络常用药

（1）脉络空虚，风痰阻络证：羌活　秦艽　防风　川芎　当归　地龙　黄芪　全蝎　蜈蚣　白附子　半夏　天南星　皂荚　远志　菖蒲　生姜汁

（2）肝阳化风，痰瘀阻络证：龙骨　牡蛎　龟甲　代赭石　天麻　钩藤　菊花　白芍　牛膝　石决明　羚羊角　牛黄　天竺黄　竹沥　竹茹　胆南星　猴枣　礞石　沉香　大黄　菖蒲　郁金

30. 中脏腑闭证常用药

（1）寒闭证：麝香　苏合香　安息香　皂荚　细辛　樟脑　菖蒲　生姜汁

（2）热闭证：麝香　冰片　牛黄　羚羊角　竹沥　礞石　大黄　郁金　白矾　猴枣

31. 中脏腑脱证常用药

（1）亡阳证：附子　人参　干姜　肉桂　甘草　葱白　山茱萸　龙骨　牡蛎

（2）亡阴证：人参　麦门冬　五味子　西洋参

32. 郁证常用药：

（1）肝气郁滞证：柴胡 枳壳 香附 川芎 白芍 青皮 郁金 合欢皮 合欢花 远志 菖蒲

（2）气郁化火证：丹皮 栀子 赤芍 柴胡 当归 龙胆草 川楝子 延胡索 郁金 菖蒲 远志

（3）心肝血虚证：酸枣仁 柏子仁 合欢皮 合欢花 龙眼肉 茯神 郁金 菖蒲 远志 小麦 大枣 甘草

33. 痫证常用药

（1）风痰闭阻证：白附子 半夏 天南星 皂荚 远志 菖蒲 生姜汁 天麻 钩藤 全蝎 蜈蚣 僵蚕

（2）痰火阻窍证：牛黄 天竺黄 竹沥 竹茹 枳实 胆南星 大贝母 猴枣 礞石 沉香 大黄 黄芩 菖蒲 郁金 白矾 天麻 钩藤 羚羊角 僵蚕 全蝎 蜈蚣 地龙

34. 癫证常用药

痰气郁结证：半夏 陈皮 天南星 白附子 白芥子 皂荚 茯苓 厚朴 远志 菖蒲 郁金 木香 香附 檀香 沉香 苏合香 麝香 安息香

35. 狂证常用药

痰火上扰证：牛黄 竹沥 天竺黄 大贝母 胆南星 郁金 白矾 茯神 远志 菖蒲 竹茹 礞石 丹参 朱砂 黄芩 黄连 冰片 麝香 珍珠 生铁落

36. 自汗证常用药

（1）肺气不足证：生黄芪 白术 浮小麦 糯稻根须 人参 牡蛎 麻黄根 五味子 山萸肉 五倍子 冬虫夏草

（2）营卫不和证：桂枝 白芍 生姜 大枣 龙骨 牡蛎

37. 盗汗证常用药

阴虚火旺证：知母 黄柏 生地黄 熟地黄 五味子 五倍子 山萸肉 白芍 龟板 鳖甲 天门冬 酸枣仁 柏子仁 丹皮 地骨皮 牡蛎 龙骨 浮小麦 麻黄根 糯稻根须

38. 鼻衄常用药

（1）邪热犯肺证：桑叶 菊花 薄荷 连翘 杏仁 白茅根 丹皮 侧柏叶 槐花 生地 大蓟 小蓟 藕节 鲜艾叶

（2）胃火炽盛证：石膏 知母 黄连 栀子 黄芩 丹皮 牛膝 白茅根 侧柏叶 槐花 羊蹄 大蓟 小蓟 藕节 茜草 大黄

（3）肝火上炎证：龙胆草 柴胡 栀子 桑白皮 黄芩 郁金 丹皮 赤芍 白茅根 侧柏叶 大蓟 小蓟 荷叶 藕节 茜草 蒲黄 槐花 旱莲草

39. 齿衄常用药

（1）胃火炽盛证：黄连 大黄 黄芩 白茅根 大蓟 小蓟 侧柏叶 丹皮 赤芍 槐花 地榆 羊蹄 茜草 蒲黄 紫珠 仙鹤草

（2）阴虚火旺证：生地　麦冬　玄参　知母　黄柏　牛膝　丹皮　赤芍　水牛角屑　大蓟　小蓟　侧柏叶　槐花　藕节　地榆　羊蹄　茜草　蒲黄　紫珠　仙鹤草　阿胶

40. 咳血常用药

（1）燥热伤肺证：桑叶　沙参　杏仁　玉竹　麦冬　贝母　栀子　丹皮　黄芩　桑白皮　鱼腥草　白茅根　大蓟　小蓟　侧柏叶　槐花　藕节　茜草　仙鹤草　生地　阿胶

（2）肝火犯肺证：青黛　海蛤壳　栀子　海浮石　桑白皮　地骨皮　黄芩　白茅根　大蓟　小蓟　侧柏叶　槐花　藕节　茜草　血余炭　蒲黄　仙鹤草　生地　紫珠草　阿胶　鳖甲　白薇

41. 吐血常用药

（1）胃热壅盛证：黄芩　黄连　大黄　代赭石　竹茹　白茅根　侧柏叶　大蓟　小蓟　槐花　地榆　荷叶　羊蹄　三七　茜草　蒲黄　花蕊石　降香　白及　仙鹤草　紫珠　棕榈　血余炭　藕节

（2）肝火犯胃证：龙胆草　栀子　柴胡　黄芩　郁金　川楝子　丹皮　赤芍　白茅根　侧柏叶　大蓟　小蓟　槐花　地榆　羊蹄　三七　茜草　蒲黄　花蕊石　降香　白及　仙鹤草　紫珠　棕榈　血余炭　藕节

（3）气不摄血，阳虚失血证：人参　白术　黄芪　附子　灶心土　炮姜　鹿角胶　艾叶　阿胶　仙鹤草　棕榈炭　藕节

42. 便血常用药

（1）大肠湿热证：地榆　槐花　槐角　黄芩　黄连 黄柏　防风炭　枳壳　赤石脂　三七　花蕊石　茜草　降香

（2）脾胃虚寒证：灶心土　党参　白术　附子　炮姜　鹿角胶　艾叶　阿胶　白及　乌贼骨　棕榈炭　仙鹤草　三七　花蕊石

43. 紫斑常用药

（1）血热妄行证：生地　水牛角　赤芍　丹皮　紫草　白茅根　侧柏叶　大蓟　小蓟　槐花　地榆　羊蹄　大黄　茜草

（2）阴虚火旺证：生地　玄参　女贞子　旱莲草　棕榈炭　藕节　蒲黄　茜草　紫珠

（3）气不摄血证：人参　白术　黄芪　仙鹤草　棕榈炭　藕节　茜草　紫珠

44. 胸痹常用药

（1）瘀血痹阻证：丹参　川芎　桃仁　红花　苏木　降香　蒲黄　五灵脂　山楂　益母草　三七　郁金　羊红膻

（2）气滞血瘀证：川芎　延胡索　郁金　姜黄　降香　檀香　丹参　红花　橘皮　青木香　莪术　三棱

（3）痰浊痹阻证：瓜蒌　薤白　半夏　枳实　桂枝　橘皮　生姜

（4）阴寒凝滞证：附子 乌头 干姜　桂枝　高良姜　荜茇　檀香　延胡索　苏合香　麝香　冰片

（5）气阴两虚证：人参　黄芪　白术　茯苓　甘草　麦冬　五味子　地黄　当归　丹参　山楂　红花　降香　延胡索

45. 心悸常用药

（1）心胆气虚证：人参　茯苓　白术　远志　菖蒲　五灵脂　磁石　朱砂　珍珠　珍珠母　龙齿　龙骨　牡蛎　紫贝齿

（2）心脾两虚证：人参　黄芪　白术　茯苓　炙甘草　当归　龙眼肉　酸枣仁　柏子仁　灵芝　景天三七　五味子

（3）阴虚火旺证：生地　玄参　麦冬　天冬　五味子　知母　黄柏　当归　酸枣仁　柏子仁　丹参　远志　朱砂　龙骨　牡蛎　珍珠母

（4）心阳不振证：桂枝　甘草　人参　附子　龙骨　牡蛎　珍珠母　紫贝齿　琥珀

（5）水气凌心证：茯苓　桂枝　白术　泽泻　甘草　附子　干姜　白芍　生姜　葶苈子　龙骨　牡蛎

（6）心血瘀阻证：桃仁　红花　赤芍　川芎　延胡索　郁金　当归　桂枝　龙骨　牡蛎

46. 不寐常用药

（1）肝郁化火证：龙胆草　柴胡　黄芩　栀子　郁金　赤芍　泽泻　车前子　朱砂　磁石　龙骨　牡蛎　珍珠母　合欢皮　合欢花　夜交藤

（2）痰热内扰证：黄芩　黄连　栀子　郁金　胆南星　大贝母　茯苓　橘皮　竹茹　半夏　莪术　珍珠母　龙骨　牡蛎　朱砂　磁石

（3）阴虚火旺证：生地　玄参　麦冬　五味子　阿胶　鸡子黄　当归　郁金　黄连　丹参　朱砂　牡蛎　龟板　磁石　柏子仁　酸枣仁　合欢花　夜交藤

（4）心脾两虚证：人参　黄芪　白术　甘草　当归　熟地　白芍　阿胶　五味子　柏子仁　酸枣仁　龙眼肉　合欢花　夜交藤　龙骨　牡蛎

（5）心胆气虚证：人参　茯苓　茯神　菖蒲　远志　酸枣仁　龙骨　牡蛎

47. 健忘常用药

（1）心脾两虚证：人参　黄芪　白术　茯苓　甘草　当归　龙眼肉　酸枣仁　柏子仁　远志　菖蒲　龟板

（2）肾精亏耗证：熟地　山芋肉　山药　枸杞子　黄精　补骨脂　阿胶　菟丝子　紫河车　鹿角胶　酸枣仁　五味子　远志　菖蒲　龟板

48. 水肿常用药

（1）肺失宣降证：麻黄　杏仁　浮萍　桑白皮　葶苈子　槟榔　生姜皮　桂枝　防己

（2）脾虚湿盛证：茯苓　黄芪　党参　白术　薏苡仁　赤小豆　猪苓　泽泻　大腹皮　苍术　厚朴　葫芦　玉米须　泽漆　荠菜

（3）脾肾阳虚证：附子　肉桂　干姜　桂枝　茯苓　黄芪　白术　泽泻　车前子

（4）湿热壅遏证：车前子　滑石　泽泻　猪苓　木通　通草　防己　萆解　冬瓜皮　葶苈子　桑白皮　椒目　大黄　灯心草　白茅根　半边莲　栀子

淡竹叶　益母草　泽漆　赤小豆　冬葵子

（5）阳实水肿证：甘遂　大戟　芫花　葶苈子　番泻叶　商陆　乌桕根皮　牵牛子　千金子　巴豆

49. 脚气常用药

（1）湿热下注证：黄柏　苍术　牛膝　防己　萆薢　滑石　薏苡仁　木瓜　槟榔　木通

（2）寒湿下注证：薏苡仁　木瓜　赤小豆　蚕砂　吴茱萸　生姜　紫苏　胡芦巴　槟榔

50. 淋证常用药

（1）热淋证：车前子　木通　萹蓄　萆薢　连翘　淡竹叶　灯心草　黄柏　栀子　土茯苓　地肤子　龙胆草　苦参　鸭跖草　瞿麦　石韦　大蓟　小蓟　四季青　旱莲草　白薇　琥珀　白茅根　蒲公英　滑石　海金沙　冬葵子　鸡内金　金钱草　苎麻根　穿心连　白花蛇舌草　蝼蛄

（2）血淋证：小蓟　藕节　蒲黄　石韦　瞿麦　木通　琥珀　旱莲草　白茅根　生地　牛膝　阿胶　侧柏叶　血余炭　茜草　白薇　地锦草

（3）石淋证：滑石　海金沙　冬葵子　金钱草　鱼首石　鸡内金

51. 尿浊证常用药

萆薢　芡实　莲子　白果　菖蒲　益智仁　桑螵蛸　菟丝子　土茯苓

52. 遗精证常用药

鹿茸　巴戟天　淫羊藿　锁阳　肉苁蓉　韭菜子　金樱子　菟丝子　山萸肉　沙苑子　五味子　龙骨　牡蛎　芡实　莲子肉　莲须　桑螵蛸　覆盆子　刺猬皮　山药　补骨脂

53. 遗尿证常用药

益智仁　补骨脂　菟丝子　鹿茸　巴戟天　淫羊藿　仙茅　山药　乌药　桑螵蛸　金樱子　覆盆子　山萸肉　龙骨　牡蛎　刺猬皮　鸡内金　白果

54. 阳痿常用药

鹿茸　海狗肾　黄狗肾　紫河车　淫羊藿　仙茅　巴戟天　肉苁蓉　锁阳　枸杞子　菟丝子　冬虫夏草　蛇床子　阳起石　九香虫　附子　肉桂　人参　丁香

55. 痹证常用药

（1）风湿寒痹证：羌活　独活　防风　桂枝　麻黄　桑枝　细辛　藁本　海风藤　松节　川芎　当归　乳香　没药　姜黄　川乌　草乌　附子　肉桂　秦艽　木瓜　蚕砂　苍术　老鹳草　臭梧桐　钻地风　徐长卿　威灵仙　寻骨风　伸筋草　路路通　枫香脂　雪莲　雪上一枝蒿　丁公藤　雷公藤　蕲蛇　金钱白花蛇　乌梢蛇

（2）风湿热痹证：忍冬藤　络石藤　穿山龙　苍术　黄柏　牛膝　秦艽　防己　白鲜皮　桑枝　地龙　木瓜　薏苡仁　萆薢　赤小豆　赤芍　丹皮　熟大黄　木通

(3) 风湿顽痹证：白花蛇 乌梢蛇 全蝎 蜈蚣 地龙 穿山甲 川乌 草乌 威灵仙 乳香 没药 马钱子 丁公藤 雷公藤 昆明山海棠

(4) 肝肾不足证：桑寄生 五加皮 千年健 鹿衔草 石楠叶 牛膝 杜仲 续断 狗脊 淫羊藿 仙茅 巴戟天 鹿茸 锁阳 肉苁蓉 附子 肉桂

56. 痿证常用药

(1) 湿热侵淫证：黄柏 苍术 萆解 防己 木通 薏苡仁 蚕砂 木瓜 北五加 知母 穿山龙 牛膝 白鲜皮

(2) 肝肾亏损证：虎骨 牛膝 锁阳 当归 白芍 熟地 龟板 枸杞子 鹿角胶 补骨脂 鸡血藤 巴戟天 淫羊藿 骨碎补

57. 腰痛常用药

(1) 肾虚腰痛证：五加皮 桑寄生 狗脊 杜仲 续断 怀牛膝 菟丝子 锁阳 肉苁蓉 淫羊藿 补骨脂 鹿茸 巴戟天 仙茅 海狗肾 海马 沙苑子 韭子 阳起石 核桃仁 冬虫夏草 紫河车 黄精 枸杞子 墨旱莲 女贞子

(2) 瘀血腰痛证：川牛膝 桃仁 红花 川芎 当归 延胡索 姜黄 乳香 没药 五灵脂 鸡血藤 䗪虫 自然铜 莪术 骨碎补 血竭 刘寄奴

(3) 寒湿腰痛证：麻黄 桂枝 独活 羌活 白术 苍术 干姜 细辛 川乌 附子 肉桂 川芎 威灵仙

(4) 湿热腰痛证：黄柏 苍术 怀牛膝 川牛膝 薏苡仁 蚕砂 木瓜 秦艽 川木通 防己 白鲜皮

58. 虚劳常用药

(1) 肺气虚证：人参 黄芪 党参 山药 太子参 西洋参

(2) 脾气虚证：人参 党参 黄芪 白术 茯苓 山药 黄精 扁豆 莲子肉 芡实 龙眼肉 薏苡仁 大枣 饴糖 甘草

(3) 中气下陷证：人参 黄芪 白术 升麻 柴胡 葛根 桔梗

(4) 肾阳虚证：附子 肉桂 鹿茸 鹿角胶 鹿角霜 淫羊藿 仙茅 补骨脂 益智仁 海狗肾 海马 肉苁蓉 锁阳 菟丝子 沙苑子 杜仲 续断 韭菜子 阳起石 胡芦巴 核桃仁 蛤蚧 冬虫夏草 紫河车

(5) 心肝血虚证：熟地黄 何首乌 当归 白芍 阿胶 桑葚 龙眼肉 大枣 鸡血藤 枸杞子 山萸肉 鹿角胶 紫河车 黑芝麻 党参 黄芪 人参 肉桂 皂矾

(6) 肺胃阴虚证：北沙参 南沙参 麦门冬 天门冬 石斛 玉竹 黄精 芦根 天花粉 知母 生地 太子参 西洋参 白茅根 五味子

(7) 肝肾阴虚证：熟地黄 白芍 何首乌 阿胶 天门冬 玄参 石斛 枸杞子 墨旱莲 女贞子 桑葚 龟板 鳖甲 知母 黄柏 山茱萸 菟丝子 沙苑子 杜仲 续断 桑寄生 五加皮 狗脊 千年健 石楠叶 鹿衔草

(8) 精血亏虚证：鹿茸 鹿角胶 淫羊藿 巴戟天 海狗肾 黄狗肾 海马 肉苁蓉 锁阳 蛤蚧 冬虫夏草 紫河车 熟地黄 何首乌 黄精 枸杞子

山茱萸

59. 消渴常用药

（1）肺热津伤证：花粉 生地 藕汁 桑叶 麦冬 天冬 葛根 知母 黄芩 桑白皮 人参 五味子

（2）胃热炽盛证：石膏 知母 麦冬 生地 石斛 牛膝 玄参 黄连 栀子 芒硝 大黄

（3）气阴不足证：黄芪 人参 西洋参 太子参 黄精 玉竹 枸杞子 乌梅 熟地 山药 山茱萸 丹皮 泽泻 茯苓 知母 黄柏

60. 疟疾常用药

（1）热疟证：常山 青蒿 柴胡 黄芩 知母 槟榔 仙鹤草 生何首乌 鸦胆子

（2）寒疟证：常山 草果 胡椒 青皮 槟榔 仙鹤草 鸦胆子

61. 头痛常用药

（1）风寒头痛证：防风 荆芥 白芷 细辛 羌活 苍耳子 辛夷 川芎 独活 川乌 吴茱萸 半夏 藁本

（2）风热头痛证：薄荷 桑叶 菊花 蔓荆子 升麻 葛根 谷精草 白僵蚕 川芎 大青叶

（3）寒湿头痛证：羌活 独活 半夏 藁本 蔓荆子 防风 苍术 白术 天麻 生姜

（4）肝火头痛证：龙胆草 黄芩 柴胡 夏枯草 决明子 菊花 钩藤 牛膝 大青叶

（5）肝风头痛证：石决明 珍珠母 罗布麻 羚羊角 钩藤 菊花 白芍 天麻 牛膝 全蝎 蜈蚣 僵蚕

（6）痰浊头痛证：半夏 白术 天麻 茯苓 陈皮 生姜 天南星 白附子 川芎

（7）瘀血头痛证：川芎 赤芍 当归 红花 桃仁 麝香 生姜 葱白 牛膝 延胡索 全蝎 蜈蚣 䗪虫 虻虫 水蛭

附引经药：太阳头痛用羌活、藁本；阳明头痛用葛根、白芷；少阳头痛用柴胡、黄芩、川芎；厥阴头痛用吴茱萸；少阴头痛用细辛。

62. 月经不调常用药

（1）肝血不足证：当归 熟地 白芍 川芎 丹参 鸡血藤

（2）气滞血瘀证：川芎 当归 益母草 泽兰 桃仁 红花 苏木 凌霄花 月季花 牛膝 刘寄奴 五灵脂 蒲黄 延胡索 乳香 没药 穿山甲 王不留行 马鞭草 赤芍 鸡血藤 茜草 香附 乌药 柴胡 玫瑰花 姜黄 郁金 山楂 干漆 三棱 莪术 水蛭 虻虫 土鳖虫

（3）阴虚血热证：生地 熟地 地骨皮 玄参 麦冬 阿胶 丹皮 白芍 栀子 茜草 女贞子 旱莲草 椿根皮 川断 生牡蛎 乌贼骨

（4）下焦虚寒证：肉桂 吴茱萸 小茴香 艾叶 乌药 川芎 当归 熟地

白芍

63. 痛经常用药

（1）气滞血瘀证：当归　川芎　赤芍　桃仁　红花　枳壳　延胡索　五灵脂　丹皮　乌药　香附　甘草　益母草　川楝子　柴胡　三七　没药　苏木

（2）阳虚内寒证：吴茱萸　乌药　当归　赤芍　川芎　人参　生姜　阿胶　附子　艾叶　小茴香

（3）寒湿凝滞证：小茴香　干姜　延胡索　没药　当归　川芎　肉桂　附子　赤勺　蒲黄　灵脂　苍术　茯苓

（4）湿热下注证：丹皮　黄连　生地　当归　赤勺　川芎　桃仁　红花　莪术　香附　延胡索　红藤　败酱草　白鲜皮　龙胆草　川楝子　赤勺　三七

（5）气血虚弱证：人参　黄芪　当归　川芎　熟地　生地　白芍　香附　延胡索

（6）肝肾虚损证：熟地黄　当归　白芍　山萸肉　阿胶　巴戟天　山药　枸杞子　龙眼肉　鸡血藤　延胡索　香附

64. 闭经常用药

川芎　丹参　益母草　泽兰　桃仁　红花　苏木　凌霄花　月季花　玫瑰花　牛膝　刘寄奴　五灵脂　蒲黄　延胡索　乳香　没药　穿山甲　王不留行　赤芍　山楂　鸡血藤　茜草　姜黄　郁金　干漆　三棱　莪术　水蛭　虻虫　土鳖虫　大黄

65. 崩漏常用药

（1）阴虚血热证：生地　熟地　白芍　山药　麦冬　五味子　女贞子　旱莲草　阿胶　黄芩　黄柏　丹皮　龟板　大蓟　小蓟　地榆炭　苎麻根　羊蹄　荷叶

（2）血热妄行证：黄芩　栀子　生地　地骨皮　地榆炭　阿胶　藕节　棕榈炭　龟板　牡蛎　大蓟　小蓟　侧柏叶　地榆炭　苎麻根　羊蹄

（3）心脾两虚证：人参　黄芪　熟地　白术　当归　龙眼肉　大枣　升麻　柴胡　炮姜炭　黑荆芥　仙鹤草　灶心土　紫珠

（4）肾阳不足证：附子　肉桂　熟地　山药　山茱萸　枸杞子　菟丝子　杜仲　鹿角胶　紫河车　仙灵脾　艾叶　炮姜炭　阿胶

（5）瘀血阻络证：熟地　当归　川芎　白芍　灵脂　蒲黄　桃仁　红花　益母草　仙鹤草　地榆　茜草根　三七　血余炭

66. 带下病常用药

（1）湿热带下证：黄柏　苍术　秦皮　苦参　鸡冠花　椿根皮　车前子　龙胆草　土茯苓　山药　芡实　山萸肉　茯苓　扁豆　莲子肉　龙骨　牡蛎　乌贼骨　白果　白蔹

（2）寒湿带下证：制首乌　鹿茸　补骨脂　菟丝子　沙苑子　狗脊　蛇床子　山药　芡实　山茱萸　茯苓　扁豆　莲子肉　龙骨　牡蛎　乌贼骨　韭菜子　金樱子　白蔹

67. 不孕常用药

人参　鹿茸　巴戟天　淫羊藿　海马　肉苁蓉　鹿角胶　锁阳　紫河车

枸杞子

68. 阴痒常用药

（1）肝经湿热证：龙胆草　柴胡　生地　栀子　黄芩　木通　车前子　苍术　薏苡仁　黄柏　萆薢　茯苓　丹皮　泽泻　通草　滑石　苦参　百部　明矾　川椒　蛇床子

（2）肝肾阴虚证：知母　黄柏　熟地　山茱萸　山药　茯苓　丹皮　泽泻　当归　首乌　白鲜皮　苦参　蛇床子　百部

69. 胎动不安常用药

紫苏　香附　砂仁　藿香　佩兰　竹茹　半夏　灶心土　陈皮　白术　黄芪　桑寄生　菟丝子　杜仲　续断　阿胶　黄芩炭　艾叶炭　苎麻根

70. 产后瘀阻常用药

川芎　当归　丹参　益母草　泽兰　桃仁　红花　赤芍　苏木　牛膝　刘寄奴　蒲黄　五灵脂　延胡索　姜黄　蛰虫　血竭　三棱　莪术

71. 乳少常用药

穿山甲　王不留行　漏芦　木通　通草　冬葵子　白蒺藜　生麦芽　猪蹄甲

72. 乳癖常用药

（1）肝郁痰凝证：柴胡　郁金　香附　青皮　枳实　川芎　白芍　当归　大贝母　皂刺　半夏　南星　白芥子　夏枯草　玄参　远志　猫爪草　山慈菇　穿山甲　漏芦　三棱　莪术　鳖甲　丹参　鸡内金

（2）冲任失调证：熟地　怀山药　山芋肉　枸杞子　知母　黄柏　菟丝子　鹿角胶　当归　仙茅　淫羊藿　巴戟天　大贝母　牡蛎　夏枯草　玄参　鳖甲

73. 麻疹常用药

薄荷　蝉蜕　牛蒡子　葛根　升麻　荆芥　浮萍　柽柳　胡荽　芦根　红花　钩藤　紫草

74. 急惊风常用药

蝉蜕　菊花　蚤休　青黛　拳参　羚羊角　牛黄　天麻　钩藤　地龙　紫贝齿　珍珠　僵蚕　全蝎　蜈蚣　天竺黄　竹沥　胆南星　礞石　熊胆

75. 慢惊风常用药

人参　白术　茯苓　甘草　山药　黄芪　附子　肉桂　白芍　天麻　钩藤　白僵蚕　蜈蚣　全蝎

76. 食积常用药

莱菔子　麦芽　神曲　谷芽　山楂　鸡内金　陈皮　青皮　枳实　槟榔　大黄　郁李仁　芦荟　三棱　莪术　鸡矢藤　隔山消

77. 疳积常用药

胡黄连　银柴胡　秦艽　使君子　芜荑　芦荟　鸡内金　鸡矢藤

78. 痈肿疔疮常用药

金银花　连翘　蒲公英　紫花地丁　野菊花　紫背天葵　七叶一枝花　黄芩

黄连 黄柏 栀子 赤芍 丹皮 冰片 牛黄 拳参 络石藤 大黄 虎杖 四季青 益母草 穿心莲 鸭跖草 金荞麦 绿豆 地锦草 白花蛇舌草 半边莲 山慈菇 漏芦 垂盆草 乳香 没药 雄黄 麝香

79. 脓成不溃常用药

砒霜 轻粉 升药 雄黄 松香 斑蝥 巴豆 穿山甲 皂角刺

80. 疮疡不敛常用药

血竭 儿茶 铅丹 炉甘石 象皮 乳香 没药 白蔹 地榆 乌贼骨 煅石膏 赤石脂 血余炭 冰片 生黄芪

81. 乳痈常用药

全瓜蒌 牛蒡子 白芷 大贝母 蒲公英 金银花 连翘 丹皮 赤芍 丹参 当归 青皮 橘皮 橘叶 白蒺藜 夏枯草 乳香 没药 皂角刺 穿山甲 柴胡 黄芩 路路通 王不留行 漏芦 芒硝 半边莲

82. 肺痈常用药

芦根 桃仁 冬瓜仁 薏苡仁 鱼腥草 金荞麦 蒲公英 合欢皮 金银花 地耳草 大贝母 全瓜蒌 桔梗 甘草

83. 肠痈常用药

大黄 丹皮 芒硝 冬瓜仁 败酱草 红藤 蒲公英 瓜蒌仁 地榆 赤芍 延胡索 桃仁 薏苡仁 地耳草

84. 疝气常用药

小茴香 吴茱萸 荜澄茄 乌药 木香 香附 青皮 延胡索 高良姜 橘核 山楂 荔枝核 胡芦巴 乌头 附子 肉桂

85. 痔疮常用药

地榆 槐角 防风炭 荆芥炭 黄芩炭 马兜铃 木贼草 熊胆 白蔹 胡黄连 地锦草 刺猬皮 砒石 芒硝

86. 瘰疬瘿瘤常用药

夏枯草 玄参 大贝母 土贝母 牡蛎 山慈菇 黄药子 海蛤壳 瓦楞子 海浮石 海藻 昆布 地龙 穿山甲 白附子 连翘 全蝎 蜈蚣 守宫 牛黄 僵蚕 乳香 没药 雄黄 麝香 金荞麦 拳参 蚤休

87. 阴疽流注常用药

白芥子 鹿茸 鹿角 远志 白附子 天南星 麻黄 肉桂 黄芪

88. 蛇虫咬伤常用药

紫花地丁 蚤休 蒲公英 半枝莲 白芷 蜈蚣 半边莲 白花蛇舌草 雄黄 穿心莲 金荞麦 拳参 地锦草 垂盆草 五灵脂

89. 风疹常用药

荆芥 防风 蝉蜕 白蒺藜 白僵蚕 浮萍 地肤子 白鲜皮 苦参 生姜皮 茯苓皮 桑白皮 防己 苏木 姜黄 凌霄花 丹皮 赤芍 生首乌 首乌藤 露蜂房 蛇蜕 全蝎

90. 湿疹常用药

黄柏 黄连 苦参 白鲜皮 四季青 地耳草 鸡矢藤 苍术 枯矾

土茯苓　地肤子　秦皮　龙胆草　白芷　冬葵子　萆薢　蜀椒　蛇床子
百部　艾叶

91. 疥癣常用药

硫黄　雄黄　轻粉　明矾　皂矾　大蒜　露蜂房　大风子　木槿皮　松香
苦参　白鲜皮　地肤子　白花蛇　乌蛇　蛇蜕　苦楝根皮　苦楝子　藜芦
蛇床子　樟脑　石榴皮

92. 麻风常用药

大风子　苦参　苍耳子　白花蛇　乌梢蛇

93. 梅毒常用药

土茯苓　轻粉　大风子　升药　水银

94. 水火烫伤常用药

大黄　地榆　四季青　白蔹　垂盆草　羊蹄　侧柏叶　紫珠　煅石膏

95. 筋伤常用药

红花　桃仁　川芎　当归尾　赤芍　丹皮　姜黄　郁金　大黄　穿山甲
威灵仙　三七　延胡索　苏木　乳香　没药　自然铜　血竭　麝香　续断
儿茶　骨碎补　土鳖虫　刘寄奴　五灵脂　凌霄花　牛膝　虎杖　松节
徐长卿

96. 骨折常用药

骨碎补　续断　自然铜　土鳖虫　血竭　苏木　乳香　没药　儿茶　麝香

97. 目赤翳障常用药

（1）风热上扰证：桑叶　菊花　蝉蜕　蔓荆子　谷精草　白蒺藜　蛇蜕　白僵蚕

（2）肝热上攻证：青葙子　决明子　密蒙花　夏枯草　夜明砂　熊胆　龙胆草
黄芩　黄连　槐角　车前子　秦皮　钩藤　羚羊角　紫贝齿　珍珠母
石决明　珍珠　白僵蚕　益母草子　野菊花　蒲公英　冰片　炉甘石　硼砂

98. 目暗昏花常用药

枸杞子　菊花　熟地黄　生地黄　菟丝子　沙苑子　女贞子　石斛　黑芝麻
桑叶　密蒙花　白芍　石决明　苍术

99. 鼻塞鼻渊常用药

薄荷　辛夷　白芷　苍耳子　鹅不食草　细辛　鱼腥草　黄芩　冰片　藿香
猪胆汁

100. 牙痛常用药

（1）胃火牙痛证：石膏　黄连　升麻　山豆根　谷精草　丹皮　牛黄　生地
知母　玄参

（2）风冷虫蛀牙痛证：细辛　白芷　荜茇　徐长卿　川椒　蜂房

101. 口疮常用药

（1）脾胃积热证：石膏　知母　黄芩　栀子　黄连　丹皮　天花粉　藿香　佩兰
木通　生地　大黄　芒硝

（2）虚火上炎证：知母　黄柏　熟地　山药　山茱萸　丹皮　茯苓　泽泻　玄参

牛膝 麦冬 藿香 佩兰

102. 喉痹乳蛾常用药

（1）风热上犯证：金银花 连翘 荆芥 牛蒡子 薄荷 蝉蜕 僵蚕 牛黄 西瓜霜 冰片 玄明粉 硼砂 蟾酥

（2）肺胃火盛证：板蓝根 黄芩 山豆根 大青叶 射干 马勃 金果榄 胖大海 玄参 麦冬 鸭跖草 锦灯笼 木蝴蝶 青果 金荞麦 野菊花 桔梗 生甘草 牛黄 西瓜霜 冰片 玄明粉 硼砂 蟾酥

（3）肺肾阴虚证：玄参 麦冬 生地 玉竹 百合 丹皮 知母 黄柏 熟地 山药 山芋肉 牛膝 白芍 石斛 桔梗 甘草 锦灯笼

103. 耳鸣耳聋常用药

（1）肝火上攻证：龙胆草 柴胡 黄芩 栀子 细辛 菖蒲 黄柏 牡蛎

（2）清阳不升证：黄芪 升麻 葛根 细辛 菖蒲

（3）肾虚证：熟地黄 山萸肉 茯苓 泽泻 丹皮 黄柏 五味子 骨碎补 珍珠母 石菖蒲 牡蛎

第三部分

常用方剂歌诀

第二十七章　解表剂

辛温解表

1. 麻黄汤

方歌：麻黄汤中用桂枝，杏仁甘草四般施，发热恶寒头项痛，喘而无汗宜服之。

2. 桂枝汤

方歌：桂枝汤方治中风，发热汗出又恶风。芍姜草枣啜热粥，调和营卫建奇功。

3. 九味羌活汤

方歌：九味羌活用防风，细辛苍芷与川芎，黄芩生地同甘草，分经论治宜变通。

4. 香薷饮

方歌：三物香薷豆朴先，散寒化湿功效兼，若益银翘豆易花，新加香薷祛暑煎。

5. 小青龙汤

方歌：小青龙汤最有功，风寒束表饮停胸，辛夏甘草和五味，姜桂麻黄芍药同。

6. 止嗽散

方歌：止嗽散用百部宛，白前桔草荆陈研，宣肺疏风止咳痰，姜汤调服不必煎。

辛凉解表

7. 银翘散

方歌：银翘散主上焦疴，竹叶荆牛豉薄荷，甘桔芦根凉解法，清疏风热煮无过。

8. 桑菊饮

方歌：桑菊饮中桔杏翘，芦根甘草薄荷饶，清疏肺胃轻宣剂，风温咳嗽服之消。

9. 麻杏石甘汤

方歌：仲景麻杏甘石汤，辛凉宣肺清热良，邪热壅肺咳喘急，有汗无汗均可尝。

10. 柴葛解肌汤

方歌：陶氏柴葛解肌汤，邪在三阳热势张，芩芍桔甘羌活芷，石膏大枣与生姜。

扶正解表

11. 败毒散

方歌：人参败毒茯苓草，枳桔柴前羌独芎，薄荷少许姜三片，时行感冒有奇功。

12. 参苏饮

方歌：参苏饮内用陈皮，枳壳前胡半夏齐，干葛木香甘桔茯，气虚外感最相宜。

13. 再造散

方歌：再造散用参芪甘，桂附羌防芎芍参，细辛煨姜大枣入，阳虚外感服之安。

14. 加减葳蕤汤

方歌：加减葳蕤用白薇，豆豉生姜桔梗随，草枣薄荷八味共，滋阴发汗功可慰。

第二十八章 泻下剂

寒　下

15. 大承气汤

方歌：大承气汤大黄硝，枳实厚朴先煮好，峻下热结急存阴，阳明腑实重症疗。去硝名为小承气，轻下热结用之效，调胃承气硝黄草，缓下热结此方饶。

16. 大黄牡丹汤

方歌：金匮大黄牡丹汤，桃仁瓜子芒硝襄，肠痈初起腹压痛，苔黄脉数服之康。

17. 温脾汤

方歌：温脾参附与干姜，甘草当归硝大黄，寒热并行治寒积，脐腹绞结痛非常。

润　下

18. 麻子仁丸（又名脾约丸）

方歌：麻子仁丸治脾约，大黄枳朴杏仁芍，胃热脾燥便难解，润肠通便功效高。

攻补兼施

19. 黄龙汤

方歌：黄龙汤枳朴硝黄，参归甘桔枣生姜，阳明腑实气血弱，攻补兼施效力强。

逐　水

20. 十枣汤

方歌：十枣逐水效甚夸，大戟甘遂与芫花，悬饮内停胸胁痛，大腹肿满用无差。

第二十九章　和解剂

和解少阳

21. 小柴胡汤

方歌：小柴胡汤解少阳，胸满胁痛呕吐详。口苦咽干目眩是，柴芩参草枣半姜。

22. 蒿芩清胆汤

方歌：蒿芩清胆枳竹茹，陈夏茯苓碧玉入，热重寒轻痰湿重，胸痞呕恶总能除。

调和肝脾

23. 四逆散

方歌：阳郁厥逆四逆散，等分柴芍枳实甘，透邪解郁理肝脾，肝郁脾滞力能堪。

24. 逍遥散

方歌：逍遥散用归芍柴，苓术甘草姜薄偕，疏肝养血兼理脾，丹栀加入热能排。

25. 痛泻要方

方歌：痛泻要方用陈皮，术芍防风共成剂，肠鸣泄泻腹又痛，治在泻肝与实脾。

调和寒热

26. 半夏泻心汤

方歌：半夏泻心配芩连，干姜人参草枣全，辛开苦降除痞满，寒热错杂痞证蠲。

表里双解

27. 大柴胡汤

方歌：大柴胡汤用大黄，枳实芩夏白芍将，煎加姜枣表兼里，妙法内攻并外攘。

28. 防风通圣散

方歌：防风通圣大黄硝，荆芥麻黄栀芍翘，甘桔芎归膏滑石，薄荷芩术力偏饶。表里交攻阳热盛，外科疡毒总能消。

29. 葛根黄芩黄连汤（芩连葛根汤）

方歌：葛根黄芩黄连汤，再加甘草共煎尝，邪陷阳明成热利，清里解表保安康。

第三十章　清热剂

清气分热

30. 白虎汤

方歌：白虎烦渴用石膏，大热汗出脉滔滔。知粳甘草四药足，清气生津润枯焦。

31. 竹叶石膏汤

方歌：竹叶石膏汤人参，麦冬半夏甘草临，再加粳米同煎服，清热益气养阴津。

清营凉血

32. 清营汤

方歌：清营汤是鞠通方，热入心包营血伤，角地银翘玄连竹，丹麦清热护阴良。

33. 犀角地黄汤

方歌：犀角地黄芍药丹，血热妄行吐衄斑。蓄血发狂舌质绛，凉血散瘀病可痊。

清热解毒

34. 黄连解毒汤

方歌：黄连解毒柏栀芩，三焦火盛是主因，烦狂火热兼谵妄，吐衄发斑皆可平。

35. 普济消毒饮

方歌：普济消毒蒡芩连，甘桔蓝根勃翘玄，升柴陈薄僵蚕入，大头瘟毒此方先。

36. 凉膈散

方歌：凉膈硝黄栀子翘，黄芩甘草薄荷饶，竹叶蜜煎疗膈上，泻火热于中上焦。

37. 仙方活命饮

方歌：仙方活命金银花，防芷归陈草芍加，贝母花粉兼乳没，山甲皂刺酒煎佳。

清脏腑热

38. 导赤散

方歌：导赤生地与木通，草梢竹叶四般攻，口糜淋痛小肠火，引热同归小便中。

39. 龙胆泻肝汤

方歌：龙胆泻肝栀芩柴，生地车前泽泻偕，木通甘草当归合，肝经湿热力能排。

40. 左金丸

方歌：左金连萸六一丸，肝火犯胃吐吞酸，再加芍药名戊己，热泻热痢服之安。

41. 泻白散（泻肺散）

方歌：泻白桑皮地骨皮，甘草粳米扶肺气，清泻肺热平和剂，热伏肺中喘咳医。

42. 苇茎汤

方歌：苇茎汤出千金方，桃仁薏苡冬瓜仁，肺痈痰热兼瘀血，化浊排脓病自宁。

43. 清胃散

方歌：清胃散用升麻连，当归生地牡丹全，或加石膏清胃火，口疮吐衄与牙宣。

44. 玉女煎

方歌：玉女石膏熟地黄，知母麦冬牛膝襄，肾虚胃火相为病，牙痛齿衄宜煎尝。

45. 芍药汤

方歌：芍药汤中用大黄，芩连归桂槟草香，清热燥湿调气血，里急腹痛自安康。

46. 白头翁汤

方歌：白头翁汤治热痢，黄连黄柏与秦皮，味苦性寒能凉血，解毒坚阴攻效奇。

清热祛暑

47. 清暑益气汤

方歌：王氏清暑益气汤，善治中暑气阴伤，洋参冬斛荷瓜翠，连竹知母甘粳襄。

清虚热

48. 青蒿鳖甲汤

方歌：青蒿鳖甲知地丹，阴虚发热服之安。夜热早凉无汗出，养阴透热服之安。

49. 当归六黄汤

方歌：当归六黄二地黄，芩连芪柏共煎尝，滋阴泻火兼顾表，阴虚火旺盗汗良。

第三十一章　温里剂

温中散热

50. 小建中汤

方歌：小建中汤芍药多，桂姜甘草大枣和，更加饴糖补中脏，虚劳腹冷服之瘥。

51. 理中丸

方歌：理中丸主理中乡，甘草人参术干姜，呕利腹痛阴寒盛，或加附子总扶阳。

52. 吴茱萸汤

方歌：吴茱萸汤人参枣，重用生姜温胃好，厥阴头痛胃寒呕，温中补虚降逆良。

回阳救逆

53. 四逆汤

方歌：四逆汤中附草姜，四肢厥冷急煎尝，腹痛吐泻脉微细，急投此方可回阳。

温经散寒

54. 当归四逆汤

方歌：当归四逆桂芍枣，细辛甘草与通草，血虚肝寒手足冷，煎服此方乐陶陶。

55. 黄芪桂枝五物汤

方歌：黄芪桂枝五物汤，芍药大枣与生姜，益气温经和营卫，血痹风痹功效良。

56. 阳和汤

方歌：阳和汤法解寒凝，脱骨流注鹤膝风，熟地鹿胶姜炭桂，麻黄白芥甘草从。

第三十二章　补益剂

补　　气

57. 四君子汤

方歌：四君补气基本方，食少无力大便溏，人参白术茯苓草，益气健脾功效强。除却半夏名异功，或加香砂气滞使。

58. 参苓白术散

方歌：参苓白术扁豆陈，山药甘莲砂薏仁，桔梗上浮兼保肺，枣汤调服益脾神。

59. 补中益气汤

方歌：补中益气参芪术，炙草升柴归陈助，清阳下陷能升举，气虚发热甘温除。

60. 玉屏风散

方歌：玉屏组合少而精，芪术防风鼎足形。表虚汗多易感冒，固卫止汗效特灵。

61. 生脉散

方歌：生脉麦味与人参，保肺清心治暑淫，气少汗多兼口渴，病危脉绝急煎斟。

补　　血

62. 四物汤

方歌：四物熟地归芍芎，补血调血此方宗，营血虚滞诸多症，加减运用贵变通。

63. 当归补血汤

方歌：当归补血君黄芪，芪归用量五比一，补气生血功独显，血虚发热用之宜。

64. 归脾汤

方歌：归脾汤用术参芪，归草茯神远志宜，酸枣木香龙眼肉，煎加姜枣益心脾。

气血双补

65. 泰山磐石散

方歌：泰山磐石八珍全，去苓加芪芩断联，再益砂仁及糯米，妇人胎动可安全。

补　　阴

66. 六味地黄丸

方歌：六味地黄益肝肾，茱薯丹泽地苓专，更加知柏成八味，阴虚火旺自可煎。养阴明目加杞菊，滋阴都气五味先，肺肾两调金生水，麦冬加入长寿丸。

67. 左归丸

方歌：左归丸内山药地，萸肉枸杞与牛膝，菟丝龟鹿二胶合，壮水之主方第一。

68. 大补阴丸

方歌：大补阴丸知柏黄，龟板脊髓蜜成方，咳嗽咯血骨蒸热，壮水之主制阳光。

69. 炙甘草汤

方歌：炙甘草汤参姜归，麦冬生地大麻仁，大枣阿胶加酒服，虚劳肺痿效如神。

70. 一贯煎

方歌：一贯煎中用地黄，沙参杞子麦冬襄，当归川楝水煎服，阴虚肝郁是妙方。

71. 百合固金汤

方歌：百合固金二地黄，玄参麦冬桔甘藏，贝母芍药当归配，喘咳痰血肺家伤。

补 阳

72. 肾气丸

方歌：肾气丸主肾阳虚，熟地山药与山萸，少量桂附泽苓丹，水中生火在温煦，济生加入车牛膝，温肾利水消肿需，十补丸有鹿茸味，主治肾阳精血虚。

73. 右归丸

方歌：右归丸中地附桂，山药茱萸菟丝归，杜仲鹿胶枸杞子，益火之源此方魁。

阴阳双补

74. 地黄饮子

方歌：地黄饮子山茱斛，麦味菖蒲远志茯，苁蓉桂附巴戟天，少入薄荷姜枣服。

第三十三章　固涩剂

固表止汗

75. 牡蛎散

方歌：牡蛎散内用黄芪，小麦麻根合用宜，卫虚自汗或盗汗，固表收涩见效奇。

涩肠固脱

76. 真人养脏汤

方歌：真人养脏诃粟壳，肉蔻当归桂香酌，术芍参甘共为剂，脱肛久痢服之瘥。

涩精止遗

77. 金锁固精丸

方歌：金锁固精芡莲须，沙苑龙骨与牡蛎，莲粉糊丸盐汤下，补肾涩精止滑遗。

78. 桑螵蛸散

方歌：桑螵蛸散治便数，参苓龙骨同龟壳，菖蒲远志当归入，补肾宁心健忘却。

固崩止带

79. 固冲汤

方歌：固冲补气用术芪，龙牡芍萸茜草宜，倍子海蛸棕榈炭，崩中漏下总能医。

80. 固经丸

方歌：固经丸用龟版君，黄柏椿皮香附群，黄芩芍药酒丸服，漏下崩中色黑殷。

第三十四章　安神剂

重镇安神

81. 朱砂安神丸

方歌：朱砂安神东垣方，归连甘草合地黄，怔忡不寐心烦乱，清热养阴可复康。

补养安神

82. 天王补心丹

方歌：补心丹用柏枣仁，二冬生地当归身，三参桔梗朱砂味，远志茯苓养心神。

83. 酸枣仁汤

方歌：酸枣二升先煮汤，茯知二两用之良，芎二甘一相调剂，服后安然入梦乡。

第三十五章　开窍剂

凉　　开

84. 安宫牛黄丸

方歌：安宫牛黄开窍方，芩连栀郁朱雄黄，牛角珍珠冰麝箔，热闭心包功效良。

温　　开

85. 苏合香丸

方歌：苏合香丸麝息香，木丁朱乳荜檀襄，牛冰术沉诃香附，中恶急救莫彷徨。

第三十六章　理气剂

行　　气

86. 越鞠丸

方歌：越鞠丸治六般郁，气血痰火食湿因，芎苍香附兼神曲，气畅郁舒痛闷伸。

87. 柴胡疏肝散

方歌：柴胡疏肝芍川芎，枳壳陈皮草香附，疏肝行气兼活血，胁肋疼痛皆能除。

88. 四磨汤

方歌：四磨饮子七情侵，人参乌药及槟沉，浓磨煎服调滞气，实者枳壳易人参。

89. 瓜蒌薤白白酒汤

方歌：胸为阳位似天空，阴气弥沦痹不通，薤白半升蒌一个，七升白酒奏奇功。

90. 半夏厚朴汤

方歌：半夏厚朴痰气疏，茯苓生姜共紫苏，加枣同煎名四七，痰凝气滞皆能除。

91. 枳实消痞丸

方歌：枳实消痞四君全，麦芽夏曲朴姜连，蒸饼糊丸消积满，消中有补两相兼。

92. 厚朴温中汤

方歌：厚朴温中陈草苓，干姜草蔻木香停，煎服加姜治腹痛，虚寒胀满用皆灵。

93. 天台乌药散

方歌：天台乌药木茴香，巴豆制楝青槟姜，行气疏肝止疼痛，寒疝腹痛是良方。

94. 暖肝煎

方歌：暖肝煎中杞茯归，茴沉乌药合肉桂，下焦虚寒疝气痛，温补肝肾此方推。

95. 加味乌药汤

方歌：加味乌药汤砂仁，香附木香乌草伦，配入玄胡共六味，经前胀痛效堪珍。

降　　气

96. 定喘汤

方歌：定喘白果与麻黄，款冬半夏白皮桑，苏杏黄芩兼甘草，外寒痰热哮喘尝。

97. 旋复代赭汤

方歌：旋复代赭重用姜，半夏人参甘枣尝，降逆化痰益胃气，胃虚痰阻痞嗳康。

98. 橘皮竹茹汤

方歌：橘皮竹茹治呕逆，人参甘草枣姜益，胃虚有热失和降，久病之后更相宜。

99. 苏子降气汤

方歌：苏子降气半夏归，前胡桂朴草姜随，上实下虚痰嗽喘，或加沉香去肉桂。

第三十七章　理血剂

活血化瘀

100. 桃核承气汤

方歌：桃核承气五般施，甘草硝黄并桂枝，瘀热互结小腹胀，如狂蓄血功最奇。

101. 血府逐瘀汤

方歌：血府当归生地桃，红花甘草壳赤芍，柴胡芎桔牛膝等，血化下行不作劳。

102. 补阳还五汤

方歌：补阳还五赤芍芎，归尾通经佐地龙，四两黄芪为主药，血中瘀滞用桃红。

103. 复元活血汤

方歌：复元活血汤柴胡，花粉当归山甲俱，桃仁红花大黄草，损伤瘀血酒煎去。

104. 温经汤

方歌：温经汤用吴萸芎，归芍丹桂姜夏冬，参草益气胶养血，调经重在暖胞宫。

105. 生化汤

方歌：生化汤是产后方，归芎桃草酒炮姜，消瘀活血功独擅，止痛温经效亦彰。

止血剂

106. 咳血方

方歌：咳血方中诃子收，海粉山栀共瓜蒌，青黛泻肝凉血热，咳嗽痰血此方投。

107. 小蓟饮子

方歌：小蓟饮子藕蒲黄，木通滑石生地襄，归草黑栀淡竹叶，血淋热结服之良。

108. 槐花散

方歌：槐花散用治肠风，侧柏荆芥枳壳充，为末等分米饮下，宽肠凉血逐风功。

109. 黄土汤

方歌：黄土汤用芩地黄，术附阿胶甘草尝，温阳健脾能摄血，便血崩漏服之康。

110. 十灰散

方歌：十灰散用十般灰，柏茅茜荷丹榈煨，二蓟栀黄各炒黑，上部出血势能摧。

第三十八章　治风剂

疏散外风

111. 川穹茶调散

方歌：川芎茶调散荆防，辛芷薄荷甘草羌，目昏鼻塞风攻上，正偏头痛悉能康。

112. 独活寄生汤

方歌：独活寄生艽防辛，芎归地芍桂苓均，杜仲牛膝人参草，冷风顽痹屈能伸。

113. 大秦艽汤

方歌：大秦艽汤羌独防，芎芷辛芩二地黄，石膏归芍苓甘术，风邪散见可通尝。

114. 消风散

方歌：消风散内有荆防，蝉蜕胡麻苦参苍，知膏蒡通归地草，风疹湿疹服之康。

平息内风

115. 羚角钩藤汤

方歌：俞氏羚角钩藤汤，桑菊茯神鲜地黄，贝草竹茹同芍药，肝风内动急煎尝。

116. 镇肝熄风汤

方歌：镇肝息风芍天冬，玄参牡蛎赭茵供，麦龟膝草龙川楝，肝风内动有奇功。

117. 天麻钩藤饮

方歌：天麻钩藤石决明，杜仲牛膝桑寄生，栀子黄芩益母草，茯神夜交安神宁。

118. 大定风珠

方歌：大定风珠鸡子黄，再合加减复脉汤，三甲并同五味子，滋阴息风是妙方。

第三十九章　治燥剂

清宣外燥

119. 杏苏散

方歌：杏苏散内陈夏前，枳桔苓草枣姜研，清宣温润治凉燥，咳止痰化病自痊。

120. 桑杏汤

方歌：桑杏汤中象贝宜，沙参栀豉与梨皮，干咳鼻燥右脉大，辛凉甘润燥能医。

121. 清燥救肺汤

方歌：清燥救肺参草杷，石膏胶杏麦胡麻，经霜收下冬桑叶，清燥润肺效可夸。

滋阴润燥

122. 麦门冬汤

方歌：麦门冬汤用人参，枣草粳米半夏存，肺痿咳逆因虚火，益胃生津此方珍。

123. 养阴清肺汤

方歌：养阴清肺是妙方，玄参草芍麦地黄，薄荷贝母丹皮入，时疫白喉急煎尝。

124. 增液汤

方歌：增液玄参与地冬，热病津枯便不通，补药之体作泻剂，但非重用不为功。

第四十章　祛湿剂

化湿和胃

125. 平胃散

方歌：平胃散用朴陈皮，苍术甘草姜枣齐，燥湿运脾除胀满，调味和中此方宜。

126. 藿香正气散

方歌：藿香正气大腹苏，甘桔陈苓术朴俱，夏曲白芷加姜枣，感伤岚瘴并能驱。

清热祛湿

127. 茵陈蒿汤

方歌：茵陈蒿汤大黄栀，淤热阳黄此方施，便难尿赤腹胀满，功在清热与利湿。

128. 八正散

方歌：八正木通与车前，萹蓄大黄滑石研，草梢瞿麦兼栀子，煎加灯草痛淋蠲。

129. 三仁汤

方歌：三仁杏蔻薏苡仁，朴夏白通滑竹伦，水用甘澜扬百遍，湿温初起法堪遵。

130. 甘露消毒丹

方歌：甘露消毒蔻藿香，茵陈滑石木通菖，芩翘贝母射干薄，湿温时疫是主方。

利水渗湿

131. 五苓散

方歌：五苓散治太阳腑，白术泽泻猪苓茯，桂枝化气兼解表，小便通利水饮逐。

132. 猪苓汤

方歌：猪苓汤用猪茯苓，泽泻滑石阿胶并，小便不利兼烦渴，利水养阴热亦平。

133. 防己黄芪汤

方歌：防己黄芪金匮方，白术甘草枣生姜，汗出恶风兼身重，表虚风水服之康。

温化水湿

134. 苓桂术甘汤

方歌：苓桂术甘化饮剂，温阳化饮又健脾，饮邪上逆胸胁满，水饮下行悸眩去。

135. 甘草干姜茯苓白术汤

方歌：肾著汤内用干姜，茯苓甘草白术襄，伤湿身重与腰冷，亦名甘姜苓术汤。

136. 真武汤

方歌：名方真武镇水寒，扶阳法中有心传。附术苓芍生姜共，肉惕心悸小便难。

137. 实脾散

方歌：实脾苓术与木瓜，甘草木香大腹加，草果附姜兼厚朴，虚寒阴水效堪夸。

祛湿化浊

138. 萆薢分清饮

方歌：萆解分清益智仁，菖蒲乌药盐煎成，下焦虚寒得温利，分清化浊效如神。

139. 完带汤

方歌：完带汤中用白术，山药人参白芍辅，苍术车前黑芥穗，陈皮甘草与柴胡。

第四十一章　祛痰剂

燥湿化痰

140. 二陈汤

方歌：二陈汤用半夏陈，苓草梅姜一并存，理气祛痰兼躁湿，湿痰为患此方珍。

141. 温胆汤

方歌：温胆汤中苓半草，枳竹陈皮加姜枣，虚烦不眠证多端，此系胆虚痰热扰。

清热化痰

142. 清气化痰丸

方歌：清气化痰星夏陈，杏仁枳实瓜蒌芩，茯苓姜汁糊为丸，气顺火消痰自除。

143. 小陷胸汤

方歌：小陷胸汤连夏蒌，宽胸开结涤痰优，膈上热痰痞满痛，舌苔黄腻服之休。

润燥化痰

144. 贝母瓜蒌散

方歌：贝母瓜蒌花粉研，橘红桔梗茯苓添，呛咳咽干痰难出，润燥化痰病自安。

温化寒痰

145. 苓甘五味姜辛汤

方歌：苓甘五味姜辛汤，温阳化饮常用方，半夏杏仁均可入，寒痰冷饮保安康。

化痰息风

146. 半夏白术天麻汤

方歌：半夏白术天麻汤，苓草橘大枣生姜，眩晕头痛风痰盛，痰化风息复正常。

第四十二章　消食剂

消食化积

147. 保和丸

方歌：保和神曲与山楂，苓夏陈翘莱菔加，炊饼为丸白汤下，方中亦可加麦芽。

148. 枳实导滞丸

方歌：枳实导滞首大黄，芩连曲术茯苓襄，泽泻蒸饼糊丸服，湿热积滞力能攘。

健脾消食

149. 健脾丸

方歌：健脾参术苓草陈，肉蔻香连合砂仁，楂肉山药曲麦炒，消补兼施此方寻。

第四十三章　祛虫剂

150. 乌梅丸

方歌：乌梅丸用细辛桂，黄连黄柏及当归，人参椒姜加附子，清上温下又安蛔。

参考书目

1. 王洪图. 内经讲义. 北京:人民卫生出版社,2002

2. 王洪图. 黄帝内经灵枢白话解. 北京:人民卫生出版社,2004

3. 王洪图. 黄帝内经素问白话解. 北京:人民卫生出版社,2004

4. 熊曼琪. 伤寒学. 北京:中国中医药出版社,2003

5. 范永升. 金匮要略. 北京:中国中医药出版社,2003

6. 高学敏. 中药学. 北京:中国中医药出版社,2003

7. 刘渡舟. 白话中医四部经典. 天津:天津科技翻译出版公司,1994

8. 李任先. 中医学熟读精选——中医药人才素质工程丛书(2). 广州:广东科技出版社,1999

9. 彭勃. 中医熟读背诵精选——中医大学生基本功训练丛书. 北京:人民军医出版社,2003

10. 河南省中医药管理局. 河南省中医临床医生应掌握的经典条文及方剂. 2009